Alexander Pimperl

# Strategieentwicklung in integrierten Versorgungssystemen unter Nutzung von GKV-Routinedaten

## Exemplarisch aufgearbeitet am Beispiel Herzinsuffizienz

disserta
Verlag

**Pimperl, Alexander: Strategieentwicklung in integrierten Versorgungssystemen unter Nutzung von GKV-Routinedaten: Exemplarisch aufgearbeitet am Beispiel Herzinsuffizienz. Hamburg, disserta Verlag, 2015**

Buch-ISBN: 978-3-95425-924-3
PDF-eBook-ISBN: 978-3-95425-925-0
Druck/Herstellung: disserta Verlag, Hamburg, 2015
Covermotiv: © Uladzimir Bakunovich – Fotolia.com

**Bibliografische Information der Deutschen Nationalbibliothek:**
Die Deutsche Nationalbibliothek verzeichnet diese Publikation in der Deutschen
Nationalbibliografie; detaillierte bibliografische Daten sind im Internet über
http://dnb.d-nb.de abrufbar.

Das vorliegende Fachbuch basiert auf der 2007 geschriebenen Diplomarbeit "Strategieentwicklung
in integrierten Versorgungssystemen unter Nutzung von GKV-Routinedaten am Beispiel der Herzinsuffizienz" welche 2014 im GRIN Verlag veröffentlich wurde.

© disserta Verlag, Imprint der Diplomica Verlag GmbH
Hermannstal 119k, 22119 Hamburg
http://www.disserta-verlag.de, Hamburg 2015
Printed in Germany

# GENDER

In Bezug auf eine bessere Lesbarkeit werden geschlechtsspezifische Bezeichnungen nur in ihrer männlichen Form verwendet. Sofern nicht ausdrücklich anders vermerkt, umfassen die in dieser Arbeit verwendeten Personenbezeichnungen Frauen und Männer gleichermaßen.

# KURZFASSUNG

*Background:* Das Thema Strategie hat im deutschen Gesundheitssektor lange Zeit eine untergeordnete Rolle gespielt. Erst in den letzten Jahren hat es aufgrund veränderter Rahmenbedingungen, die zu einer Verschärfung des Wettbewerbs geführt haben, an Wichtigkeit gewonnen. Eine strategische Ausrichtung ist somit für Organisationen im Gesundheitswesen zu einem wesentlichen Faktor für den langfristigen Erfolg avanciert. Neben diesen Entwicklungen hat sich die Datenbasis der Gesetzlichen Krankenkassen (GKV-Routinedaten) in den letzten Jahren zunehmend verbessert. Die Nutzungsmöglichkeiten dieser Daten für die Strategieentwicklung sind bis jetzt nur marginal untersucht worden.

*Ziele:* Ziel dieser Arbeit ist die Entwicklung von Strategien für das Geschäftsfeld „Herzinsuffizienz" für das Integrierte Versorgungssystem „Gesundes Kinzigtal". Im Rahmen dieser Zielsetzung sollen primär drei Fragen beantwortet werden: 1. Welche Besonderheiten und Einschränkungen sind bei der Übertragung von (insbesondere analytischen) Konzepten und Praktiken des strategischen Managements aus dem klassischen Wirtschaftssektor bzw. dem Gesundheitsmarkt der U.S.A. auf den Gesundheitssektor in Deutschland, insbesondere im Kontext des Integrierten Versorgungsmodells „Gesundes Kinzigtal" zu berücksichtigen und welche Adaptionen sind nötig? 2. Welche Nutzungsmöglichkeiten bieten GKV-Routinedaten im Rahmen der Strategieentwicklung und welche Einschränkungen sind zu beachten? 3. Welche Strategien lassen sich für das Geschäftsfeld „Herzinsuffizienz" entwickeln und welche Begrenzungen sind hierbei zu berücksichtigen?

*Methode:* Als theoretisches Rahmenkonstrukt zur Entwicklung der Strategien kommt ein analytisches Modell des strategischen Managements zum Einsatz. In einer Situationsanalyse werden externe und interne Einflussfaktoren auf die Organisation „Gesundes Kinzigtal" und speziell das Geschäftsfeld „Herzinsuffizienz" untersucht und im Anschluss verdichtet unter Nutzung einer Portfolioanalyse in Kombination mit einer SWOT-Analyse strategische Stoßrichtungen generiert. Als Erkenntnisquelle werden neben vielfältigen primären und sekundären Daten insbesondere die GKV-Routinedaten der AOK Baden-Württemberg für die Region Kinzigtal herangezogen.

*Ergebnisse:* Es kann gezeigt werden, dass „klassische" Strategietechniken im Prozess der Strategieentwicklung der „Gesundes Kinzigtal" prinzipiell sinnvoll eingesetzt werden können. Abhängig von eingesetztem Instrument und Fragestellung sind allerdings Adaptionen auf den Kontext der „Gesundes Kinzigtal" in unterschiedlichem Ausmaße nötig. Als Gesamtresultat lässt sich für das Geschäftsfeld „Herzinsuffizienz" ein Mix von Expansions-, Stabilisierungs- und Reduktionsstrategien generieren. Die GKV-Routinedaten können in diesem Prozess der Strategieentwicklung primär zur Bestimmung der gesundheitlichen und ökonomischen Krankheitslast und einer darauf aufbauenden Prioritätensetzung verwendet werden. Zusätzlich ergeben sich Nutzungsmöglichkeiten im Rahmen vergleichender Untersuchungen (Benchmarking) von Strukturen, Prozessen und Ergebnissen der Gesundheitsversorgung.

# ABSTRACT

*Background:* In the business sector, the concept of strategic management has a long history. Over the last ten years some major health service reforms have been introduced to the German health care system. Through these reforms competitive pressure in the German health care industry increased notably. Along with these evolutions also strategic management has gained in importance in this field. Apart from these developments also possibilities to analyse claims data of sickness funds have improved. The usability of these data for strategy development has not been evaluated properly yet.

*Objectives:* The ambition of this thesis was to develop strategies for the integrated health care delivery system "Gesundes Kinzigtal" for the strategic business segment "heart failure". Three essential questions should be answered within this process: 1. What specifics and limitations have to be considered when transferring strategic concepts and techniques form the business and/or the U.S. health care sector to the German health care system (especially to the integrated health care delivery system "Gesundes Kinzigtal")? Which adaptations are necessary? 2. What possibilities do claims data analysis offer for the process of strategy development? 3. Which strategies can be developed for heart failure and which restrictions have to be considered?

*Methods:* As methodical background an analytical approach of strategic management has been chosen. At first the external and internal setting of the integrated health care delivery system "Gesundes Kinzigtal" was analysed. This was followed by a portfolio analysis and a SWOT analysis to identify the appropriate generic strategies. As source of insight primary and secondary data as well as other information resources were used. A special focus was put on the claims data of the compulsory sickness insurance AOK Baden-Württemberg.

*Results:* It can be shown that strategic instruments from the business sector and/or the health care industry in the U.S.A. can be employed in the process of strategy development in integrated health care delivery systems. However some adaptations have to be done. As a result a strategic map, consisting of a mix of expansion, maintenance and reduction strategies, can be designed for the strategic business segment "heart failure". Claims data can primary be used in this process to define the medical and economical burden of disease. This information can be applied to set strategic priorities. Further structures, processes and results of health care delivery can be evaluated in a comparative way (benchmarking).

# INHALTSVERZEICHNIS

# 1 EINLEITUNG

## 1.1 Darstellung der Ausgangssituation und der Problemstellung

Während in den U.S.A. schon seit fast 25 bis 30 Jahren (und im klassischen Wirtschaftssektor noch wesentlich länger) strategisches Management eine essentielle Rolle im Management von Organisationen spielt (Ginter et al., 2004, S. 14), gewinnt dieses Thema im deutschen Gesundheitswesen erst in letzter Zeit an Bedeutung. Begründen lässt sich dies vor allem durch die vielfältigen und starken staatlichen Eingriffe zur Regulierung des deutschen Gesundheitsmarktes, welche Leistungserbringern und Kostenträgern nur einen geringen Spielraum für strategische Entscheidungen in der Vergangenheit ließen. Durch eine Vielzahl von Reformen, primär in den letzten 10 Jahren, haben sich die Rahmenbedingungen im Gesundheitswesen allerdings erheblich verändert (Vera, Warnebier, 2006, S. 285, 290). Auch die gesetzliche Einführung integrierter Versorgungsformen als alternative Versorgungskonzeption zur traditionellen Gesundheitsversorgung hat hier ihren Beitrag geleistet und zur Erhöhung des Konkurrenzdrucks beigesteuert und so den Wettbewerb, als Grundmotor des strategischen Managements, stark angekurbelt. Eine strategische Ausrichtung des Unternehmens ist daher auch im Gesundheitssektor zu einer essentiellen Managementaufgabe zur Sicherung des langfristigen Unternehmenserfolgs geworden.

Zusammenfassend kann demnach konstatiert werden, dass der Gesundheitsmarkt sich in gewissem Ausmaße durch staatliche Deregulierung und Stärkung des Wettbewerbs an den klassischen Wirtschaftssektor angepasst hat.

Dementsprechend wurden im Wesentlichen auch von der Gesundheitswirtschaft keine neuen, eigenen Konzepte für das strategische Management von Organisationen im Gesundheitsmarkt entwickelt, sondern Modelle, Instrumente, Fachvokabular etc. aus dem klassischen Wirtschaftssektor übernommen und gegebenenfalls adaptiert (Ginter et al., 2002, S 17-18). Im deutschsprachigen Raum ist derzeit nur sehr begrenzt Literatur zum strategischen Management von Organisationen im Gesundheitswesen, insbesondere zu Integrierten Versorgungssystemen, vorhanden, weshalb in dieser Arbeit auch speziell auf klassische Literatur der Betriebswirtschaftslehre, sowie gesundheitsstrategischem Schrifttum aus den U.S.A. zurückgegriffen werden musste.

Zusätzlich zu diesen Entwicklungen hat auch das Gebiet der Sekundärdatenanalyse im deutschen Gesundheitssektor in den letzten Jahren beträchtlich an Bedeutung gewonnen. Insbesondere aber die Nutzung der routinemäßig von der gesetzlichen Krankenversicherung (GKV) zu Abrechnungszwecken erfassten Versorgungsdaten[1] zur Beantwortung versorgungsrelevanter Fragestellungen erfolgt derzeit, trotz steigender Tendenz, nur vereinzelt und wenig systematisch. Obwohl gerade diese Daten sehr umfangreiche und kostengünstige Analysen des Versorgungsgeschehen erlauben und so zu einer Erhöhung der Transparenz am Gesundheitsmarkt beitragen könnten (Swart, Ihle, 2006, S. 11-12).

---

[1] Im weiteren Verlauf der Arbeit: GKV-Routinedaten

## 1.2 Zielsetzung und Aufbau der Arbeit

Diese Abhandlung greift die beiden unter 1.1 genannten Entwicklungen auf. Ziel ist die Entwicklung von Strategien für das Geschäftsfeld „Herzinsuffizienz" für ein Integriertes Versorgungssystem (IV-System). Insbesondere sollen hier neben anderen Informationsquellen (Studien, Publikationen, Marketingmaterialien…) GKV-Routinedatenanalyse zur Strategieentwicklung herangezogen werden. Der Prozess der Strategieentwicklung orientiert sich dabei an einem analytischen Modell der Strategieentwicklung und wird praxisorientiert am Beispiel des Integrierten Versorgungsmodells „Gesundes Kinzigtal" (unter Nutzung der vorhandenen GKV-Routinedaten) für das Krankheitsbild, respektive das strategische Geschäftsfeld, „Herzinsuffizienz" illustriert und diskutiert.

Die Organisation „Gesundes Kinzigtal" wurde einerseits aufgrund der wettbewerblichen Ausrichtung und des Pilot- und Vorreitercharakters dieses Modells im Bereich der Integrierten Versorgung in Deutschland, sowie des vorhandenen GKV-Routinedatenpool als Untersuchungsobjekt gewählt. Durch die spezifische Konzeption des Vertrages zur Integrierten Versorgung mit der Allgemeine Ortskrankenkasse (AOK) Baden-Württemberg und der Landwirtschaftlichen Krankenkasse (LKK) Baden-Württemberg kann und muss die „Gesundes Kinzigtal" wie ein klassisches Unternehmen geführt werden, das Investitionen in verschiedene Geschäftsfelder tätigt und sich aus dem Return on Investment finanziert. In Kombination mit der langfristigen Ausrichtung des Vertrages erhalten deshalb auch speziell strategische Aspekte eine essentielle Bedeutung für den Unternehmenserfolg, was das Modell interessant für die Zielsetzung dieser Arbeit macht. Andererseits spielten auch persönliche Gründe[2] eine wesentliche Rolle. Bei der Auswahl der Herzinsuffizienz als zu untersuchendes Geschäftsfeld stand primär die hohe sozioökonomische Bedeutung dieses Krankheitsbildes, neben den erwähnten persönlichen Motiven im Vordergrund.

Im Rahmen der Zielsetzung dieser Abhandlung sollen am Beispiel des Geschäftsfelds „Herzinsuffizienz" der „Gesundes Kinzigtal" vorrangig folgende Fragestellungen beantwortet werden:

- Welche Besonderheiten und Einschränkungen sind bei der Übertragung von (insbesondere analytischen) Konzepten und Praktiken des strategischen Managements aus dem klassischen Wirtschaftssektor bzw. dem Gesundheitsmarkt der U.S.A. auf den Gesundheitssektor in Deutschland, insbesondere im Kontext des Integrierten Versorgungsmodells „Gesundes Kinzigtal" zu berücksichtigen und welche Adaptionen sind nötig damit ein sinnvoller Einsatz der strategischen Instrumente zur Entwicklung von Strategien für das Geschäftsfeld „Herzinsuffizienz" gewährleistet werden kann?

- Welche Nutzungsmöglichkeiten bieten GKV-Routinedaten im Rahmen dieses Strategieentwicklungsprozesses und welche Einschränkungen sind dabei zu beachten?

- Welche Strategien lassen sich für das Geschäftsfeld „Herzinsuffizienz" entwickeln und welche Begrenzungen sind hierbei zu berücksichtigen?

Zur Erreichung der Zielsetzung der Arbeit wurde folgende Vorgehensweise gewählt:

---

[2] Im Rahmen eines Praktikums konnte ich tiefer gehende Einblicke in das System „Gesundes Kinzigtal" erlagen und unter anderem auch an einem Projekt zum Management von Herzinsuffizienzpatienten mitarbeiten. Diese Abhandlung schließt an diese Tätigkeiten an.

Als erstes wird in Kapitel 2 der theoretische Background dieser Arbeit dargelegt. Es wird ein Überblick über verschiedene Definitionen und Perspektiven von Strategie und den daraus resultierenden Konzepten und Modellen gegeben. Insbesondere wird auch das Konzept des strategischen Managements im Kontext der Gesundheitswirtschaft diskutiert.

Anschließend folgt in Kapitel 3 eine Charakterisierung der Untersuchungsobjekte und Erkenntnisquellen. Das IV-Modell „Gesundes Kinzigtal" wird hier ausführlich dargestellt und die wesentlichen Elemente des IV-Vertrages erläutert. Einer umfangreichen Darstellung wird hier Platz eingeräumt, da die Konzeption des Vertrages wesentliche Einflüsse auf die Unternehmensstrategien der „Gesundes Kinzigtal" und somit in Folge auch auf das Geschäftsfeld „Herzinsuffizienz" hat. Zusätzlich erfolgt eine differenzierte Darstellung des strategischen Geschäftsfelds „Herzinsuffizienz". Hier wird einerseits das Betrachtungsobjekt „strategisches Geschäftsfeld" aus wirtschaftswissenschaftlicher Sicht beleuchtet und Abgrenzungsmöglichkeiten praktisch aufgezeigt. Andererseits erfolgt neben der wirtschaftswissenschaftlichen Geschäftsfelddefinition auch eine Charakterisierung der relevanten Patientengruppe der Herzinsuffizienten aus medizinischer, epidemiologischer, sozio- und gesundheitsökonomischer Sicht. Abschließend werden die, für den folgenden Strategieentwicklungsprozess heranzuziehenden, Erkenntnisquellen, sowie die eingesetzten Analysetools kurz beschrieben. Besonders ausführlich werden hier entsprechend der Zielsetzung dieser Arbeit die, der „Gesundes Kinzigtal" zur Verfügung stehenden, GKV-Routinedaten und deren Charakteristika erörtert.

Kapitel 4 gliedert sich in zwei Unterkapitel, wobei sich Abschnitt 4.1 dem, in dieser Arbeit verwendeten, methodischen Ansatz zur Strategieentwicklung widmet und unter Abschnitt 4.2 die unter 4.1 skizzierten Methoden und Instrumente zur praktischen Anwendung gelangen. Als methodischer Ansatz wurde eine „strategic thinking map" von Ginter et al. (2002, S. 28) – als analytisches Modell des strategischen Managements – gewählt. Diesem analytischen Ansatz wurde der Vorzug gegeben, da er eine Einbettung der verschiedenen strategischen Instrumente und Analysen in ein systematisches und strukturiertes theoretisches Rahmenkonstrukt ermöglicht und so ein zielorientiertes Vorgehen erleichtert. Am Ende des Kapitels werden die entwickelten Strategien zusammengefasst.

Im darauf folgenden Kapitel 5 wird ein Fazit der Untersuchung gezogen und es werden differenziert Einschränkungen des verwendeten strategischen Ansatzes und der damit in Verbindung stehenden Instrumente diskutiert, sowie die Nutzungsmöglichkeiten von GKV-Routinedaten im Rahmen der Strategieentwicklung bewertet.

Zum Abschluss der Arbeit werden in Kapitel 6 nochmals die wesentlichen Inhalte und Erkenntnisse der Arbeit zusammengefasst und allgemeine Schlussfolgerungen gezogen.

# 2 DAS KONZEPT DES STRATEGISCHEN MANAGEMENTS ALS THEORETISCHER KONTEXT

## 2.1 Einige Definitionen

### 2.1.1 Strategie

Strategie, strategisches Management, Strategieentwicklung, strategische Planung – Diese Begriffe finden heutzutage in der Managementliteratur sehr häufig Verwendung. Allein Mintzberg hat sich im Laufe der Jahre seiner wissenschaftlichen Auseinandersetzung mit dem Thema „strategisches Management" mit fast 2000 Publikationen befasst und die Zahl der Veröffentlichungen in diesem Bereich wächst stetig. Auch in der unternehmerischen Praxis wird strategischen Themen eine hohe Bedeutsamkeit zugemessen. Das Attribut „strategisch" wird hier meist sehr frei verwendet und dient oft auch nur als Signalwort für die Wichtigkeit der Tätigkeit bzw. der zu treffenden Entscheidung. Trotz oder gerade wegen der großen Aufmerksamkeit, die der Materie von Wissenschaft und Praxis geschenkt wird, herrscht bezüglich einer Definition des Begriffs „Strategie" Uneinigkeit (Mintzberg et al., 2002, S. 20-22).

Eine gängige Definition liefert Chandler (1977 zit. nach Krogh, 2004, S. 389):

"Strategy can be defined as the determination of the basic long term goals and objectives of an enterprise, and the adoption of courses of action and the allocation of resources necessary for carrying out those goals."

Diese Definition wird der Komplexität des Strategiebegriffs aber keinesfalls gerecht, da sie nur einen Aspekt – "Strategie als beabsichtigter, strukturierter Plan" – von Strategie abdeckt. Um Strategie annähernd adequat und vollständig definieren zu können ist eine einzige Definition nicht ausreichend. Hier ist ein Rückgriff auf Mintzberg's fünf Ps notwendig (Mintzberg et al., 2002, S. 22-33):

- *Plan – Strategie als Plan (als beabsichtige Strategie)*
  Diese Definition ist am weitesten verbreitet und deckt sich mit der Auffassung von Chandler (s.o.). Strategie wird als Plan betrachtet – ein bewusster, beabsichtigter Aktionskurs, ein Leitfaden, ein rational geplantes Maßnahmenbündel um eine Situation zu bewältigen; um das Unternehmen vom jetzigen Zustand zum gewünschten Zustand in der Zukunft zu führen. Wesentliche Charakteristika von Strategien sind hier, dass sie vorausblickend festgelegt werden – Aktionen folgen der Strategie – und dass sie rational, bewusst und zielgerichtet entwickelt werden (ebd., S. 22-25).

- *Pattern – Strategie als Muster (als realisierte Strategie)*
  Die zweite Definition Mintzbergs setzt an der ersten an. Mit dieser Definition wird folgender Beobachtung genüge getan: Nach der Definition "Strategie als Plan" gibt es beabsichtigte Strategien, die umgesetzt werden können (beabsichtigte, realisierte Strategien) und beabsichtigte Strategien die nicht realisiert werden können (beabsichtigte, unrealisierte Strategien). Abseits davon gibt es aber auch noch Strategien, die nicht bewußt geplant aber realisiert wurden (sich herausbildende – emergent – realisierte Strategien). In beiden Fällen der realisierten Strategie ist ein Muster, eine über die Zeit hinweg konsistente Verhaltensweise, erkennbar. Bei der

bewußten Strategie wird das Muster im voraus geplant, wogegen bei der sich herausbildenten Strategie einzelne Maßnahmen gesetzt wurden, die über die Zeit ein Muster formten, das rückblickend erkennbar wird. Abbildung 1 veranschaulicht diese Zusammenhänge (ebd.).

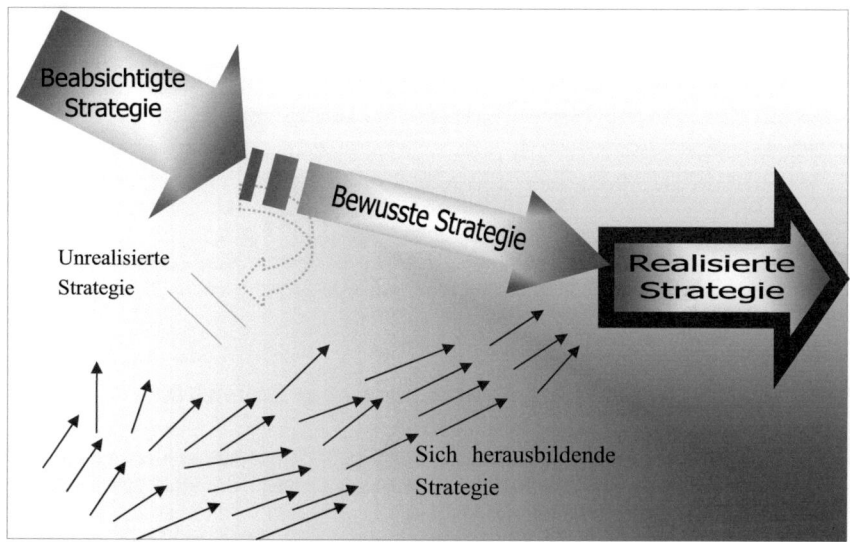

**Abbildung 1: Bewusste vs. sich herausbildende Strategien (Mintzberg et al., 2002, S. 26)**

- *Position – Strategie als Position*
  Unter Strategie als Position kann die Positionierung von bestimmten Produkten auf bestimmten Märkten betrachtet werden. Porter (1996 zit. nach Mintzberg et al., 2002, S. 26) definiert hier wie folgt: "Strategie bedeutet, daß man andere Maßnahmen als bisher setzt, um eine einzigartige und wertvolle Position zu erreichen."

- *Perspective – Strategie als Perspektive*
  Während Strategie als Position sehr nach außen (auf den externen Markt) fokussiert ist, lenkt Strategie als Perspektive den Blick ins Innere des Unternehmens und deren Strategen, sowie nach oben zu den bedeutenden Visionen des Unternehmens. Die Konzentration auf Strategie als Perspektive ermöglicht dementsprechend eine tief verwurzelte, unternehmensspezifische Wahrnehmung der Welt (Mintzberg et al., 2002, S. 27-29).

- *Ploy – Strategie als List*
  Als fünfte Definition nennt Mintzberg die Strategie als List. Hier wird Strategie als ein Manöver gesehen, um Konkurrenten zu täuschen und auszubooten (ebd.). Diese Betrachtungsweise hat ihre Ursprung bei den Wurzeln der strategischen Disziplin – der Militärstrategie. Bereits im alten China wurden hierzu Texte verfasst. So wird in "Kunst des Krieges" zum Beispiel beschrieben, wie durch geschickte Führung mit Strategie der Feind vernichtet werden kann (Krogh, 2004, S. 394).

Die Beziehungen zwischen diesen fünf Definitionen sind vielfältig und auch die verschiedenen Modelle des strategischen Managements (s. 2.3) sind unterschiedlich stark durch die genannten Definitionen geprägt.

### 2.1.2 Strategisches Management

„Die Konzeption des strategischen Managements ist auf die Festlegung, Sicherung und Steuerung der langfristigen Unternehmensentwicklung und damit weniger auf die Erwirtschaftung kurzfristiger Erfolge, sondern vielmehr auf die Bestandserhaltung des Unternehmens ausgerichtet."(Macharzina, 1995, S. 523). Dieser langfristige Erfolg soll durch den Aufbau und die kontinuierliche Sicherung von „Erfolgspotenzialen" gegenüber den Wettbewerbern sichergestellt werden (Gleissner, 2004, S. 131). Strategisches Management unterscheidet sich dementsprechend wesentlich vom kurzfristig orientierten operativen Management im organisatorischen Alltag.

Zum strategischen Management gibt es aufbauend auf den verschiedenen und vielfältigen Definitionen des Begriffs Strategie allerdings eine Vielzahl von unterschiedlichen Ansätzen. Auf die einzelnen Ansätze wird unter Punkt 2.3 näher eingegangen. Zuvor soll aber noch allgemein die Bedeutung des strategischen Managements im Kontext des Gesundheitswesens beleuchtet, sowie eine Abgrenzung zur gesundheitspolitischen Planung vorgenommen werden.

## 2.2 Strategisches Management in der Gesundheitswirtschaft

Die strategische Planung[3] erlebte in den 1960er und 1970er Jahren einen regelrechten Boom im Wirtschaftssektor und wurde ab ca. 1980 zum Konzept des strategischen Managements ausgeweitet. Langsam Einzug in die Gesundheitswirtschaft fand das strategische Management in den U.S.A. in den letzten 25 bis 30 Jahren (Ginter et al., 2004, S. 14).

Im deutschen Gesundheitswesen hat das strategische Management noch wesentlich länger eine verhältnismäßig unbedeutende Rolle bei den Akteuren eingenommen (mit Ausnahme der „Gesundheitsindustrie", wie z.B. Unternehmen aus dem Bereich der Medizintechnik oder der pharmazeutischen Industrie). Die Ursache hierfür liegt sicherlich in der, im Gegensatz zu anderen Branchen und dem Gesundheitsmarkt in den U.S.A., starken staatlichen Regulierung des deutschen Gesundheitsmarktes, welche primär Leistungserbringern und Kostenträgern einen geringen Spielraum für strategische Entscheidungen ließ. Besonders deutlich lässt sich dies am Krankenhausmarkt darstellen. So wurde hier der reguläre Marktmechanismus durch die duale Krankenhausfinanzierung, staatliche Krankenhausplanung und regulierte Vergütungssysteme weitgehend ausgeschalten und der Wettbewerb, als Grundmotor des strategischen Managements, stark eingeschränkt. In den letzten zehn Jahren haben sich die Rahmenbedingungen im Krankenhausmarkt durch eine Vielzahl von Gesundheitsreformen zur Forcierung des Wettbewerbs, allen voran die Einführung, des DRG (Diagnosis Related Group) Systems, als pauschalierenden Vergütungssystems, im Gesundheitswesen stark verändert. In Kombination mit der steigenden Finanzmittelknappheit der Kostenträger, bestehenden Überkapazitäten und dem verstärkten Eintritt privater Krankenhausketten in den Markt kam es so zu einem drastisch verschärften Wettbewerb. Folglich hat auch die Bedeu-

---

[3] Unter strategischer Planung wird der Prozess der Strategieentwicklung verstanden, ein Bündel von organisatorischen Maßnahmen zur Identifikation der einzuschlagenden Richtung, um einen bestimmten Wunschzustand des Unternehmens in der Zukunft zu erreichen. Das Konzept des strategischen Managements hat hier ein weitaus breiteres Spektrum. So umfasst es z.B. neben der Analyse und Strategieentwicklung, auch die Strategieimplementierung und das strategische Controlling (Ginter et al., 2004, S. 14).

tung des strategischen Managements in den letzten zehn Jahren deutlich zugenommen. Um unter diesen verschärften Rahmenbedingungen überleben zu können, ist neben operationalen Fragestellungen auch eine strategische Ausrichtung des Unternehmens zu forcieren. Nur so können langfristig Erfolgspotentiale aufgebaut und das dauerhafte Bestehen im Gesundheitsmarkt sichergestellt werden (Vera und Warnebier, 2006, S. 285-286, 290).

Aber nicht nur im stationären Bereich hat sich der strategische Handlungsspielraum erweitert, auch im niedergelassenen Bereich bieten sich für das „Unternehmen Einzelpraxis" immer mehr strategische Optionen durch z.B. Praxisnetze, neue Versorgungsformen, Disease Management Programme oder IGeL-Leistungen (Heinzen,2002, S. 49).

Eine Verschärfung des Wettbewerbs war schließlich auch bei den Kostenträgern zu erkennen. Vor allem die Einführung des uneingeschränkten Kassenwahlrechts der Versicherten hat den Wettbewerbsdruck auf die Krankenkassen stark erhöht (Andersen und Grabka, 2006, S. 27).

Wie sich aus der zuvor dargestellten Entwicklung erkennen lässt, hat das strategische Management mit der Zunahme des Wettbewerbs durch Deregulierung des Gesundheitsmarktes, also einer Anpassung des Gesundheitsmarktes an den regulären Marktmechanismus, auch an Bedeutung gewonnen.

Dementsprechend wurden auch im Wesentlichen von der Gesundheitswirtschaft keine neuen, eigenen Konzepte für das strategische Management von Organisationen im Gesundheitsmarkt entwickelt, sondern Modelle, Instrumente, Fachvokabular etc. aus dem traditionellen Wirtschaftssektor übernommen und gegebenenfalls adaptiert (Ginter et al., 2002, S 17-18).

Ob diese Übertragung der Werte und Praktiken des strategischen Managements auf den Gesundheitsmarkt eine adäquate Lösung zum Handling des verschärften Wettbewerbs ist, muss mit Hinblick auf das oft diskutierte Phänomen des „Marktversagens" auf den Märkten von Gesundheitsgütern in Frage gestellt werden. Diese Arbeit hat sich eine generelle Beantwortung dieser Frage nicht zum Ziel gesetzt. Sie beschränkt sich auf eine Beleuchtung der Nützlichkeit einzelner Instrumente des analytischen strategischen Managements, im Kontext der Entwicklung einer Strategie für das Geschäftsfeld „Herzinsuffizienz" für das integrierte Versorgungsmodell „Gesundes Kinzigtal".

Zum Abschluss der Darstellung des strategischen Managements im Kontext des Gesundheitswesens ist noch eine Abgrenzung des strategischen Managements von der gesundheitspolitischen Planung zu treffen. Diese Unterscheidung ist essentiell, vergleichbar zur Distinktion zwischen Volkswirtschaftslehre und Betriebswirtschaftslehre, da sie das Verständnis der Wirtschaftseinheit „Unternehmung" in der Gesundheitswirtschaft definiert.

Nach Ginter et al. (2002, S. 18-22) legt die gesundheitspolitische Planung den Kontext – die Spielregeln – für Unternehmen im Gesundheitswesen fest. Sie beschäftigt sich mit der Entwicklung der Infrastruktur des Gesundheitswesens als Ganzes. Im Kontrast dazu ist strategisches Management unternehmensspezifisch. Strategisches Management versucht auf die Rahmenbedingungen, die von der Gesundheitspolitik geschaffen werden, sowie auf andere externe Kräfte zu reagieren bzw. auf diese Einfluss zu nehmen und so den langfristigen Erfolg der Organisation sicherzustellen.

## 2.3 Modelle des strategischen Managements

### 2.3.1 Denkschulen des strategischen Managements

Generell gibt es eine Vielzahl von Ansätzen zum strategischen Management. Mintzberg et al. (2002, S. 17) klassifizieren diese in zehn Schulen, siehe Tabelle 1.

**Tabelle 1: Denkschulen des strategischen Managements (in Anlehnung an Mintzberg et al., 2002, S. 396-401)**

| Denkschulen | Grundlegender Prozess | Kurzbeschreibung |
|---|---|---|
| *Designschule* | Geistig, einfach und informell, voreingenommen, beabsichtigt (präskriptiv) | Strategieentwicklung als ein informeller, bewusster Prozess in dem ein „Fit" zwischen der Organisation und ihrer Umwelt erzielt werden soll; die jeweilige Strategie einer Organisation wird als geplante Perspektive und als einzigartig betrachtet |
| *Planungs-schule* | Formal, zerlegt, beabsichtigt (präskriptiv) | Formalisiert den Ansatz der Designschule; beschreibt Strategie als einen stärker losgelösten, sequenziellen und systematischen Prozess formaler Planung; Pläne werden in Substrategien und Programme zerlegt |
| *Positionie-rungsschule* | Analytisch, systematisch, beabsichtigt (präskriptiv) | Fokussiert auf die Selektion von geplanten, generischen Positionen (wirtschaftlich und wettbewerbsbezogen); Konzentration auf den Inhalt von Strategien; Auswahl der optimalen Strategie |
| *Unterneh-merische Schule* | Visionär, intuitiv, im Wesentli-chen beabsichtigt (als Gesamt-konzept, wobei sich die Spezifika herausbilden) (deskriptiv) | Strategie wird als die persönliche, einzigartige Perspektive (Vision) des Unternehmensführers gesehen; der Fokus liegt auf dessen Intuition, Urteil, Weisheit, Erfahrung, Verständnis |
| *Kognitive Schule* | Mental, sich herausbildend (überwältigend oder eingegrenzt) (deskriptiv) | Strategie wird als ein kognitiver Prozess der Konzeptverwirkli-chung gesehen; die individuelle Vorstellung des Strategen und wie dieser aus Informationen Strategien entwickelt stehen im Mittel-punkt |
| *Lernschule* | Sich herausbildend, informell, chaotisch (deskriptiv) | Die Umwelt wird als zu komplex und dynamisch (und damit unvorhersehbar) wahrgenommen um klare Pläne oder Visionen entwerfen zu können; infolgedessen müssen Strategien sich in kleinen Schritten herausbilden; Strategie ist ein Prozess des Handelns und Lernens, ein Muster und einzigartig |
| *Machtschule* | Konfliktreich, aggressiv, chaotisch; sich herausbildend (Mikro), beabsichtigt (Makro) (deskriptiv) | Strategie ist ein politischer Prozess der Ausübung bzw. der Ausnutzung von Macht innerhalb von Organisationen oder durch Organisationen auf deren Umwelt |
| *Kulturschule* | Ideologisch, beschränkt, kollektiv, beabsichtigt (deskrip-tiv) | Strategie ist in der Kultur der Organisation verwurzelt; entwickelt sich als kollektive einzigartige Perspektive; gegründet auf den geteilten Überzeugungen und Ideen der Mitglieder der Organisation |
| *Umweltschule* | Passiv, aufgezwungen, reaktiv, daher sich herausbildend (deskriptiv) | Strategieentwicklung ist ein passiver Prozess; wird durch die Umwelt bestimmt; Strategie wird als generisch und auf der Suche nach spezifischen Positionen (in der, dem Ansatz zu Grunde liegenden, Populationsökologie als Nischen bezeichnet) betrachtet |
| *Konfigura-tionsschule* | Integrativ, episodisch, in einer Abfolge, sowie alle in der Spalte genannten Eigenschaften (je nach Kontext deskrip-tiv bei Konfigu-rationen, beabsichtigt und präskriptiv bei Transformationen) | Strategie kann je nach Kontext alle der in dieser Spalte genannten Formen annehmen; sie muss je nach Zeit und Kontext anders entwickelt werden |

Zusammenfassend lassen sich aus den zehn Denkschulen Mintzberg's zwei Grunddimensionen des strategischen Managements ableiten. Drei Schulen – die Design-, die Plan- und die Positionierungsschule – können als präskriptiver oder analytischer (rationaler) Ansatz und sechs Schulen – die unternehmerische, die kognitive, die Lern-, die Macht-, Kultur- und die Umweltschule – als deskriptiver (sich herausbildender, intuitiver) Ansatz beschrieben werden. Die Zuordnung der Konfigurationsschule ist kontextabhängig (Ginter et al., 2002, S. 25).

## 2.3.2 Die zwei Grunddimensionen des strategischen Managements - Analytische versus sich herausbildende Modelle

Die Kurzcharakterisierung der verschiedenen Ansätze in Tabelle 1 ermöglichte einen Überblick über unterschiedliche Betrachtungsweisen des strategischen Managements. Wichtig ist, dass es nicht den einen „richtigen" Weg gibt, wie Vertreter der jeweiligen Schule oft postulieren. Weder ein rein analytischer oder rationaler Ansatz, der auf die Entwicklung einer logischen Abfolge von einzelnen Schritten oder Prozessen (lineares Denken) aufbaut, noch ein emergent (sich herausbildender) Ansatz, der sich auf Intuition, Führung und Lernen stützt, wird der Komplexität des strategischen Managements gerecht (Ginter et al., 2002, S. 26-27).

„the key question is not which of these ... models of action is right, or even which is better, but when and under what circumstances they are useful to understand what managers should do. Modern organizational life is characterized by oscillations between periods of calm, when prospective rationality seems to work, and periods of turmoil, when nothing seems to work. ... At some times, analysis is possible; at other times, only on-the-ground experiences will do." (Hurst, 1995 zit. nach Ginter et al., 2002, S. 27)

Demzufolge besteht bei jedem Strategieprozess das Erfordernis verschiedene Elemente einzelner Schulen zu kombinieren. Umfangreiche strategische Prozesse in einer Organisation zu initiieren oder aufrecht zu erhalten, ohne sich dabei auf irgendeinen logischen Plan zu stützen, ist schwierig. Allerdings kann es sich eine Organisation im Gesundheitswesen, die sich in einer sehr dynamischen und komplexen Umwelt bewegen muss, auch nicht leisten auf Lernerfahrungen und Intuition zu verzichten. Eine Synthese der Grunddimensionen des strategischen Managements gestaltet sich oft diffizil, da die Ansätze in der Realität gleichzeitig komplementär und widersprüchlich sind (Mintzberg et al., 2002, S. 34-35, 411-412).

Das analytische Modell kann als Karte (map) betrachtet werden, wogegen das sich herausbildende Modell als Kompass gesehen werden kann. Eine Karte ist nützlicher in einer erforschten Welt, die „vermessen" und skizziert wurde. Ein Kompass dagegen hilft eine Orientierung zu finden, wenn man nicht weiß wo auf unbekanntem Terrain man sich befindet. Mit Hilfe des analytischen Modells wird versucht aus den wahrgenommenen Einflüssen der Umwelt und den Entwicklungsmöglichkeiten der eigenen Organisation eine möglichste adäquate Karte zu zeichnen und so den einzuschlagenden Weg für die Zukunft der Organisation zu finden. Auf der Reise können sich dann neue Erkenntnisse und Strategien herausbilden, die eine Modifikation der Karte nötig machen. Deshalb muss die Organisation flexibel und offen für neue Realitäten bleiben. Dennoch muss die Richtung nicht planlos, aufs Geratewohl eingeschlagen werden. Bei der Richtungsfindung unterstützt der Kompass, als eine Art strategischer Orientierungssinn, gestützt auf einen intuitiven, unternehmerischen Sinn für die „Gestalt der Zukunft", der die Logik der analytischen Grunddimension ergänzt bzw. übersteigt (Ginter et al., 2002, S. 27).

Wie vor allem der letzte Absatz zeigt, der strategisches Management relativ abstrakt darstellt, soll und kann Strategieentwicklung nicht nur auf harten, rational begründbaren Faktoren aufgebaut werden. Ziel dieser Arbeit ist es jedoch, aufbauend auf verschiedenen Analysen von sekundären und primären Daten, unter besonderer Berücksichtigung von GKV-Routinedaten, eine Strategie für das Geschäftsfeld „Herzinsuffizienz" zu entwickeln. Bei dieser datenlastigen Strategieentwicklung wird dementsprechend auf den analytischen Ansatz des strategischen Managements, der im Abschnitt 4.1 ausführlich dargestellt wird, zurückgegriffen. Hierbei muss nach der ausführlichen Darstellung der verschiedenen Modelle und Ansätze des strategischen Managements aber klar sein, dass die später dargestellten Ergebnisse in dieser Arbeit nur als analytischer Teilaspekt der Strategieentwicklung betrachtet werden dürfen. Ohne Verknüpfung der analytischen Ergebnisse mit der Intuition und dem unternehmerischen Gespür der Unternehmensleitung, sowie der Bereitschaft zur Adaption und zum Lernen, können die Empfehlungen unausweichlich zu einem strategischen Fehlschlag führen.

## 2.4 Strategietypen – Reichweite und Perspektive der Strategie

Als weiteres wesentliches Merkmal ist noch die Reichweite und Perspektive von Strategien zu beachten. Es ist ein großer Unterschied ob Strategien für ein stark diversifiziertes Großunternehmen, das in vielen verschiedenen Märkten mit verschiedenen Produkten aktiv ist, entwickelt werden, oder ob dies nur für einen kleinen, sehr spezifischen Funktionsbereich geschieht. Reichweite und Perspektive des strategischen Managements sollten daher sorgfältig vor Initiation des Strategiebildungsprozesses bedacht werden (Macharzina, 1995, S. 226-231).

So kann z.B. ein integriertes Versorgungssystem im Gesundheitswesen aus verschiedenen Perspektiven Strategien mit ganz unterschiedlicher Reichweite entwickeln. Meist werden Strategien aus der Perspektive des Gesamtunternehmens, sowie der Geschäfts- und Funktionsbereiche entwickelt. Eine sorgfältige Abstimmung dieser Strategien ist zu gewährleisten. Ginter et al. (2002, S. 37-39) schlagen hierzu die Konstruktion einer Strategiehierarchie vor, in der Strategien top-down von den Gesamtunternehmensstrategien, über die Geschäftsbereichsstrategien zu den Funktionsbereichsstrategien entwickelt werden. Dieser Ansatz wurde auch in dieser Arbeit gewählt[4]. Nachfolgend werden die einzelnen Strategietypen kurz dargestellt.

- *Gesamtunternehmensstrategien (Corporate Strategies)*
  Hierbei handelt es sich um das umfassendste Entscheidungs- und Maßnahmenbündel. Gesamtunternehmensstrategien befassen sich mit zwei Grundsatzfragen: „In welche Produkt- oder Dienstleistungsbereiche (Geschäftsfelder) sollen wir vermehrt investieren und welche restriktiv behandeln?" und „Auf welchen Märkten sollen wir diese Produkte / Dienstleistungen anbieten?". Diese beiden Entscheidungsprobleme sind miteinander verknüpft und können nicht getrennt voneinander beantwortet werden. Aus diesem Grunde werden diese Strategien auch als Produkt-Markt-Strategien bezeichnet. Sie stehen im Mittelpunkt des Interesses des Gesamtunternehmens. Besondere Bedeutung wird ihnen insbesondere zugemessen, da durch sie festgelegt wird welche Wachstums- und Gewinnziele die Organisation verfolgt und durch welche fundamentalen Handlungsprogramme hinsichtlich Ressourcenallokation, Beteiligungen oder Kooperationen sie diese zu erreichen gedenkt (Macharzina, 1995, S. 227).

---

[4] Je nach Strategieschule gibt es hier aber auch wieder sehr unterschiedliche Ansätze. So präferiert z.B. das „Grassroots"-Modell von Mintzberg et al. (2002, S. 226-227) eher einen Bottom-up-Ansatz.

- *Geschäftsbereichsstrategien (Business Strategies)*
Geschäftsbereichsstrategien sind wesentlich fokussierter als die Gesamtunternehmens-strategien. Sie bestimmen den Kurs für einen einzelnen Geschäftsbereich und zielen meist auf die Erhaltung oder Steigerung des Marktanteils ab. Dadurch, dass sie mit den Gesamtunternehmensstrategien abgestimmt sein müssen, ist ihr Handlungsspiel-raum meist relativ eng bezogen. Die Unterteilung der Organisation in Geschäftsberei-che, oft auch als SGE (Strategische Geschäftseinheiten) bezeichnet, kann nach ver-schiedenen Kriterien vorgenommen werden (Ginter et al., 2002, S. 38-39). Eine detaillierte Diskussion der verschiedenen Möglichkeiten erfolgt unter Punkt 3.2.1.

- *Funktionsbereichsstrategien (Functional Strategies)*
Das letzte Glied in der Kette sind die Funktionsbereichsstrategien. Durch diese werden die grundsätzlichen Ziele und Maßnahmen der Funktionsbereiche (Forschung und Entwicklung, Marketing, Personalentwicklung…) festgelegt. Sie werden deduktiv aus den zuvor genannten Strategien hergeleitet (Macharzina, 1995, S. 230-231).

# 3 UNTERSUCHUNGSOBJEKTE UND ERKENNTNISQUELLEN

## 3.1 Darstellung des Untersuchungsobjektes „IV-Modell Gesundes Kinzigtal"

### 3.1.1 Die Gesundes Kinzigtal GmbH

Die Gesundes Kinzigtal GmbH wurde als regionales Gesundheitsunternehmen zum Zweck des Managements von Verträgen zur Integrierten Versorgung (IV) im September 2005 gegründet. Sie stellt eine Gemeinschaftsgründung des Medizinischen Qualitätsnetzes – Ärzteinitiative Kinzigtal e.V. (MQNK) und der OptiMedis AG dar. Die Gesellschaftsanteile werden zu zwei Dritteln vom MQNK und zu einem Drittel von der OptiMedis AG gehalten (Hermann et al., 2006, S. 11-12).

Das MQNK kann auf eine über 15-jährige Geschichte mit zahlreichen Projekten zur Verbesserung der Gesundheitsversorgung im Kinzigtal zurückblicken. Unter anderem wurden gemeinsame Versorgungsleitlinien entwickelt, sowie Verbesserungen im Bereich der Impfversorgung von Kindern und Senioren initiiert. Mitglieder des Netzes sind niedergelassene Hausärzte, Fachärzte und Psychotherapeuten sowie Krankenhausärzte (ebd.).

Die OptiMedis AG wurde im Jahr 2003 in Hamburg gegründet und hat sich auf die Umsetzung und Unterstützung von Verträgen der Integrierten Versorgung spezialisiert. In diesem Zusammenhang kommt auch das Beratungsunternehmen Hildebrandt GesundheitsConsult GmbH, das die Gesundes Kinzigtal GmbH durch ihre langjährige Erfahrung im Bereich der Integrierten Versorgung beim Management der Gesellschaft unterstützt, als dritter wichtiger Partner ins Spiel. Die Hildebrandt GesundheitsConsult GmbH ist nicht direkt an der Gesundes Kinzigtal GmbH über Gesellschaftsanteile beteiligt, trotzdem besteht auch für sie ein hohes Interesse am Erfolg der Gesundes Kinzigtal GmbH. Dies lässt sich durch die engen Verknüpfungen, die zwischen den genannten Unternehmen bestehen, erklären. Besonders deutlich werden diese an der Person von Herrn Helmut Hildebrandt, eines Mitinitiators der „Gesundes Kinzigtal", der gleichzeitig Geschäftsführer der Gesundes Kinzigtal GmbH, Vorstand der OptiMedis AG und geschäftsführender Gesellschafter der Hildebrandt GesundheitsConsult GmbH ist, sichtbar (ebd.).

Die Gesundes Kinzigtal GmbH wurde als organisatorische Plattform geschaffen, die durch professionelle Führung die Gesundheitsversorgung der Region Kinzigtal verbessern soll. Dies will sie primär durch die Entwicklung von innovativen Versorgungsangeboten und dem Abschluss von Verträgen zur Integrierten Versorgung mit Krankenkassen nach §§ 140ff. SGB V erreichen. Bisher bestehen zwei solcher Verträge. Einer wurde mit der AOK Baden-Württemberg geschlossen. Er hat die medizinische Vollversorgung für 30.000 AOK-Versicherte über alle Sektoren der Gesundheitsversorgung (mit Ausnahme der Zahnmedizin) zum Inhalt und wurde auf eine Laufzeit von neun Jahren festgesetzt (ebd.). Der zweite Vertrag ist dem mit der AOK vom Inhalt ähnlich und umfasst 2000 Versicherte der LKK Baden-Württemberg (Gesundes Kinzigtal GmbH, 2007a).

Zusätzlich sollen auch innovative Präventions- und Therapieformen zur Anwendung kommen und deren Effektivität und Effizienz einer wissenschaftlichen Evaluation unterzogen werden (Hermann et al., 2006, S. 12).

### 3.1.2 Das Modell – Die Konzeption der Versorgung

Die Konzeption der Versorgung, wird nachfolgend am Beispiel des Vertrags zur Integrierten Versorgung mit der AOK Baden-Württemberg erörtert, da die Konzeption dieses Vertrages durch Publikation (Hermann et al., 2006) auch der öffentlichen Diskussion zugänglich ist. Der AOK-Vertrag ist mit kleinen Adaptionen sinngemäß auch auf die Konzeption der Versorgung für LKK-Versicherte übertragbar.

#### 3.1.2.1 Ein Vertrag zur Integrierten Versorgung

Am 30.01.2006 wurde zwischen der Gesundes Kinzigtal GmbH und der AOK Baden-Württemberg ein Vertrag zur Integrierten Versorgung geschlossen, in dem die Gesundes Kinzigtal GmbH als IV-Managementgesellschaft nach den §§ 140ff. SGB V fungiert und hierbei die Verantwortung für die Gesundheitsversorgung über alle Sektoren (mit Ausnahme der Zahnmedizin) von 30.000 AOK-Versicherten übernahm. Aber was genau ist eigentlich die Integrierte Versorgung nach §§ 140ff. SGB V?

Die Integrierte Versorgung wurde im Jahr 2000 durch den Gesetzgeber eingeführt. Ziel der Einführung war die Verbesserung der Wirtschaftlichkeit und Qualität der Gesundheitsversorgung durch eine bessere Abstimmung der Gesundheitsversorgung über alle Sektorengrenzen hinweg und eine Forcierung des Wettbewerbs vielfältiger neuer Versorgungsformen. „In ihrer einfachsten Form kann integrierte Versorgung als Schnittstellen und Fachdisziplinen übergreifende Versorgung" definiert werden (Amelung et al., 2006, S.15). Die §§ 140ff. SGB V lassen jedoch einen relativ großen Spielraum zur Ausgestaltung der Verträge zur Integrierten Versorgung. So muss die Integrierte Versorgung als Konzept mit vielfältigen Ansätzen und Ausgestaltungsmöglichkeiten betrachtet werden. Nach Amelung et al. (2006, S. 16) lassen sich allerdings folgende Kernelemente identifizieren:

- verschiedene Leistungssektoren und/oder interdisziplinär fachübergreifende Versorgung

- außerhalb des Sicherstellungsauftrages der Kassenärztlichen Vereinigung

- auf einzelvertraglicher Grundlage

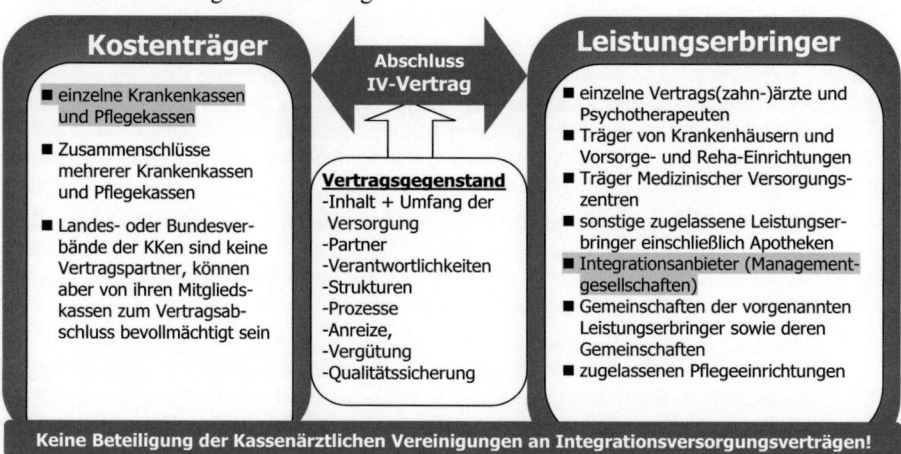

**Abbildung 2: Vertragspartner IV (in Anlehnung an Amelung et al., 2006, S. 16)**

Abbildung 2 zeigt eine Übersicht über mögliche Vertragspartner und Vertragsgegenstände von IV-Verträgen (Die Vertragspartner im IV-Vertrag „Gesundes Kinzigtal" sind in der Abbildung grau hinterlegt. Der Vertragsgegenstand wurde bereits kurz dargestellt und wird im Abschnitt 3.1.2.2 ausführlich diskutiert.).

### 3.1.2.2 Vertragsgegenstände

#### 3.1.2.2.1 Beziehung Krankenkasse – Gesundes Kinzigtal GmbH – Leistungserbringer (Leistungsverpflichtungen und Finanzierung)

Als Vertragspartner der AOK Baden-Württemberg hat sich die Gesundes Kinzigtal GmbH vertraglich dazu verpflichtet die Gesundheitsversorgung im Kinzigtal aus medizinischer und ökonomischer Sicht effektiver und effizienter zu gestalten. Hierzu übernimmt die Gesundes Kinzigtal nachstehende Planungs-, Steuerungs- und sonstige Managementleistungen (Hermann et al., 2006 S. 14-15):

- „Koordination der Versorgungsprozesse über die Sektoren hinweg, z.B. von Haus- zu Facharzt, Krankenhaus und anschließender Pflege bzw. aktiver Rehabilitation."

- „Krankheitsmanagement durch Unterstützung der Patienten bei der Bewältigung von Krankheiten."

- „Schließung von Leistungspartnerverträgen mit Ärzten und anderen Leistungserbringern (sektorenübergreifend), Organisation und Abwicklung der Verträge."

- „Telefonische Unterstützung der Versicherten innerhalb einer eigenen Geschäftsstelle."

- „Etablierung eines Controlling- und Feed-Back-Systems."

- „Steuerung und Organisation der Leistungsansprüche der eingeschriebenen Versicherten gegenüber den Leistungspartnern gem. §§ 20 – 43 b, §§ 44 bis 51 und 60 SGB V."

- „Sicherstellung der Wirtschaftlichkeit, Notwendigkeit, Zweckmäßigkeit und Qualität der Leistungen im Sinne des SGB V."

Damit es der Gesundes Kinzigtal möglich ist, all die zuvor beschriebenen Aufgaben zu erfüllen, verpflichtet sich die AOK Baden-Württemberg im Gegenzug dazu zu einer engen Kooperation, sowie zur Bereitstellung der operativen Daten aller AOK-Versicherten im Kinzigtal in pseudonymisierter Form, sowie in offener Form für die Teilgruppe der in den IV-Vertrag eingeschriebenen Versicherten. Diese Daten bilden unter anderem auch die Grundlage für die Analysen dieser Arbeit (ebd.).

Wie aus den obigen Leistungsverpflichtungen der Gesundes Kinzigtal GmbH zu entnehmen ist, bleibt die Kostenträgerrolle prinzipiell auch weiterhin bei der AOK Baden-Württemberg. Bei der Konzeption der finanziellen Vereinbarungen im Vertrag ist allerdings zwischen zwei Ebenen der Ökonomie des Vertrages zu unterscheiden:

- *Beziehung zwischen Krankenkasse und Gesundes Kinzigtal GmbH:*
  Kernelement dieser Beziehung ist der Einsparcontractingvertrag. Nach einer Anschubphase bis 01.01.2007 (inzwischen verlängert auf 01.07.2007), in der die Gesundes Kinzigtal Vergütungen für den Infrastrukturaufbau von der AOK erhält, erfolgt danach nur mehr eine rein erfolgsbezogene Vergütung für eine Laufzeit von acht Jahren. Die Höhe der Vergütung ist hier abhängig vom erzielten Einsparungsdelta. Dieses

berechnet sich aus dem Delta der Gesamtversorgungskosten der 30.000 AOK-Versicherten mit Wohnort im Kinzigtal (PLZ: 77709 – 777997 und 78132) gegenüber den normalerweise zu erwartenden Kosten für diese Population. Der Referenzwert zu den Gesamtkosten der AOK-Kinzigtalpopulation wird aus den RSA-Normalkosten (Risikostrukturausgleich) der Versorgung pro Alterstufe (RSA-Normkosten West) mit einer spezifischen Adaptation bezüglich der ländlich geprägten Region hergeleitet. Die erzielten Einsparungen gegen diese Referenzkosten werden zu einem Teil von der AOK Baden Württemberg einbehalten, der andere Teil stellt den wirtschaftlichen Ertrag der Gesundes Kinzigtal GmbH dar (Hermann et al., 2006, S. 15-17). Wesentlich bei der Konzeption des Einsparcontractingvertrages ist, dass sich dieser auf alle 30.000 im Kinzigtal wohnhaften AOK-Versicherten bezieht und nicht nur auf die in das IV-System „Gesundes Kinzigtal" eingeschriebenen Versicherten, auf die die „Gesundes Kinzigtal" direkt Zugriff hat. Hiermit soll die häufige Diskussion im Zusammenhang mit Integrierten Versorgungssystemen und einer Reihe anderer Managed Care Kontraktformen über die Anwendung einer Risikoselektion oder der Techniken des „Creaming, Skimping oder Dumping"[5] von vornherein ausgeschlossen werden (ebd.).

Die Gesundes Kinzigtal GmbH hat sich auch für diese Lösung eingesetzt, da sie davon ausgeht, dass durch ihre Anstrengungen zur Verbesserung der Gesundheitsversorgung mittelfristig ein lokaler Systemnutzen in Form von verringerten Gesundheitsfolgekosten erzeugt wird. Dieser Nutzen kommt demnach nicht nur den eingeschriebenen, sondern allen Versicherten des Tals zu Gute. Durch die Konzeption des Einsparcontractingvertrages kann und muss die Gesundes Kinzigtal wie ein klassisches Unternehmen geführt werden, dass Investitionen in z.B. präventive und gesundheitsfördernde Angebote tätigt und aus den daraus erzielten Einsparungen über den Einsparcontractingvertrag einen Return on Investment über mehrere Jahre generiert. Die Gesundes Kinzigtal GmbH erwirtschaftet dementsprechend aus dem Gewinn an Gesundheit ihrer 30.000 AOK-Versicherten ihre Erträge (ebd.).

Da ein lokaler Systemnutzen vor allem durch präventive und gesundheitsfördernde Maßnahmen erst mittelfristig erreichbar ist, wurden für die Zwischenzeit bis zur Ergebnissicherheit monatliche Abschläge mit anschließender Spitzabrechnung auf die zu erwartenden Einsparungsanteile zur Liquiditätsabsicherung der Managementgesellschaft vereinbart (ebd.).

Zusätzlich wurde auch ein Cap für Hochkostenfälle[6] vereinbart um unverhältnismäßigen Verzerrungen durch solche Fälle vorzubeugen. Außerdem wurden auch mögliche Ausstiegsszenarien definiert. Insgesamt beträgt das von der Gesundes Kinzigtal GmbH mitverantwortete Finanzvolumen im Rahmen des IV-Vertrages mit der AOK Baden-Württemberg ca. 50 Mio. € pro Jahr und somit unter Berücksichtigung von Preissteigerungen beinahe 500 Mio. € über die Vertragslaufzeit von acht Jahren (Hermann et al., 2006 S. 16, 26).

---

[5] Creaming: Bevorzugte Auswahl von Patienten mit unterdurchschnittlichen Risiken und Kosten für das Integrierte Versorgungssystem, z.B. junge Versicherte. Skimping: Bestimmte Leistungen wie z.B. die eines Diabetologen, werden nicht angeboten, um die Patienten nicht behandeln zu müssen, die wahrscheinlich hohe Kosten verursachen. Dumping: Korrespondierend zur Creaming-Strategie, versucht man hier Hochkosten-Patienten, durch falsche Aufklärung oder Weiterempfehlung an Leistungserbringer außerhalb des Netzes, abzuwehren, (Hermann et al., 2006, S. 21)
[6] Versicherte mit Gesamtkosten von über 20.650 € p.a. werden der Gesundes Kinzigtal GmbH nur zu 4% angelastet.

- *Beziehung zwischen Leistungserbringern und Gesundes Kinzigtal GmbH:*
Wie bereits erwähnt, verbleibt die Kostenträgerrolle grundsätzlich auch weiterhin bei der AOK Baden-Württemberg. Die regulären Abrechnungswege in den jeweiligen Sektoren bleiben aufrecht; so wird z.b. auch die Ausschüttung der Gesamtvergütung an die kassenärztliche Vereinigung nicht angetastet. Allerdings entsteht zusätzlich zum regulären Vergütungssystem ein zweites IV-spezifisches Vergütungssystem zwischen der Gesundes Kinzigtal GmbH, als IV-Managementgesellschaft und den verschiedenen Leistungspartnern. Grundlage dieser außerregulären Vergütungen ist der Leistungspartnervertrag zwischen der Managementgesellschaft und dem jeweiligen Leistungspartner. Diese zusätzlichen Vergütungen werden von der Gesundes Kinzigtal GmbH zur sinnvollen Versorgungssteuerung und für nach Ansicht der Gesundes Kinzigtal GmbH medizinisch und ökonomisch sinnvolle Leistungen außerhalb der regulären Vergütungsmöglichkeiten, die mittelfristig einen Gesundheitsgewinn und somit verringerte Kosten nach sich ziehen, ausgeschüttet (ebd.).
Zusätzlich sind die Leistungserbringer derzeit als Mitglied im MQNK indirekt als Gesellschafter am Erfolg der Managementgesellschaft beteiligt. Auch im Verhältnis zwischen Leistungserbringer und Gesundes Kinzigtal GmbH liegt der Fokus wieder auf dem langfristigen Erfolg der Unternehmung. So wurde z.B. die Entscheidung über die Ausschüttung von Erfolgsboni auf das vierte laufende Jahr des IV-Vertrages vertagt (ebd.).

### 3.1.2.2.2 Beziehung Patient – Gesundes Kinzigtal

Wesentliche Kernelemente der vertraglichen Beziehung im Rahmen des IV-Vertrages zwischen Patient und Gesundes Kinzigtal GmbH sind nach Hermann et al. (2006, S. 14):

- *Einschreibung*
Die Einschreibung ist freiwillig und für jeden Versicherten der AOK Baden-Württemberg mit Wohnsitz im Kinzigtal möglich (ebd.).

- *Leistungsbringer des IV-Systems „Gesundes Kinzigtal"*
Derzeit hat die Gesundes Kinzigtal GmbH mit 41 niedergelassenen Ärzten und einem Krankenhaus einen Leistungspartnervertrag abgeschlossen. Mit weiteren Ärzten, Krankenhäusern und Apotheken laufen Verhandlungen (ebd.).

- *„Arzt des Vertrauens"*
Bei der Einschreibung wählt der Versicherte seinen Arzt (im Normalfall der Hausarzt) oder Psychotherapeuten des Vertrauens. Dieser übernimmt koordinative Aufgaben für den Patienten und dient als Lotse für die Gesundheitsversorgung des eingeschriebenen Versicherten (ebd.). Für risikoauffällige Patienten werden im Sinne des „Shared-Decision-Makings" gemeinsam zwischen Arzt und Patient konkrete therapeutische Zielvereinbarungen getroffen und die Einhaltung dieser in regelmäßigem Abstand überprüft. Der Arzt tritt also hier als Partner des Patienten auf, der ihn beim Erreichen seiner Gesundheitsziele unterstützt (ebd., S. 17). Dem „Arzt des Vertrauens" kommt aus Sicht der „Gesundes Kinzigtal" aber noch eine weitere wichtige Rolle zu. Er ist das „Sprachrohr" und der „Rekruteur" der Integrierten Versorgung, da er die Bedürfnisse seiner Patienten am Besten kennt und ihm ein viel größeres Vertrauen von Seiten des Patienten entgegengebracht wird, als einer großen unbekannten IV-Organisation. Aus diesem Grund unterstützt die „Gesundes Kinzigtal" auch ihre Ärzte tatkräftig durch Schulungen und Arbeitsgruppen, sowie IT-Lösungen bei der Gewinnung von

passenden Patienten (s.a. 4.2.3.1) für das IV-Modell oder für spezifische Gesundheits-programme.

- *Freie Wahl des Versicherten*
  Die freie Wahl der Versicherten beschränkt sich nicht nur auf die Entscheidung ob sie sich in das IV-Modell einschreiben möchten oder nicht. Eingeschriebene Versicherte behalten, im Gegensatz zu vielen anderen integrierten Versorgungssystemen, auch die freie Wahl des Arztes, des Krankenhauses, der Apotheke oder sonstiger zugelassener Leistungserbringer. Die Einschreibung in das IV-System ist jeweils vier Wochen zum Ende des Quartals kündbar und auch der „Arzt des Vertrauens" kann jederzeit ge-wechselt werden (ebd.).

- *Verstärkte Patientenrechte*
  Der starken Patientenorientierung des IV-Systems wird durch Einrichtung eines ge-wählten Patientenbeirats und der Etablierung einer „Charta der Rechte der Patienten" Rechnung getragen (ebd.).

- *Keine zusätzlichen Kosten* (zum AOK-Beitrag) für den Patienten

- *Zusätzliche kostenlose Leistungen*
  Für eingeschriebene Versicherte fallen keine zusätzlichen Kosten an. Allerdings wer-den ihnen eine Vielzahl von kostenlosen Zusatzleistungen, wie z.B. präventive und gesundheitsfördernde Angebote, eine Check-Up-Untersuchung, Sprechstunden außer-halb der regulären Praxisöffnungszeiten etc., angeboten (ebd.). Zu gleichen Kosten wird den eingeschriebenen Versicherten der „Gesundes Kinzigtal" somit ein Mehrwert geboten. Die „Gesundes Kinzigtal" beschränkt sich im Gegensatz zu anderen Inte-grierten Versorgungssystemen, die ihren Eingeschriebenen oft auch finanzielle Ver-günstigungen, wie z.B. niedrigere Beitragssätze oder Zuzahlungsbefreiungen bieten, auf indirekte finanzielle Anreize. Dies wird damit begründet, dass die primäre Ziel-gruppe des IV-Modells kränkere und ältere multimorbide Versicherte sind, die meist aufgrund verschiedenster Regelungen grundsätzlich von etwaigen Zuzahlungen befreit sind. Eine Zuzahlungsbefreiung würde somit nur die falsche Zielgruppe ansprechen. Zum anderen könnte eine Zuzahlungsbefreiung auch in dem Sinne missverstanden werden, dass das IV-Modell „Gesundes Kinzigtal" als reines „Billig-Medizin-Modell" interpretiert wird. Denn bekanntlich wird auch im normalen Wirtschaftsleben oft teu-rere Ware als qualitativ hochwertiger angesehen. Zusammenfassend kann festgehalten werden, dass sich die „Gesundes Kinzigtal" gegenüber den Versicherten/Patienten über „mehr Nutzen für gleich viel Geld" positionieren möchte (ebd. S. 18, 20).


## 3.2 Spezifizierung des Untersuchungsobjektes „Geschäftsfeldstrategie Herzinsuffizienz"

Die Entwicklung einer Geschäftsfeldstrategie steht im Mittelpunkt dieser Arbeit. Im Folgen-den wird das damit im Zusammenhang stehende Betrachtungsobjekt – das strategische Geschäftsfeld (SGF) – dargestellt, sowie die Gruppe der „Herzinsuffizienzerkrankten" charakterisiert.

### 3.2.1 Abgrenzung des Betrachtungsobjektes „Strategisches Geschäftsfeld"

Organisationen stehen generell verschiedenen Kundensegmenten im Markt gegenüber, die mit unterschiedlichen Produkten bedient werden wollen. Aus diesem Grunde versucht eine Organisation ihre Umwelt in überschaubare und bearbeitbare Teilmärkte zu untergliedern. Durch diesen Prozess – der Marktsegmentierung – werden von der Organisation strategische Geschäftsfelder (SGFs) gebildet, die möglichst homogene, abgrenzbare Kundengruppen mit gleichartigen Kundenbedürfnissen enthalten (Strauß, 2006, S. 17).

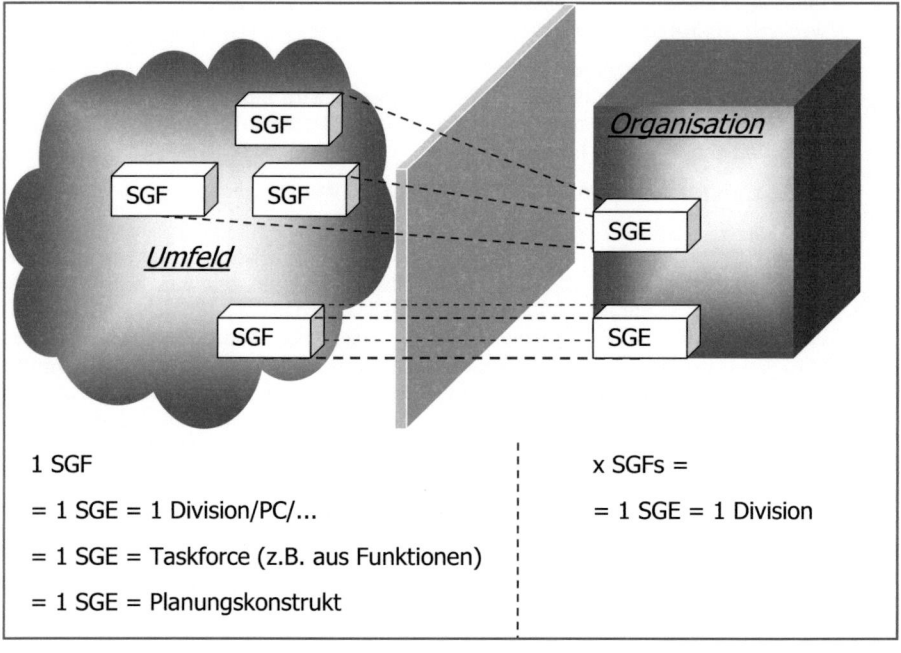

**Abbildung 3: Ausgestaltungsmöglichkeiten und Zusammenhänge zwischen SGFs und SGEs (in Anlehnung an Müller-Stewens, 2002, S. 23)**

Als Pendants zu den strategischen Geschäftsfeldern, als Segmentierung der Umwelt, fungieren organisationsintern die strategischen Geschäftseinheiten (SGEs). Eine strategische Geschäftseinheit kann hierbei ein oder mehrere Geschäftsfelder bedienen. Strategische Geschäftsfelder können sich in der Aufbauorganisation der Organisation als strategische Geschäftseinheiten wiederfinden, müssen dies aber nicht. Je nach organisationsspezifischer Ausgestaltung sind verschiedene Kombinationen möglich, siehe Abbildung 3. Die Unterscheidungsmerkmale von strategischen Geschäftsfeldern und strategischen Geschäftseinheiten sind in Tabelle 2 zusammengefasst. (Strauß, 2006, S. 20):

**Tabelle 2: Unterscheidungsmerkmale von SGFs und SGEs (Strauß, 2006, S. 20)**

| | Strategisches Geschäftsfeld (SGF) | Strategische Geschäftseinheit (SGE) |
|---|---|---|
| **Segmentierungsform** | überwiegend Außensegmentierung; SGF als marktanalytische Einheit | Innensegmentierung |
| **Umsetzungsgrad** | gedankliche Abgrenzung (zu Planungszwecken) | real-organisatorische Abgrenzung |

Berücksichtigt man alle bisher diskutierten Aspekte, so ergeben sich für die Bildung von strategischen Geschäftseinheiten zwei grundsätzliche Optionen:

- *„Inside-Out-Prozess"*: Hier erfolgt die Abgrenzung der SGEs durch Spiegelung des aktuellen Geschäfts im Unternehmensumfeld. Der Ausgangspunkt des Prozesses ist die gegenwärtige Produkt-Markt-Matrix der Organisation. Bestehende Kombinationen werden anhand verschiedener Kriterien dann zu einzelnen Geschäftsfeldern zusammengefasst (Scheucher, 2002). Übertragen auf ein Integriertes Versorgungssystem könnte das heißen, dass eine Ausrichtung an den derzeit selbst angebotenen Produkt- / und Leistungsbündeln erfolgt (Lohmann, Seidel-Kwem, 1999, S. 374-375), was mit großer Wahrscheinlichkeit z.B. zu einer Unterteilung eines integrierten Versorgungssystems in stationäre Versorgung, ambulante Versorgung etc. führen würde.

- *„Outside-In-Prozess":* Bei der zweiten Möglichkeit wird der umgekehrte Weg gegangen und strategische Geschäftseinheiten werden von „outside-in" definiert. Die Abgrenzung erfolgt anhand verschiedener Kriterien durch eine marktbezogene Ausrichtung auf Geschäftsfelder, die dann in der Organisation widergespiegelt werden müssen (Scheucher, 2002). Hier würde für ein Integriertes Versorgungssystem eine Segmentierung z.B. nach Konsumenten-/ Patientenprobleme (z.B. verschiedene Krankheitsbilder) vorgenommen werden. Das würde bedeuten, dass strategische Geschäftseinheiten, wie „Behandlung von Patienten mit Herzinsuffizienz" oder „Behandlung von Osteoporose-Patienten" entstehen bzw. in aggregierter Form: „Behandlung von Krankheiten des Kreislaufsystems" und „Krankheiten des Muskel-Skelettsystems" (Lohmann, Seidel-Kwem, 1999, S. 374-375).

In dieser Arbeit wird der zweiten Variante der Vorzug gegeben. Die "Gesundes Kinzigtal" will die Versorgung für die Versicherten über eine virtuelle Integration, d.h. über Kooperationsverträge zwischen der Gesundes Kinzigtal GmbH und den unterschiedlichen Leistungserbringern, sicherstellen. Eine Bildung der SGEs auf Basis des „Inside-Out-Prozesses" würde hier zu einem voreingenommenen Blick auf die Umwelt führen und die traditionellen Grenzen in der Versorgungslandschaft verstärken. Dies würde demnach der Grundidee der integrierten Versorgung – die Desintegration der Versorgung in Deutschland durch Schnittstellenreduktion zu verringern – sowie dem Aufbau einer gemeinsamen Vision, Mission und Organisationskultur entgegenwirken. Aus diesem Grund wurde die zweite Variante gewählt, da diese eine „neue" innovativere Perspektive zulässt. Sie ermöglicht die stärkere Ausrichtung auf den Patienten und dessen Problemstellungen, sowie die Neudefinition von strategischen Geschäftsfeldern, die als Planungskonstrukt der Organisation einen neuen Fokus geben. Wie nun diese Geschäftsfelder gebildet werden sollen, wird anschließend diskutiert.

Zur Abgrenzung der Geschäftsfelder können verschiedene Kriterien herangezogen werden. Traditionell wurde das strategische Geschäftsfeld als Produkt-/Marktkombination betrachtet. Abell hat diese Sichtweise um eine Kategorie – „technology" – erweitert und so ein dreidimensionales Modell der Geschäftsfelddefinition entwickelt. Dieses besteht aus folgenden Kategorien (Abell, 1980, S.14-18):

- *„customer groups":* bediente Kundengruppen, Kundensegmente (Wer soll bedient werden?)
- *„function":* Kundenbedürfnisse (Was? – Welches Bedürfnis wird befriedigt?)
- *„technology":* eingesetzte Technologie (Wie werden die Kundenbedürfnisse befriedigt?)

Die Erweiterung um die Dimension „technology" ist nach Abell (ebd.) notwendig, da Kundenbedürfnisse oft durch die Anwendung verschiedener Technologien befriedigt werden können. Dies sollte bei der Definition des Geschäftsfelds berücksichtigt werden. Die Bildung von Geschäftsfeldern kann entlang einer Dimension oder durch Kombination mehrerer Dimensionen erfolgen.

Eine mögliche Übertragung des Modells nach Abell auf die Gesundheitsbranche ist in Abbildung 4 und Abbildung 5 exemplarisch unter besonderer Berücksichtigung des Geschäftsfeldes „Herzinsuffizienz" dargestellt. Die Kundengruppen sind nach verschiedenen Krankheiten – Herzinsuffizienz (HI), Chronisch Obstruktive Lungenerkrankung (COPD), Osteoporose (Osteo) und Demenz – segmentiert worden und die Kundenbedürfnisse stellen den Nutzen für den Patienten, von der Information bis zur Rehabilitation, dar, den er durch die Leistungen der Organisation erhält. Die Technologien sind gegliedert in Standardtechnologien (S-Tech) und alternative Technologien (Tech A – C). Unter Standardtechnologien sind jene Diagnose-, Behandlungs- oder sonstige Interventionsformen zu verstehen, die allgemein (traditionell) im jeweiligen Geschäftsfeld Anwendung finden. Alternativtechnologien sind demgegenüber Verfahren, die neu und innovativ oder gegenüber dem Standard bereits veraltet sind.

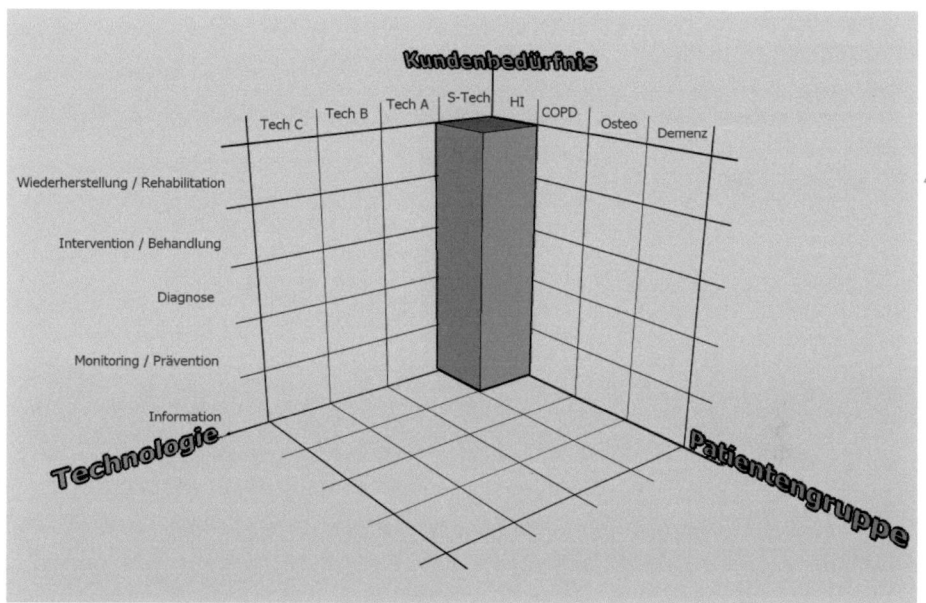

**Abbildung 4: Geschäftsfelddefinition Herzinsuffizienz (1) (in Anlehnung an Abell, 1980, S. 17-18, 29-31)**

Abbildung 4 zeigt eine mögliche Definition des Geschäftsfeldes „Herzinsuffizienz", wie es z.B. für ein IV-System sinnvoll erscheint. Die dargestellte Geschäftsfeldabgrenzung bildet auch das Planungskonstrukt für diese Arbeit und wird auf der Organisationsebene der Gesundes Kinzigtal GmbH durch ein Projektteam abgebildet. Das definierte Geschäftsfeld bedient in diesem Fall derzeit alle Kundenbedürfnisse einer einzelnen Kundengruppe (Patientengruppe) mit einer Technologie.

Abbildung 5 hingegen könnte die Definition des Geschäftsfeldes „Herzinsuffizienz" ausgehend von einem Krankenhaus sein. Hier bedient das Geschäftsfeld die Kundenbedürfnisse „Diagnose" und „Intervention / Behandlung", wobei das Bedürfnis „Intervention / Behandlung" durch die Standardtechnologie befriedigt wird und die „Diagnose" durch eine innovative Alternativtechnologie (z.B. Differentialdiagnose bei Dyspnoe zur Identifikation einer Herzinsuffizienz durch BNP oder NT-proBNP Tests).

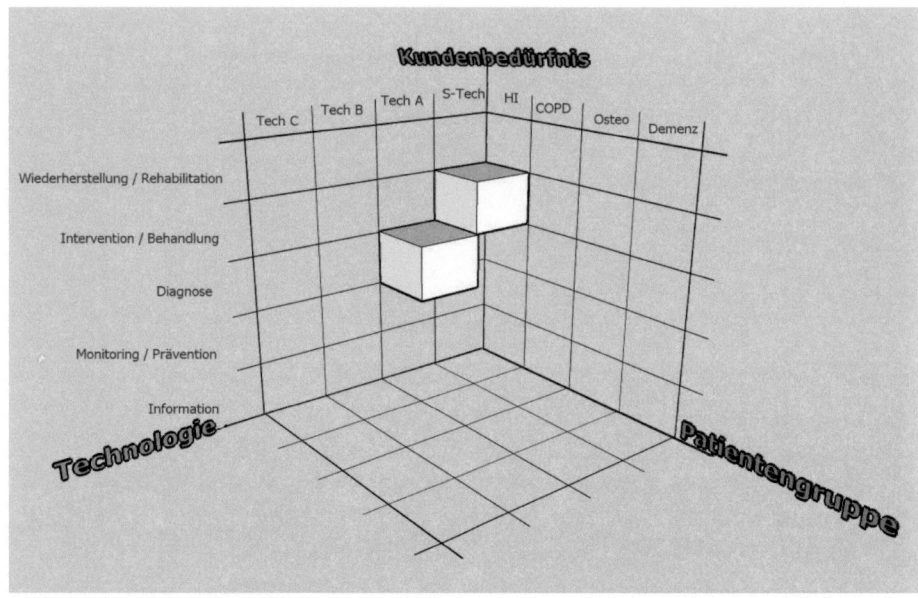

**Abbildung 5: Geschäftsfelddefinition Herzinsuffizienz (2) (in Anlehnung an Abell, 1980, S. 17-18, 29-31)**

Bei der Definition von Geschäftsfeldern müssen generell folgende Voraussetzungen erfüllt sein:

- *Eigenständige Marktaufgabe*, d.h. das Geschäftsfeld muss eine eindeutig definierbare Lösung für eine abgrenzbare Kundengruppe anbieten können. Bei vielen komplexen Leistungen, die sich aus einer Mehrzahl an verschiedenen Leistungsbündeln zusammensetzen (betrifft auch die Mehrzahl der angebotenen Leistungen im Gesundheitswesen), kann oft zwar nicht von einer „eindeutigen" Lösung gesprochen werden, allerdings liegen meist spezifische Lösungspakete für abgrenzbare Kunden-/Patientengruppen vor (Strauß, 2006, S. 18). Dies gilt grundsätzlich auch für die Patientengruppe „Herzinsuffizienz", was eine Festlegung des Geschäftsfeldes „Herzinsuffizienz" in dieser Arbeit, wie in Abbildung 4 dargestellt, rechtfertigt.

- *Ausreichendes Marktpotential*, d.h. es muss eine ausreichend große Anzahl an potentiellen Kunden vorhanden sein, was die eigenständige Strategieentwicklung rechtfertigt (ebd.). Bei einer Prävalenz von ca. 0,3–2,4% in der Gesamtbevölkerung und 3,0–13% in der Subgruppe der über 65-jährigen (Heinen-Kammerer et al., 2005, S. 532 → bei 30.000 AOK-Versicherten ca. 90-718 Herzinsuffizienzerkrankte in „Gesundes Kinzigtal) kann diese Bedingung als erfüllt betrachtet werden. Zusätzlich kommt der Herzinsuffizienz auch eine große gesundheitsökonomische Bedeutung zu (ebd.; s. a. 3.2.2.2 und 3.2.2.3).

- *Identifizierbare Konkurrenten:* Diese Forderung ergibt sich daraus, dass in jedem Geschäftsfeld die Möglichkeit bestehen sollte, Wettbewerbsvorteile erzielen zu können. Diese können immer nur relativ in Beziehung zu einem Wettbewerber bestimmt werden (Strauß, 2006, S. 19). Auch diese Voraussetzung wird mit einigen Einschränkungen erfüllt. Als Konkurrenten stehen sich in der Region Kinzigtal primär die Integrierte Versorgung und einzelne Leistungserbringer der traditionellen Versorgung

(Vertragsärzte, Krankenhäuser etc.) gegenüber. Eine detaillierte Diskussion der Branchenstruktur erfolgt unter 4.2.1.

■ *Relative Autonomie der organisatorischen Einheit*, d.h. es müssen unabhängig von anderen Geschäftsfeldern Entscheidungen getroffen werden können. Das Management des Geschäftsfelds muss die Möglichkeit zu eigenverantwortlichem Handeln (z.B. hinsichtlich der Strategieentwicklung und –realisierung) haben. Dies ist nur realisierbar, wenn eine möglichst scharfe Abgrenzung mit geringen Überschneidungen zu anderen Geschäftsfeldern gegeben ist (ebd.).

Dieses Kriterium kann nur bedingt erfüllt werden, da die Prävalenz von Komorbiditäten bei Herzinsuffizienzerkrankten sehr hoch ist. Nach ersten Ergebnissen aus dem Würzburger INH-Register (Störk, Angermann, 2007, S. 16) lagen bei mehr als einem Drittel aller Herzinsuffizienzpatienten Diabetes, Hypertonie, Anämie und Depression vor. Jeder zweite Patient hatte eine eingeschränkte Nierenfunktion. Eine relative Autonomie der organisatorischen Einheit kann aber unter dem Gesichtspunkt unterstellt werden, dass durch spezifisches Management von Herzinsuffizienzerkrankten gesundheitsökonomische Erfolge erzielt und bei entsprechender wissenschaftlicher Begleitung der Programme auch direkt diesen Interventionen zugerechnet werden können (Heinen-Kammerer et al, 2006, S. 1).

■ *Zeitliche Stabilität*, d.h. das strategische Geschäftsfeld stellt langfristig ein wesentliches Problem der Kunden dar, das einer Lösung bedarf (Strauß, 2006, S. 19). Dies ist für das Geschäftsfeld „Herzinsuffizienz" sicherlich gegeben. Ein Indiz hierfür ist z.B. der Anstieg der Inzidenz und Prävalenz (Heinen-Kammerer et al., 2005, S. 532). Legt man Studienergebnisse aus den USA (Kompetenznetz Herzinsuffizienz, 2004, S. 6) auf die definierte Population der „Gesundes Kinzigtal" um, so ist jährlich mit 54 männlichen und 46 weiblichen Herzinsuffizienz-Neuerkrankungen zu rechnen.

Aus betriebswirtschaftlicher Sicht ist demnach die für diese Arbeit vorgenommene Geschäftsfelddefinition mit kleinen Einschränkungen gerechtfertig. Auch aus der spezifischen Perspektive der Gesundheitsindustrie lässt sich diese Abgrenzung begründen.

So plädieren auch Porter und Olmsted Teisberg (2006, S. 105-107) dafür, dass sich die Akteure im Gesundheitswesen an „medical conditions" orientieren sollten. Der Begriff „medical conditions" umfasst hier Krankheiten, Verletzungen und natürliche Umstände wie z.B. Schwangerschaft, die eine Betreuung durch Gesundheitsdienstleister benötigen. Wettbewerb muss auf Höhe dieser „medical conditions" angesiedelt werden und den vollständigen Versorgungszyklus („cycle of care") anvisieren. Nur diese integrierte Betrachtung der Gesundheitsversorgung kann zu einem Wertgewinn beim Patienten führen.

Ein wesentliches Problem, das generell bei der Definition von Geschäftsfeldern besteht, ist das richtige Ausmaß der Segmentierung zu bestimmen. Bei geringer Segmentierung besteht die Gefahr, dass aufgrund der Verschmelzung vieler Bereiche zu einem Geschäftsfeld, der Strategieinhalt nur sehr allgemein gehalten werden kann und Ziele nicht operationalisierbar sind. Wird zu stark segmentiert, entsteht eine Vielzahl an strategischen Geschäftsfeldern. Es besteht die Gefahr, dass die Übersicht über die vielen Geschäftsfelder verloren geht und eine gewisse Autonomie des abgegrenzten Geschäftsfeldes nicht mehr gewährleistet werden kann (Scheucher, 2002).

Bei der für diese Arbeit vorgenommenen Geschäftsfelddefinition ist eher die zweite Gefahr gegeben, da die Orientierung der Geschäftsfeldabgrenzung an „medical conditions" eine starke Segmentierung bewirkt. Allerdings kann bei konsequenter Befolgung der zweiten Regel (ausreichendes Marktpotential) – der betriebswirtschaftlichen Voraussetzungen zur

Festlegung eines Geschäftsfeldes – die Gefahr einer unübersichtlichen Zahl von Geschäftsfeldern gebannt werden.

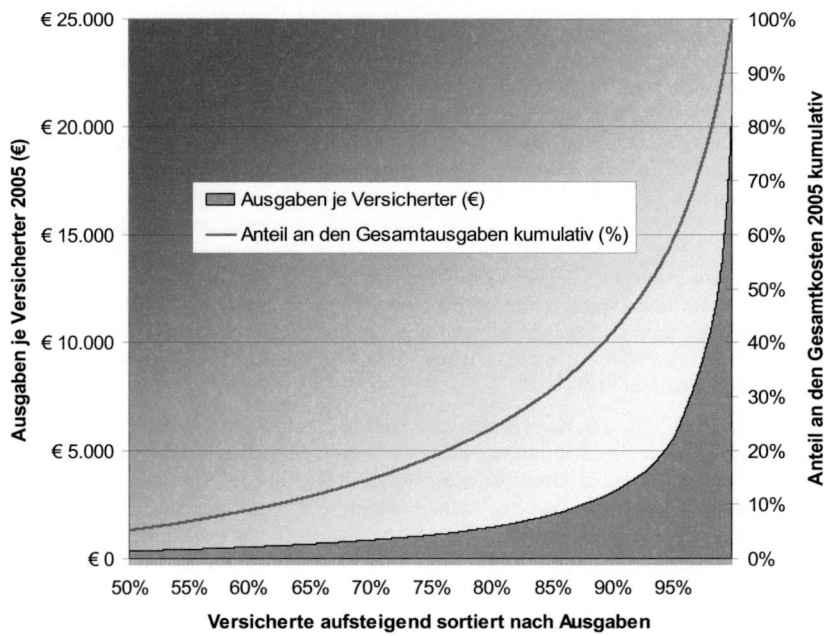

**Abbildung 6: Verteilung der Leistungsausgaben AOK 2005 auf Versicherte der Gesundes Kinzigtal GmbH (in Anlehnung an GEK, 2003, S. 96)**

Eine logische Konsequenz ist daher bei der Übertragung auf die Gesundheitsbranche, dass einzelne strategische Geschäftsfelder, vor allem für die „medical conditions" bzw. Patientengruppen gebildet werden müssen, die ein hohes gesundheitsökonomisches Potential aufweisen. Wie in Abbildung 6 ersichtlich, gilt das "Pareto"-Prinzip auch im Gesundheitswesen. So entfallen bei der Gesundes Kinzigtal GmbH im Jahr 2005 auf 20% der Versicherten 76 % aller Leistungsausgaben[7]. Diese 20%, die „Hochnutzer", und deren „medical conditions" müssen im Fokus der Definition von Geschäftsfeldern stehen. Andere Patientengruppen, die nur ein geringes gesundheitsökonomisches Potential, aufweisen sollten zu gemeinsamen Geschäftsfeldern zusammengefasst werden.

Die vorangegangenen umfassenden Ausführungen zur Abgrenzung und Definition von Geschäftsfeldern, sollen die große Bedeutung dieses Prozesses für die Strategieentwicklung

---

[7] Bei den Leistungsausgaben ist zu beachten, dass entsprechend den vertraglichen Vereinbarungen zwischen der AOK und der Gesundes Kinzigtal GmbH, die Kostendaten an die Perspektive der Gesundes Kinzigtal GmbH angepasst wurden. Ausreißer, mit Gesamtkosten von über 20.650 Euro p.a., werden daher hier nur zu 4% berücksichtigt. Im Jahr 2005 betrifft das etwa, 0,73% aller AOK-Versicherten der „Gesundes Kinzigtal". Eine detaillierte Darstellung der Verteilung der Leistungsausgaben findet sich im Anhang unter C.2

und diese Arbeit herausstellen. Wie schon der Titel, des von Abell 1980 veröffentlichten Buches, verrät: "Defining the Business: The Starting Point of Strategic Planning".

## 3.2.2 Abgrenzung der untersuchungsrelevanten Patientengruppe „Herzinsuffizienz"

### 3.2.2.1 Definition und Klassifikation der Herzinsuffizienz

„Bei der Herzinsuffizienz ist das Herz nicht mehr in der Lage, die Gewebe mit genügend Blut und damit genügend Sauerstoff zu versorgen, um den Gewebestoffwechsel in Ruhe oder unter Belastung sicherzustellen (pathophysiologische Definition). Klinisch liegt dann eine Herzinsuffizienz vor, wenn typische Symptome (Dyspnoe, Müdigkeit, Flüssigkeitsretention) bestehen, denen ursächlich eine kardiale Funktionsstörung zugrunde liegt." (WHO, 1995 zit. nach DKG, 2001, S. 4)

Die Schweregrade der Herzinsuffizienz werden meist nach dem Schema der New-York-Heart-Association (NYHA) klassifiziert:

- *NYHA I:* „Herzerkrankung ohne körperliche Limitation. Alltägliche körperliche Belastung verursacht keine inadäquate Erschöpfung, Rhythmusstörungen, Luftnot oder Angina pectoris." (DKG, 2001, S. 33)

- *NYHA II:* „Herzerkrankung mit leichter Einschränkung der körperlichen Leistungsfähigkeit. Keine Beschwerden in Ruhe. Alltägliche körperliche Belastung verursacht Erschöpfung, Rhythmusstörungen, Luftnot oder Angina pectoris." (ebd.)

- *NYHA III:* „Herzerkrankung mit höhergradiger Einschränkung der körperlichen Leistungsfähigkeit bei gewohnter Tätigkeit. Keine Beschwerden in Ruhe. Geringe körperliche Belastung verursacht Erschöpfung, Rhythmusstörungen, Luftnot oder Angina pectoris." (ebd.)

- *NYHA IV:* „Herzerkrankung mit Beschwerden bei allen körperlichen Aktivitäten und in Ruhe. Bettlägrigkeit." (ebd.)

### 3.2.2.2 Epidemiologie, sozio- und gesundheitsökonomische Bedeutung der Herzinsuffizienz

Der Herzinsuffizienz kommt eine große sozioökonomische Bedeutung zu. Sie war sowohl bei Frauen (7% der gesamten Todesfälle) als auch bei Männern (3,9% der gesamten Todesfälle) eine der häufigsten Todesursachen in Deutschland im Jahr 2005 (Statistisches Bundesamt Deutschland, 2006a).

Die Inzidenz und Prävalenz der Herzinsuffizienz nimmt in den westlichen Ländern deutlich zu. Zum einen ist dies durch die veränderte Altersstruktur, zum anderen durch die verbesserte Therapie der koronaren Herzkrankheit zu erklären. Nach der Hypertonie ist die Herzinsuffizienz der zweithäufigste kardiovaskuläre Grund für einen Arztbesuch. Die Hospitalisierungsrate hat sich in verschiedenen europäischen Ländern in den letzten 10–15 Jahren verdoppelt (Heinen-Kammerer et al., 2005, S. 532-533).

Die *Prävalenz* wird in der Gesamtbevölkerung auf 0,3%–2,4%, in der Subgruppe der über 65-jährigen auf 3,0%–13% geschätzt (ebd.). Hiermit errechnet sich für Deutschland in der

Gesamtbevölkerung ein Volumen von etwa 0,24 - 2 Mio. Herzinsuffizienzerkrankten. Genaue Zahlen sind für Deutschland nicht vorhanden.

Auch zur *Inzidenz* der Herzinsuffizienz wurden in Deutschland bis jetzt keine systematischen Erhebungen durchgeführt. Daten aus den USA weisen darauf hin, dass in den letzten Jahrzehnten die Inzidenz der Herzinsuffizienz relativ konstant blieb. Entsprechend US-Daten von Olmsted County liegt die Inzidenz altersstandardisiert bei ca. 375/100.000/Jahr für Männer und bei ca. 290/100.000/Jahr für Frauen (Kompetenznetz Herzinsuffizienz, 2004, S. 6). Andere Untersuchungen verzeichnen aber auch bei der Inzidenz einen Anstieg (Heinen-Kammerer et al., 2005, S. 532-533).

Die *Letalität* steht in Zusammenhang mit dem Stadium der Erkrankung (NYHA I–IV), sowie mit der durchgeführten Intervention. Nach einer Studie lag die 1-Jahres-Letalität zwischen 1990 und 1999 bei durchschnittlich 28 %. Unter Behandlung mit ACE-Hemmern lag die 2-Jahres-Letalität zwischen 10 % in NYHA I und 40–50 % in NYHA IV. Seit 1968 haben sich die Todesfälle vervierfacht (ebd.).

Die *direkten Krankheitskosten* belaufen sich nach der Krankheitskostenrechnung 2004, des Statistischen Bundesamtes Deutschland (2006b), für die Herzinsuffizienz in Deutschland auf ca. 2,55 Mrd. €. Die Herzinsuffizienz beansprucht hier 1% der gesamten Krankheitskosten und etwa 7% der Krankheitskosten der Krankheiten des Kreislaufsystems in Deutschland. Zu den *indirekten Kosten* gibt es keine monetären Angaben. Allerdings lassen sich 19.000 verlorene Erwerbsjahre (durch Arbeitsunfähigkeit, Invalidität oder Mortalität) der Herzinsuffizienz zuschreiben (ebd.).

### 3.2.2.3 Identifikation der Patientengruppe „Herzinsuffizienz" in den Daten der Gesundes Kinzigtal GmbH

Die Patientengruppe „Herzinsuffizienz" wurde in dieser Arbeit auf Basis der stationären ICD 10 (International Code of Diseases 10) Diagnosen, die in Verbindung mit der Herzinsuffizienz, stehen aus den Daten der Gesundes Kinzigtal GmbH (s. detaillierte Beschreibung der Datenbasis unter 3.3.1) identifiziert. Eine genaue Aufschlüsselung der miteinbezogenen Diagnosen findet sich im Anhang unter A.1 .

Je nachdem welche Diagnosearten zur Identifizierung herangezogen werden, wurde im Zeitraum 2003-2005 pro Jahr durchschnittlich 65- bis 896-mal eine Herzinsuffizienzdiagnose für die AOK-Versicherten der „Gesundes Kinzigtal" gestellt. Somit ergibt sich eine Spanne von jährlich durchschnittlich 56 bis 178 AOK-Erkrankten, die ein- oder mehrmalig stationär behandelt wurden und bei denen in diesem Zusammenhang eine Herzinsuffizienzdiagnose gestellt wurde, siehe Tabelle 3.

Auf Basis der Daten der „Gesundes Kinzigtal" lässt sich auch eine Prävalenzschätzung durchführen. Hierzu wurde anhand der vorliegenden stationären Diagnosen für den Zeitraum 2003-2005 die Gesamtzahl der identifizierten Herzinsuffizienzerkrankten bis zum 31.12.2005 ermittelt. Diese Zahl kann ohne Abstriche übernommen werden, da aufgrund der spezifischen Stichprobe der „Gesundes Kinzigtal" keine Mortalitätsangaben in den Daten enthalten sind (s. 3.3.1.2) und somit alle im Zeitraum 2003-2005 stationär im Zusammenhang mit Herzinsuffizienz behandelten Versicherten auch noch am 31.12.2005 an Herzinsuffizienz erkrankt sein müssen. Je nach Identifikationsmethode ergibt sich eine Spanne von insgesamt 109 bis 481 Herzinsuffizienzerkrankten. Somit kann eine Prävalenz von 0,4% (109/29917) bis 1,6% (481/29917) errechnet werden, siehe Tabelle 3.

**Tabelle 3: Stationäre HI-Diagnosen und HI-Erkrankte pro Jahr**

| | Herz-insuffizienz | 2003 Anzahl | 2004 Anzahl | 2005 Anzahl | $\overline{x}$ | Prävalenz 31.12.2005 |
|---|---|---|---|---|---|---|
| **Identifikationsmethode I** (nur stationäre Entlassdiagnosen: Krankenhaus + Vorsorge- und Rehabilitationseinrichtungen) | Diagnosen | 15 | 82 | 97 | 65 | |
| | Erkrankte | 14 | 69 | 85 | 56 | 0,532% |
| **Identifikationsmethode II** (stationäre Entlassdiagnosen + Hauptdiagnose der Fachabteilung) | Diagnosen | 258 | 930 | 1.074 | 754 | |
| | Erkrankte | 19 | 75 | 91 | 62 | 0,588% |
| **Identifikationsmethode III** (stationäre Entlassdiagnosen + Haupt- und Zusatzdiagnosen der Fachabteilung) | Diagnosen | 253 | 1.143 | 1.292 | 896 | |
| | Erkrankte | 62 | 213 | 257 | 178 | 1,608% |
| **Identifikationsmethode IV** (stationäre Entlassdiagnosen) | Diagnosen/ Erkrankte | 109 (2003-2005) | | | | 0,364% |

Im Vergleich dazu liegen andere Schätzungen bei 0,3% - 2,4 % (Heinen-Kammerer et al., 2005, S. 532-533). Die kalkulierte Schätzung für die „Gesundes Kinzigtal" dürfte relativ gut sein, da es sich bei der Herzinsuffizienz um eine chronische Erkrankung handelt, die eine sehr hohe Hospitalisierungsrate aufweist. So besteht eine sehr hohe Wahrscheinlichkeit, dass über den langen Beobachtungszeitraum von 3 Jahren ein Großteil der Herzinsuffizienzerkrankten stationäre Leistungen in Anspruch genommen hat[8]. Es ist allerdings auch anzumerken, dass sich aufgrund der spezifischen Stichprobenziehung auch Einschränkungen ergeben. Es ist anzunehmen, dass aufgrund der hohen Letalität (je nach Stadium), die bei der „Herzinsuffizienz" zu beobachten ist, ein wesentlicher Teil der Herzinsuffizienzerkrankten (vor allem der Erkrankten mit hohem Schweregrad), von vornherein aus der Stichprobe ausgeschlossen wurde und nicht in den Daten enthalten ist. Schätzungsweise sind ca. 3% (s. 3.3.1.1) der Grundgesamtheit (alle AOK-Versicherten mit Wohnsitz im Kinzigtal) nicht in den Daten der „Gesundes Kinzigtal" enthalten. Aufgrund der hohen Letalität der Herzinsuffizienz, muss angenommen werden, dass dieser Prozentsatz in Bezug auf die Herzinsuffizienz sicherlich höher ist. Die Stichprobe kann daher nur eingeschränkt als repräsentativ für die Grundgesamtheit der Herzinsuffizienzerkrankten im Kinzigtal gelten, da ein wesentlicher Teil und hier vor allem schwere und kostenintensive Herzinsuffizienzpatienten durch die spezifische Stichprobenziehung ausgeschlossen wurden. Diese begrenzende Besonderheit, ist bei allen weiteren Analysen zu berücksichtigen.

---

[8] Nach der TEN-HMS Studie (Cleland et al., 2005, S. 1661) hatten 27% der beobachteten Herzinsuffizienzpatienten mit traditioneller Behandlung innerhalb des Beobachtungszeitraums von 450 Tagen keinen Krankenhausaufenthalt. Unter Annahme, dass bei doppelt so langem Beobachtungszeitraum (900 Tage), die Wahrscheinlichkeit auch bei 27% liegt, in den zweiten 450 Tagen keinen Krankenhausaufenthalt zu beanspruchen, ergibt sich für den gesamten Beobachtungszeitraum somit eine Wahrscheinlichkeit von ca. 7%, dass keine Krankenhausbehandlung dokumentiert wird. Auch Heinen-Kammerer et al. (2005, S. 538) beobachteten ähnliches – bei 57% der HI-Patienten wurde im Beobachtungszeitraum von 180 Tagen eine Einweisung beobachtet. Unter den gleichen Annahmen wie zuvor, ergibt sich für einen Beobachtungszeitraum von 960 Tagen somit eine „Nicht-Einweisungswahrscheinlichkeit" von ca. 3%.

Zu den Identifikationsmethoden ist anzumerken, dass bei den stationären Diagnosen generell nur Entlassdiagnosen (Krankenhaus-Entlassungsdiagnosen + Entlassdiagnosen der medizinische Vorsorge- und Rehabilitationseinrichtungen) berücksichtigt wurden. Anderen Diagnosen, wie z.B. Aufnahme- oder Einweisungsdiagnosen, wurden im Identifizierungsprozess ausgeschlossen, da unter diesen Diagnosen der Anteil der Fehl- oder Verdachtsdiagnosen höher sein dürfte (Grobe, 2005, S. 85). Zusätzlich wurden je nach Identifikationsmethode noch die Haupt- und Zusatzdiagnosen der Fachabteilungen mit einbezogen. Dies lässt sich dadurch begründen, dass die Herzinsuffizienz oft nicht der primäre Grund für eine Krankenhausbehandlung ist. Sie findet sich daher auch oft unter den Nebendiagnosen.

Durch die Einführung des DRG-Systems, als Vergütungssystems für Krankenhausbehandlungen, im Jahr 2004 hat die detailgenaue Dokumentation der Nebendiagnosen aufgrund der Vergütungsrelevanz deutlich an Bedeutung gewonnen (John, Krauth, 2005, S. 231-232). Es ist anzunehmen, dass die Diagnose der Herzinsuffizienz als Nebendiagnose teilweise auch zur Erhöhung der DRG-Vergütung eingesetzt wird. Aus diesem Grunde wird in dieser Arbeit die Identifikationsmethode II eingesetzt, da bei den hier berücksichtigen Diagnosen von einer geringen Häufigkeit von Fehl- oder Verdachtsdiagnosen, sowie „DRG-Creeping"[9]-Diagnosen auszugehen ist.

Zusätzlich kommt bei Vergleichen der Herzinsuffizienz mit anderen Krankheitsgruppen generell die Identifikationsmethode IV in dieser Arbeit zur Anwendung. Aus pragmatischen Gründen[10] wurden hier 21 Geschäftsfelder[11] anhand der ICD 10 Diagnosekapitel (s. Anhang A.2 ) gebildet. Das Geschäftsfeld Herzinsuffizienz wurde der ICD Diagnosegruppe IX – Krankheiten des Kreislaufsystems – entnommen und gesondert betrachtet. Die Zuordnung zu den einzelnen Diagnosegruppen/Geschäftsfeldern erfolgte in einem zweistufigen Verfahren[12], in dem jedem einzelnen Versicherten, wenn möglich, eine Diagnose zugeordnet wurde:

1. Sofern in den Jahren 2003-2005 zumindest ein stationärer Krankenhausaufenthalt verzeichnet war, wurde immer die Hauptentlassungsdiagnose des längsten Aufenthaltes innerhalb der drei Jahre als versichertenbezogene Diagnose ausgewählt.

2. War kein stationärer Krankenhausaufenthalt erfasst, wurde alternativ die Hauptentlassungsdiagnose des längsten stationären Aufenthalts in einer medizinischen Vorsorge- und Rehabilitationseinrichtung verwendet.

---

[9] Hierunter wird das "optimierte" systematische Ausschöpfen von Interpretationsspielräumen bei der Deklaration von Haupt- und Nebendiagnosen, zugunsten höher bewerteter lukrativerer DRGs, verstanden. Dass DRG-Systeme solche Anreize setzen, diese Beobachtung konnte bereits international gemacht werden (Hofmarcher, Riedel, 2001, S. 16).

[10] Sinnvoller wäre eine Geschäftsfelddefinition anhand der unter 3.2.1 beschriebenen Methode gewesen. Diese wurde nur für das Geschäftsfeld „Herzinsuffizienz" gewählt, da eine generelle Definition aller Geschäftsfelder der „Gesundes Kinzigtal" nicht Schwerpunkt dieser Arbeit ist. Der unverhältnismäßig höhere Zeitaufwand wäre aus diesem Grunde nicht gerechtfertigt gewesen.

[11] Zum Teil wurden auch nur vier Gruppen gebildet. In diesem Fall wurde die Gesamtheit der AOK-Versicherten der „Gesundes Kinzigtal" in die Gruppen „Herzinsuffizienz (HI)", „Herzkreislauferkrankungen (IX)", „Hochnutzer" und „Restpopulation" gegliedert. Die Herzinsuffizienzpatienten wurden hierbei aus der ICD-Gruppe „IX" entnommen. Beide Gruppen (HI+IX) wurden in diesem Fall zusätzlich auch aus der Gruppe der „Hochnutzer" sowie der „Restpopulation" herausgerechnet, so dass jeder Versicherte eindeutig einer der vier Gruppen zugerechnet werden konnte. Eine Gegenüberstellung der wichtigsten Charakteristika der vier Gruppen, sowie der definierten „Geschäftsfelder" anhand der Diagnosekapitel des ICD 10-Kataloges findet sich im Anhang unter C.1 .

[12] Das Verfahren orientiert sich an der Methode, die im GEK-Gesundheitsreport 2003 zur Charakterisierung der „Hochnutzer" verwendet wurde (GEK, 2003, S. 109-110).

Durch dieses Vorgehen konnte 26%[13] der gesamten AOK-Versicherten der Gesundes Kinzigtal GmbH eindeutig eine Diagnose zugeteilt werden. Für das Geschäftsfeld „Herzinsuffizienz" konnten so 109 Patienten identifiziert werden. Die Gesamtkosten[14] konnten zu 68% einer versichertenbezogenen Diagnose zugeordnet werden.

Bei Betrachtung der Versichertengruppe der „Hochnutzer" – die teuersten 20% der Versicherten, die, wie bereits erwähnt, im Fokus des Strategieentwicklungsprozesses stehen sollten – wurde ein wesentlich besserer Abdeckungsgrad erzielt. So war eine Diagnosenzuordnung bei 79% der Versicherten möglich. 84% der Gesamtkosten der „Hochnutzer" wurden hierbei abgedeckt. Für das Geschäftsfeld „Herzinsuffizienz" konnten 99 Patienten identifiziert werden.

Dieses Vorgehen war nötig um Vergleiche zwischen der Herzinsuffizienz und anderen Krankheiten überhaupt zu ermöglichen, da generell – ambulant, wie stationär – das Problem besteht, dass Diagnosenangaben nur fallbezogen vorliegen (Holle et al., 2005, S. 307). Durch die beschriebene Methodik wird eine Krankheits- und personenbezogene Verknüpfung von Leistungs- und Diagnosedaten ermöglicht. Jedem Versicherten kann für den Zeitraum 2003-2005 eindeutig eine Diagnose zugeordnet werden. Problematisch an diesem Verfahren ist, dass einem Patienten generell für den gesamten Zeitraum 2003-2005 nur eine Diagnose zugeordnet wird. Je nachdem wann (2003-2005) diese Erkrankung diagnostiziert wurde, könnte dies zu Verzerrungen führen. Vor allem die Kosten könnten unterschätzt werden, da z.B. ein Herzinsuffizienzerkrankter, der bis zum Jahr 2005 relativ gesund war und dann an Herzinsuffizienz erkrankt, in den Jahren 2003 und 2004 fast keine und erst im Jahr 2005 wesentliche Kosten verursachen wird. Auf die gesamte Periode 2003-2005 gesehen ergibt sich somit eine Unterschätzung der Kosten der Herzinsuffizienz, da diese erst ab 2005 wirksam wurde. Alternativ zu der hier dargestellten Identifikationsmethode IV wurden zum Vergleich auch noch andere Methoden der Diagnosenzuordnung getestet. Es konnten aber keine wesentlichen Unterschiede hinsichtlich der Kostenverteilung auf die einzelnen ICD-Gruppen beobachtet werden[15].

Abgesehen davon ist die eindeutige Diagnosezuteilung insbesondere auch im Kontext von multimorbiden Patienten problematisch, da einer Diagnose der Vorzug gegeben werden muss, obwohl der Patient eigentlich gleichzeitig an mehreren Erkrankungen leidet. Dies erschwert insbesondere auch bei Krankheitskostenrechnungen eine adäquate Zurechnung von Leistungen und Leistungsausgaben zu Krankheiten. Die „realen" krankheitsassoziierten Kosten lassen sich nur sehr schwer bestimmen (Holle et al., 2005, S. 307).

---

[13] Würden hier analog zum GEK-Gesundheitsreport 2003 (S. 109-110) auch AU-Diagnosen vorliegen, könnte dieser Wert auf 51% erhöht werden. Eine wesentliche Erhöhung könnte dann natürlich auch bei alle anderen oben dargestellten Zuteilungsquoten erzielt werden.

[14] Bei den Gesamtkosten ist zu beachten, dass entsprechend den vertraglichen Vereinbarungen zwischen der AOK und der Gesundes Kinzigtal GmbH, die Kostendaten an die Perspektive der Gesundes Kinzigtal GmbH angepasst wurden. Ausreißer, mit Gesamtkosten von über 20.650 Euro p.a., werden daher in sämtlichen Auswertungen dieser Sektion nur zu 4% berücksichtigt.

[15] Verglichen wurde die Identifikationsmethode IV mit der „originalen" Methode, die im GEK-Gesundheitsreport 2003 zur Charakterisierung der „Hochnutzer" verwendet wurde (GEK, 2003, S. 109-110). Diese besteht zusätzlich aus einem 3. Schritt. Hier wurden als erstes nur die Diagnosen des aktuellsten Jahres (in dieser Arbeit das Jahr 2005) herangezogen und erst wenn hier alle Diagnosen der längsten Krankenhausaufenthalte und Kur-/Rehaaufenthalte zugewiesen wurden, wurde auf Diagnosen vorhergehender Jahre zurückgegriffen. Vergleicht man die relative Verteilung der Kosten der verschiedenen ICD-Gruppen, die sich aus dieser Methode ergeben, mit den Ergebnissen der Identifikationsmethode IV je Gruppe für das aktuellste Jahr (2005) so ergeben sich lediglich Abweichungen von maximal +-1%.

Für die spezifische Darstellung der Herzinsuffizienz, unabhängig von anderen Krankheitsbildern, wurde aufgrund der möglichen Kostenverzerrungen allerdings Identifikationsmethode II in dieser Arbeit bevorzugt.

Sollten Abweichungen von diesen beiden Identifizierungsmethoden aufgrund spezifischer Analysefragen nötig sein, so wird dies gesondert gekennzeichnet und begründet.

## 3.3    Herangezogene Erkenntisquellen

### 3.3.1  Datenbasis der Gesundes Kinzigtal GmbH für die Analyse

#### 3.3.1.1 Allgemeine Charakterisierung

Wie bereits unter 3.1.2.2.1 angesprochen, werden der Gesundes Kinzigtal GmbH zur Wahrnehmung ihrer Managementaufgaben im Rahmen des IV-Vertrags von der AOK Baden-Württemberg die Versorgungsdaten ihrer Versicherten im Kinzigtal zur Verfügung gestellt. Bei diesen Daten handelt es sich um sogenannte sekundäre Daten, da die Datenerhebung auf bereits erhobenen Daten, wie z.B. medizinischen Parametern in der Krankenakte oder in der GKV-Statistik basiert[16] (Pfaff et al., 2005, S. 331). Die der „Gesundes Kinzigtal" zur Verfügung gestellten Daten werden daher oft auch als GKV-Routinedaten bezeichnet. Sie dienen als Basis für einen wesentlichen Teil der dargestellten Analysen in dieser Arbeit. In den verwendeten Daten ist allerdings, wie bereits bei der Identifizierung der Patientengruppe der Herzinsuffizienzerkrankten (s. 3.2.2.3) dargestellt, nicht die gesamte Versichertenpopulation der AOK abgebildet. Es handelt sich derzeit lediglich um Daten einer Stichprobe für die Jahre 2003 bis 2005, die aus den Daten der AOK-Versicherten mit Wohnort im Kinzigtal gezogen wurde. Die Stichprobe wurde ermittelt, indem an einem Stichtag im Juli 2006 alle im Kinzigtal wohnhaften AOK-Versicherten aus dem AOK-Gesamtdatenbestand identifiziert und von diesen Versicherten rückwirkend die Versorgungsdaten der Jahre 2003 bis 2005 extrahiert und an die Gesundes Kinzigtal GmbH übermittelt wurden. Alle AOK-Versicherten, die im Zeitraum 2003-2005 verstorben sind, können daher nicht in der Stichprobe enthalten sein. Unter Berücksichtigung der Mortalitätsstatistik des Statistischen Landesamtes Baden-Württemberg (2007) kann bei einem Marktanteil der AOK Baden-Württemberg von ca. 43,8% (AOK Baden-Württemberg, 2007) von ca. 890 AOK-Versicherten ausgegangen werden, die im Zeitraum 2003-2005 verstorben sind und deshalb in den Daten nicht aufscheinen. Das sind etwa 3% der Grundgesamtheit. Es muss angenommen werden, dass unter diesen Personen vermehrt Versicherte mit schwereren Erkrankungen insbesondere mit hoher Letalität vertreten sind; was eine leichte Unterrepräsentation dieser Gruppe in der Stichprobe im Vergleich zur Grundgesamtheit mit sich bringen dürfte.

Abgesehen davon, beinhalten die GKV-Routinedaten der AOK aber umfangreiche Informationen zum Versorgungsgeschehen im Kinzigtal. So sind in den Daten Angaben über den Versichertenstamm, die vertragsärztliche und stationäre Versorgung, die Arzneimittel-, Heil- und Hilfsmittelversorgung sowie Arbeitsunfähigkeit (AU), Erwerbs- und Berufsunfähigkeitsrenten (EUBU) enthalten. Sie liegen derzeit nur in pseudonymisierter Form vor. Bis zur Scharfschaltung des Einsparcontractingvertrages am 01.07.2007 soll von der AOK allerdings

---

[16] Demgegenüber spricht man bei sozialwissenschaftlichen Daten, die mit den Methoden der Befragung und Beobachtung erhoben werden, von primären Daten (Pfaff et al., 2005, S. 331).

der Echtbestand aller über die Jahre 2003 bis 2006 im Kinzigtal wohnhaften AOK-Versicherten in pseudonymisierter Form, sowie für die Teilgruppe der in den IV-Vertrag eingeschriebenen Versicherten auch offen, bereitgestellt werden. Eine kurze Darstellung der einzelnen GKV-Routinedatengruppen findet sich nachfolgend. Diese Charakterisierung bezieht sich auf die generell bei Krankenkassen vorhandenen Routinedaten; geht aber auch auf die Besonderheiten und Einschränkungen des Datenpools der Gesundes Kinzigtal GmbH ein. Eine abschließende Diskussion der Einschränkungen im Kontext des Prozesses der Strategieentwicklung erfolgt in Abschnitt 5.2.

### 3.3.1.2 Versichertenstammdaten

Die Versichertenstammdaten enthalten prinzipiell die Versicherungsnummer, das Alter, das Geschlecht, den Namen und Vornamen, die Staatsangehörigkeit sowie den Wohnort mit Postleitzahl und genauer Wohnanschrift des Versicherten. Darüber hinaus sind auch Angaben über Versicherungszeiten, über den Familienstand, sowie bei Familienversicherten als Ersatz zum Datenfeld „Familienstand" Angaben über die Stellung zum Mitglied (Ehepartner, Kind) vorhanden. Weiters werden bei Mitgliedern die Beitragsgruppe (z.B. Beitragsgruppe für Angestellte, Rentner, Student etc.), die Beitragshöhe sowie Angaben zum Beruf, zur beruflichen Stellung, zur Ausbildung, und zur Branche sowie die Arbeitgebernummer festgehalten. Bei Austritt aus der Krankenkasse wird auch der Austrittsgrund vermerkt. Dieser gibt auch gegebenenfalls Hinweis auf den Tod des Versicherten (Grobe & Ihle, 2005, S. 17-21).

Der Datensatz der Gesundes Kinzigtal GmbH ist wesentlich kompakter. So wurden sämtliche identitätsbezogenen Informationen wie Versicherungsnummer, Name, Vorname und die genaue Wohnanschrift entfernt und durch ein Pseudonym ersetzt. Ebenfalls fehlen Informationen zur Staatsangehörigkeit, zum Familienstand bzw. zur Stellung zum Mitglied, zur Beitragshöhe sowie sämtliche berufs- und ausbildungsbezogenen Angaben. Lediglich die Beitragsgruppe ist enthalten, die zumindest Rückschlüsse auf Beschäftigungs- oder Ausbildungsverhältnisse bzw. Arbeitslosigkeit etc. zulässt. Die Bestimmung eines sozioökonomischen Profils der Versicherten, wie dies bei einem vollständigen Versichertenstammdatensatzes möglich wäre (Geyer, 2005, 203-204), kann hier jedoch auf Grund der fehlenden beruflichen und beitragsbezogenen Daten nicht durchgeführt werden. Schließlich ist bei den Daten der Gesundes Kinzigtal GmbH noch zu beachten, dass im Datenfeld „Austrittsgrund" derzeit kein Hinweis auf den Tod eines Versicherten, aufgrund der spezifischen Ausgestaltung der Stichprobenziehung, vorhanden sein kann. Da nur Versicherte, die 2006 noch am Leben waren in der Stichprobe vorhanden sind, kann keine Person der Stichprobe für die Jahre 2003 bis 2005 in diesem Zeitraum verstorben sein. Somit fällt auch der Austrittsgrund „Abmeldung wegen Tod" und die damit in Verbindung stehenden verkürzten unterjährigen Versicherungszeiten, die zu Verzerrungen der Kosten- und Inanspruchnahmedaten führen könnten weg. Einflüsse auf die Versicherungszeiten sind in den „Gesundes Kinzigtal"-Daten nur durch Kassenwechsler möglich. Dies kann aufgrund der Zielsetzung der Arbeit als vernachlässigbar betrachtet werden, da sämtliche 175 Herzinsuffizienzerkrankte nach Identifikationsmethode II, sowie die 109 nach Identifikationsmethode IV der Jahre 2003 bis 2005 den gesamten Zeitraum ohne Unterbrechung voll bei der AOK versichert waren. Aus diesem Grund wurde in dieser Arbeit auch von einer Berücksichtigung der unterjährigen Versicherungszeiten, wie diese Grobe und Ihle (2005, S.24-25) empfiehlt, abgesehen. Zusätzlich zu den regulären Informationen in den GKV-Routinedaten sind im Zusammenhang mit dem IV-Vertrag auch Angaben über Anfang, Beginn und Dauer der IV-Teilnahme enthalten.

Bei beruflichen, ausbildungsbezogenen, sowie Informationen zum Einkommen sind oft Unterschiede hinsichtlich der optimalen Datenerfassung zwischen Mitgliedern und Familienangehörigen zu beobachten. Für die anderen Angaben besteht, da es sich bei deren Dokumentation um eine Kernaufgabe der GKV handelt, mit hoher Wahrscheinlichkeit eine hohe Datengüte (Grobe & Ihle, 2005, S. 18). Aus diesem Grunde kann auch davon ausgegangen werden, dass der Datensatz der „Gesundes Kinzigtal" eine hohe Güte aufweist, da hier die „problematischen Angaben" (Geyer, 2005, 206-207) generell nicht enthalten sind.

### 3.3.1.3 Daten der vertragsärztlichen Versorgung

Die Daten der vertragsärztlichen Versorgung enthalten nach den gesetzlichen Regelungen zum Datenaustausch zwischen Krankenkassen und Leistungserbringern Angaben zu den ambulant und stationär erbrachten Leistungen, über die Leistungsart (Gebührenordnungsposition) und Leistungshäufigkeit, den Behandlungstag, den behandelnden Arzt, die Scheinart (Originalschein, Überweisungsschein etc.), den EBM-Punkt[17] oder DM-Wert der Leistung und die dokumentierten Diagnosen (nach ICD 10). Diese Daten müssen versichertenbezogen und maschinenlesbar übermittelt werden. Die versichertenbezogene Übermittlung ist aber erst mit dem GKV-Modernisierungsgesetz zum 01.01.2004 in Kraft getreten (John, Krauth, 2005, S. 228-229).

Der Datensatz der Gesundes Kinzigtal GmbH ist hier etwas eingeschränkt. Dieser enthält zu den einzelnen erbrachten Leistungen lediglich das Versichertenpseudonym, das Monat bzw. Quartal in dem die Leistung erbracht wurde, das Institutskennzeichen des Arztes (Arzt-IK-Nummer), die angeforderte und anerkannte EBM-Punktzahl, sowie die Ausgaben und Dialysesachkosten in Euro[18]. Aus den letzten drei Angaben wurden im Datensatz der Gesundes Kinzigtal GmbH die Kosten der vertragsärztlichen Versorgung wie folgt berechnet:

Arztkosten = Dialysesachkosten + Ausgaben + Punktzahl x 0,05 €.

Da ein hoher Punktwert von 0,05 € in der Praxis durch das gedeckelte Budget mit Sicherheit nicht erreicht wurde, ist bei den Arztkosten mit einer Überschätzung der tatsächlichen Kosten zu rechnen. Unter den gegebenen Rahmenbedingungen der Vergütung im vertragsärztlichen Bereich ist allerdings eine treffsichere Monetarisierung der vertragsärztlichen Leistungen derzeit generell praktisch unmöglich (Holle et al., 2005, S. 306-307).

Die Datenverfügbarkeit ist dank der weitgehenden Umsetzung der genannten Regelungen zum Datenaustausch sehr gut. Einschränkungen bestehen lediglich für die Daten der vertragsärztlichen Versorgung, die vor dem 01.01.2004 erhoben wurden, da hier oft der Versichertenbezug fehlt (im Datensatz der Gesundes Kinzigtal GmbH besteht dieses Problem nicht). Außerdem fehlen die Daten der manuell abrechnenden Ärzte (acht bis neun Prozent der Ärzte) (John, Krauth, 2005, S. 228-229).

---

[17] Der EBM (einheitliche Bewertungsmaßstab) ist das Vergütungssystem in Deutschland anhand dessen vertragsärztlich erbrachte, ambulante Leistungen der gesetzlichen Krankenversicherung abgerechnet werden.

[18] Mit Wirkung ab Juni 2007 erweitert sich der Datensatz der Gesundes Kinzigtal GmbH deutlich, so werden u.a. die Gebührenordnungsnummer mit EBM-Ziffer, das Datum des Leistungstags und auch die Art der Inanspruchnahme durch die Krankenkassen weitergeleitet.

### 3.3.1.4 Daten der stationären Versorgung

### 3.3.1.4.1 Krankenhausbehandlungen

Nach § 301 Satz 1 SGB V sind die nach § 108 zugelassenen Krankenhäuser dazu verpflichtet „ (…) den Krankenkassen bei Krankenhausbehandlung folgende Angaben im Wege elektronischer Datenübertragung oder maschinell verwertbar auf Datenträgern zu übermitteln:

1. die Angaben nach § 291 Abs. 2 Nr. 1 bis 10 sowie das krankenhausinterne Kennzeichen des Versicherten,

2. das Institutionskennzeichen des Krankenhauses und der Krankenkasse,

3. den Tag, die Uhrzeit und den Grund der Aufnahme sowie die Einweisungsdiagnose, die Aufnahmediagnose, bei einer Änderung der Aufnahmediagnose die nachfolgenden Diagnosen, die voraussichtliche Dauer der Krankenhausbehandlung sowie, falls diese überschritten wird, auf Verlangen der Krankenkasse die medizinische Begründung, bei Kleinkindern bis zu einem Jahr das Aufnahmegewicht,

4. bei ärztlicher Verordnung von Krankenhausbehandlung die Arztnummer des einweisenden Arztes, bei Verlegung das Institutionskennzeichen des veranlassenden Krankenhauses, bei Notfallaufnahme die die Aufnahme veranlassende Stelle,

5. die Bezeichnung der aufnehmenden Fachabteilung, bei Verlegung die der weiterbehandelnden Fachabteilungen,

6. Datum und Art der im jeweiligen Krankenhaus durchgeführten Operationen und sonstigen Prozeduren,

7. den Tag, die Uhrzeit und den Grund der Entlassung oder der Verlegung, bei externer Verlegung das Institutionskennzeichen der aufnehmenden Institution, bei Entlassung oder Verlegung die für die Krankenhausbehandlung maßgebliche Hauptdiagnose und die Nebendiagnosen,

8. Angaben über die im jeweiligen Krankenhaus durchgeführten Leistungen zur medizinischen Rehabilitation und ergänzende Leistungen sowie Aussagen zur Arbeitsfähigkeit und Vorschläge für die Art der weiteren Behandlung mit Angabe geeigneter Einrichtungen,

9. die nach den §§ 115a und 115b sowie nach dem Krankenhausentgeltgesetz und der Bundespflegesatzverordnung berechneten Entgelte.

Die Übermittlung der medizinischen Begründung von Verlängerungen der Verweildauer nach Satz 1 Nr. 3 sowie der Angaben nach Satz 1 Nr. 8 ist auch in nicht maschinenlesbarer Form zulässig."

Der Datensatz der Gesundes Kinzigtal GmbH enthält hier sämtliche der oben genannten Angaben. Der Versichertenbezug ist auch hier wieder durch das eindeutige Versichertenpseudonym gegeben. Bei den Diagnosen (nach ICD 10) sind im Gegensatz zum Datensatz der Krankenkasse, in dem abgesehen von der Hauptdiagnose bis zu 20 Nebendiagnosen dokumentiert sind (Grobe, 2005, S. 89), jeweils nur eine Haupt- sowie zwei Nebendiagnosen im Datensatz der Gesundes Kinzigtal GmbH enthalten.

In der Praxis der Datenübermittlung konnten alle Anforderungen der oben dargestellten Regelungen oft nicht im gewünschten Umfang erfüllt werden. Das gesetzlich breit definierte Datenspektrum kann nach John und Krauth (2005, S. 231-232) nur in begrenztem Umfang benutzt werden. So beschränken sich z.B. Prozedurinformationen auf die Krankenhausfälle, für die Sonderentgelte oder Fallpauschalen abgerechnet wurden. Auch ambulante Operationsaktivitäten sind versichertenbezogen nicht darstellbar. Durch die Einführung des DRG-Systems, als Vergütungssystems für Krankenhausbehandlungen, im Jahr 2004 hat die detailgenaue Dokumentation der Leistungen aufgrund der Vergütungsrelevanz deutlich an Bedeutung gewonnen. Es ist daher ab 2004 von einer verbesserten Datenlage auszugehen (ebd.). Abgesehen davon, ist allerdings auch zu beachten, dass die stationäre Versorgung dual finanziert wird; d.h. die laufenden Kosten werden von den Krankenkassen getragen, Investitionskosten (ca. 15% der Gesamtkosten) übernehmen die Bundesländer. Die Kapitalkosten der stationären Versorgung sind dementsprechend nicht in den GKV-Routinedaten enthalten. Im Rahmen der „Gesundes Kinzigtal" spielt diese Einschränkung allerdings eine untergeordnete Rolle, da der IV-Vertrag nur die Kosten die bei der GKV anfallen betrifft (Holle et al., 2005, S. 304).

### 3.3.1.4.2 Kurbehandlungen (medizinische Vorsorge- und Rehabilitationsleistungen)

In den Daten zu medizinischen Vorsorge- und Rehabilitationsleistungen sind Angaben zum Versicherten (im Datensatz der Gesundes Kinzigtal GmbH das Versichertenpseudonym), die IK-Nummer der Vorsorge- oder Rehabilitationseinrichtung und der Krankenkasse, der Tag der Aufnahme, die Einweisungsdiagnose, die Aufnahmediagnose, die Aufenthaltsdauer der Behandlung, die IK-Nummer des einweisenden Arztes, der Tag der Entlassung und der Grund der Entlassung oder der externen Verlegung sowie die Entlassungs- oder Verlegungsdiagnose; bei externer Verlegung die IK-Nummer der aufnehmenden Institution, Angaben über die durchgeführten Vorsorge- und Rehabilitationsmaßnahmen, sowie Vorschläge für die Art der weiteren Behandlung mit Angabe geeigneter Einrichtungen, und die berechneten Entgelte (überwiesener und angeforderter Gesamtkostenbetrag, Zuzahlungsbetrag) enthalten. Zu berücksichtigen ist, dass Leistungen der medizinischen Rehabilitation nicht nur von den Krankenkassen, sondern auch von Renten- und Unfallversicherungsträgern finanziert werden. Infolgedessen muss davon ausgegangen werden, dass vor allem bei Personen im erwerbstätigem Alter Ausgaben in diesem Bereich nicht voll über Daten der GKV erschlossen werden können (Holle et al., 2005, S. 304).

### 3.3.1.5 Daten der Arzneimittelversorgung

Die GKV unterteilt die Arzneimittel nach ihrem Vertriebsweg in drei Gruppen (Nink et al., 2005, S. 99)[19]:

- OTC-Arzneimittel (over the counter): Nicht-apothekenpflichtige Arzneimittel (sind auch in Supermärkten oder Drogerien erhältlich) und apothekenpflichtige Arzneimittel (nur in Apotheken erhältlich, aber ohne ärztliche Verordnung)
- Verschreibungspflichtige Arzneimittel, die nur in Apotheken auf ärztliche Verordnung erhältlich sind
- Betäubungsmittel, die apothekenpflichtig sind und eine besondere Verordnung benötigen

---

[19] Die Definition des Arzneimittelbegriffs der GKV weicht von der des § 2 AMG (Arzneimittelgesetz) ab (Nink et al., 2006, S. 19).

In den GKV-Routinedaten der Krankenkassen (und auch in den Daten der Gesundes Kinzigtal GmbH) finden nur Fertigarzneimittel (keine Zubereitungen oder Rezepturen), die auf Rezepten zu Lasten der GKV von einem Kassenarzt verordnet und über eine öffentliche Apotheke abgerechnet wurden, Eingang (ebd., S. 100).

Konkret sind nach gesetzlichen Regelungen in den GKV-Routinedaten folgende Informationen im Arzneimitteldatensatz enthalten: Preis des Arzneimittels (Kosten die bei der GKV entstehen), Angaben zum Patienten (in der Datenbank der Gesundes Kinzigtal GmbH das eindeutige Pseudonym), das Institutskennzeichen (IK-Nummer) des verordnenden Arztes, das Verordnungsdatum, sowie die Pharmazentralnummer (PZN) (John, Krauth, 2005, S. 230).

Die PZN ist ein bundeseinheitlicher nichtsprechender Identifikationsschlüssel, der von der Informationsstelle für Arzneispezialitäten (IFA) für alle Artikel im Apothekensektor vergeben wird. Er ist der Schlüssel zum Handelsnamen, Hersteller, Wirkstoffstärke, Verpackungsgröße und Darreichungsform eines Fertigarzneimittels (ebd.).

Eine sinnvolle Analyse der Arzneimittelverordnungen ist erst nach Klassifizierung der Arzneimittel möglich. In den Arzneimitteldaten der Gesundes Kinzigtal GmbH wurde hierzu jeder PZN mit Hilfe der ATC-Klassifikation (Anatomisch-Therapeutisch-Chemisches Klassifikationssystem) ihr therapeutischen Anwendungsgebiet sowie ihr Wirkstoff zugeordnet.

Erst durch diese Maßnahme ist eine Auswertung nach Präparaten, Wirkstoffen oder Wirkstoffgruppen oder eine Bestimmung der verordneten Tagesdosen (DDD – defined daily doses) möglich (Nink et al., 2005, S. 100).

Auch die in der PZN enthaltenen Informationen wurden aufgeschlüsselt sowie weitere Informationen, wie Produktart (Originalpräparat, Generikum etc.), Festbetragsgrenzen oder weitere Kosteninformationen wie Herstellerabgabepreis (HAP) und Apothekenverkaufspreis (AVP) in die Datenbank der Gesundes Kinzigtal GmbH eingespeist; was die Auswertungsmöglichkeiten dementsprechend noch erweitert.

Prinzipiell ist zu den Daten der Arzneimittelversorgung zu sagen, dass kaum ein anderer Bereich in der GKV so transparent abgebildet wird wie dieser (Glaeske, 2006, S. 23). Hinsichtlich der Verfügbarkeit und Validität der Arzneimitteldaten sind trotzdem einige Einschränkungen zu beachten.

So beeinträchtigt z.B. dass maschinelle Beleglesverfahren, dass bei der Erfassung der Arzneimitteldaten zur Anwendung kommt, die Datenverfügbarkeit für einzelne Variablen in nennenswertem Maße, da wie sich gezeigt hat das maschinenlesbare Verordnungsdatum bei jedem viertem Rezept nicht richtig erkannt und durch einen Pseudowert ersetzt wird. Es ist zwar davon auszugehen, dass aufgrund der Logistik der Datenflüsse und anderer Bedingungen, nur eine Abweichung von höchstens zehn Tagen möglich ist, allerdings können Fehler dieser Größenordnung die Zuverlässigkeit spezifischer Auswertungen wie z.B. Rekonstruktionen der Chronologie von Mehrfachmedikationen oder Arzneimittelwechseln erheblich beeinflussen (John, Krauth, 2005, S. 230).

Auch bei der Betrachtung der Arzneimittelkosten sind einige Einschränkungen zu berücksichtigen. Wie am Anfang dieses Abschnittes beschrieben, werden nur Fertigarzneimittel, die zu Lasten der GKV verordnet wurden, in den GKV-Routinedaten erfasst. Eine vollständige Abbildung der Arzneimittelkosten ist demnach nicht möglich, da rezeptfrei erhältliche Arzneimittel aus der Leistungspflicht der GKV seit dem 01.01.2004 (ebd., S. 213) enthoben sind und deshalb auch nicht in den Daten aufscheinen. Zusätzlich sind in den Arzneimittelkosten der GKV-Routinedaten nur die Kosten enthalten, die tatsächlich bei der GKV angefallen sind. Zuzahlungen, die vom Versicherten zu leisten waren, werden nicht berücksichtigt. Allerdings besteht die Möglichkeit diese Angaben in die Routinedaten durch externe Preisinformationen einzuknüpfen (ebd., S. 230). In der Datenbank der Gesundes Kinzigtal GmbH ist dies derzeit noch nicht passiert

### 3.3.1.6 Daten der Heil- und Hilfsmittelversorgung

Die Regelungen zum Datenaustausch zwischen Leistungsbringer und Krankenkassen gestalten sich hier sehr ähnlich zum Bereich der Arzneimittelversorgung. Auch hier werden Informationen zum Patienten, zu Menge, Art und Preis der erbrachten Leistung sowie dem verordnenden Arzt, dem Erbringer der Leistung, und das Verordnungsdatum maschinenlesbar erfasst und übermittelt. Allerdings sind im Bereich der Heil- und Hilfsmittelversorgung die gesetzlichen Bestimmungen nur sehr dürftig umgesetzt worden. Vor allem die komplexe Art der Struktur der Datenflüsse, sowie die teilweise immer noch vorhandene papiergestützte Abrechnung haben dazu geführt, dass Leistungs- und Kostendaten im Bereich der Heil- und Hilfsmittel weder vollständig abgebildet, noch Datenlücken systematisch erschlossen werden können (John, Krauth, 2005, S. 231).

### 3.3.1.7 Daten zur Arbeitsunfähigkeit sowie Erwerbs- und Berufsunfähigkeitsrenten

In den GKV-Routinedaten sind zur Arbeitsunfähigkeit (AU) im Allgemeinen versichertenbezogene Informationen zu Beginn, Ende, Art, Dauer, Krankengeld und dem verordnenden Arzt ausgewiesen. Auch werden Diagnosen verschlüsselt nach ICD 10 dokumentiert (Bodecker, 2005, S. 63). Zusätzlich zur Arbeitsunfähigkeit sind in den Routinedaten der GKV auch Angaben über Beginn und Ende von Erwerbs- und Berufsunfähigkeitsrenten enthalten. Über diese Daten verfügt auch die Gesundes Kinzigtal GmbH. Bei den AU-Daten fehlen allerdings die dokumentierten Diagnosen.

Bei der Betrachtung der AU-Daten ist zu beachten, dass aufgrund der Tatsache, dass in vielen Betrieben Arbeitsunfähigkeit erst ab einer Dauer von vier Tagen dokumentiert werden muss, Kurzzeitarbeitsunfähigkeit (weniger als vier Tage AU) unterrepräsentiert ist. Zusätzlich ist zu beachten, dass AU-Daten keine Leistungsdaten der Krankenkassen sind, da Arbeitsunfähigkeit erst durch Bezahlung von Krankengeldern nach einer AU-Dauer von mehr als 42 Tagen zum Leistungsfall wird. Aus diesem Grund werden auch Inhalte und Formate der AU-Daten nicht gesetzlich geregelt (Bodecker, 2005, S. 62).

Problematisch ist auch die Berechnung der AU-Kosten. In der Datenbank der Gesundes Kinzigtal GmbH wurden diese wie folgt kalkuliert:

AU-Dauer x Krankengeld

Diese Art der Berechnung führt natürlich unweigerlich zu einer Überschätzung der AU-Kosten aus Sicht der Krankenkasse, da 42 Tage vom Arbeitgeber des Versicherten getragen werden müssen. Da von der AOK Baden-Württemberg derzeit aber die Realkosten, die bei der AOK versichertenbezogen pro AU-Fall angefallen sind, nicht ausgewiesen werden können ist dies eine erste Möglichkeit einer Schätzung der AU-Kosten.

Trotz der genannten Einschränkungen ist die Vollständigkeit der Daten zur Arbeitsunfähigkeit im Generellen sehr gut, was wohl dadurch begründet werden kann, dass die Dokumentation der Arbeitsunfähigkeit zu den administrativen Kernaufgaben der Krankenkassen gehört (John, Krauth, 2005, S. 232).

### 3.3.1.8 Genutzte Analysetools

Für die folgenden Analysen der Datenbasis der Gesundes Kinzigtal GmbH sind primär drei Auswertungstools eingesetzt worden. Ein Teil der Auswertungen wurde mit dem Panoratio-Explorer durchgeführt. Dieser passiert auf der PDI-Technologie (Portable Database Images), die vom Softwarehersteller Panoratio Database Images entwickelt wurde und ermöglicht eine im Vergleich zu anderer Auswertungssoftware sehr schnelle, interaktive und intuitive Analyse von großen, komplexen Datenbanken. Zusätzlich zum Panoratio-Explorer kam für spezifische Auswertungen das Datenbankprogramm Microsoft Access zum Einsatz, da aus Zeitgründen von Panoratio noch nicht alle Daten der Gesundes Kinzigtal GmbH in das pdi-Format transformiert werden konnten. Für statistische Auswertungen wurde SPSS Version 15 verwendet. Ergänzende Auswertungen wurden mit Microsoft Excel durchgeführt.

### 3.3.2 Zusätzliche Informationsquellen

Ergänzend zu den Versorgungsdaten der Gesundes Kinzigtal GmbH, wurde eine Vielzahl zur Verfügung stehender öffentlich zugängiger Quellen herangezogen. Beispielhaft seien hier öffentliche Gesundheitsstatistiken, wissenschaftliche Journale, unternehmensinterne sowie externe Publikationen und Behandlungs- und Patientenleitlinien genannt. Auch persönliche Erfahrungen mit dem Management, dem ärztlichen Beirat, sowie den Leistungserbringern der „Gesundes Kinzigtal", die aus den verschiedenen Projekten während meiner Tätigkeit bei der Gesundes Kinzigtal gesammelt werden konnten, flossen in die Arbeit mit ein.

# 4 KONZEPTION, DURCHFÜHRUNG UND ERGEBNISSE DER STRATEGIEENTWICKLUNG

## 4.1 Die Karte – Ein Analytisches Modell des strategischen Managements als Rahmenkonstrukt der Untersuchung

### 4.1.1 Das Modell

Strategische Karten unterstützen Organisationen sich in einer strukturierten, zusammenhängenden, integrierten und systematischen Weise mit ihren Strategien auseinanderzusetzen. Die in Abbildung 7 dargestellte umfassende, analytische „strategic thinking map" bildet das theoretische Rahmenkonstrukt für diese Arbeit.

Nachstehend werden die verschiedenen Phasen des Modells näher dargestellt und die einzelnen bei der Strategieentwicklung unter 4.2 zum Einsatz gebrachten Instrumente kurz charakterisiert. Um einen Überblick über das Gesamtkonstrukt des Modells zu geben, werden alle Phasen des Modells dargestellt, auch wenn in dieser Arbeit nicht alle Phasen im praktischen Teil umgesetzt werden, da sich die Arbeit auf die Strategieentwicklung beschränkt.

### 4.1.2 Situationsanalyse

#### 4.1.2.1 Grundlagen und Zielsetzung

Die Situationsanalyse ist eingebettet in das Setting der Organisation. Dieses lässt sich unterteilen in eine allgemeine Organisationsumwelt und eine gesundheitsmarktspezifische Organisationsumwelt. Die beiden Umwelten beeinflussen sich gegenseitig und wirken auch direkt auf die Organisation ein, und speisen so die Situationsanalyse mit Informationen (Ginter et al., 2002, S. 29).

Die Situationsanalyse selbst lässt sich in drei separate, aber interagierende und sich beeinflussende Bestandteile zerlegen:

- *externe Informationsanalyse (Umweltanalyse)*
  Ziel der Umweltanalyse ist es die Trennlinie zwischen sich selbst als Organisation und der Umwelt zu überschreiten und so relevante Umweltstrukturen zu analysieren, sowie sich abzeichnende Umwelttrends darzustellen, um erste Ansatzpunkte für sich bietende Chancen und Gefahren dieser Trends identifizieren zu können (Was die Organisation tun sollte) (Macharzina, 1995, S. 242-245).
  Diese Chancen und Gefahren können sich aus verschiedensten Bereichen der allgemeinen oder gesundheitsmarktspezifischen Umwelt entwickeln. Die Umweltanalyse adressiert daher verschiedenste Aspekte, wie zum Beispiel das medizinische Versorgungsangebot, die Konkurrenzsituation und Kooperationsmöglichkeiten, die demographische Entwicklung der Bevölkerung im Einzugsgebiet, die Bedürfnisse der Patienten, die wirtschaftliche, soziale und technische Entwicklung in der Region, den medizinischen Fortschritt, das Verhalten und Verhältnis zum Sozialleistungsträger, rechtliche Rahmenbedingungen etc. (Kracht, 2000, S. 133).

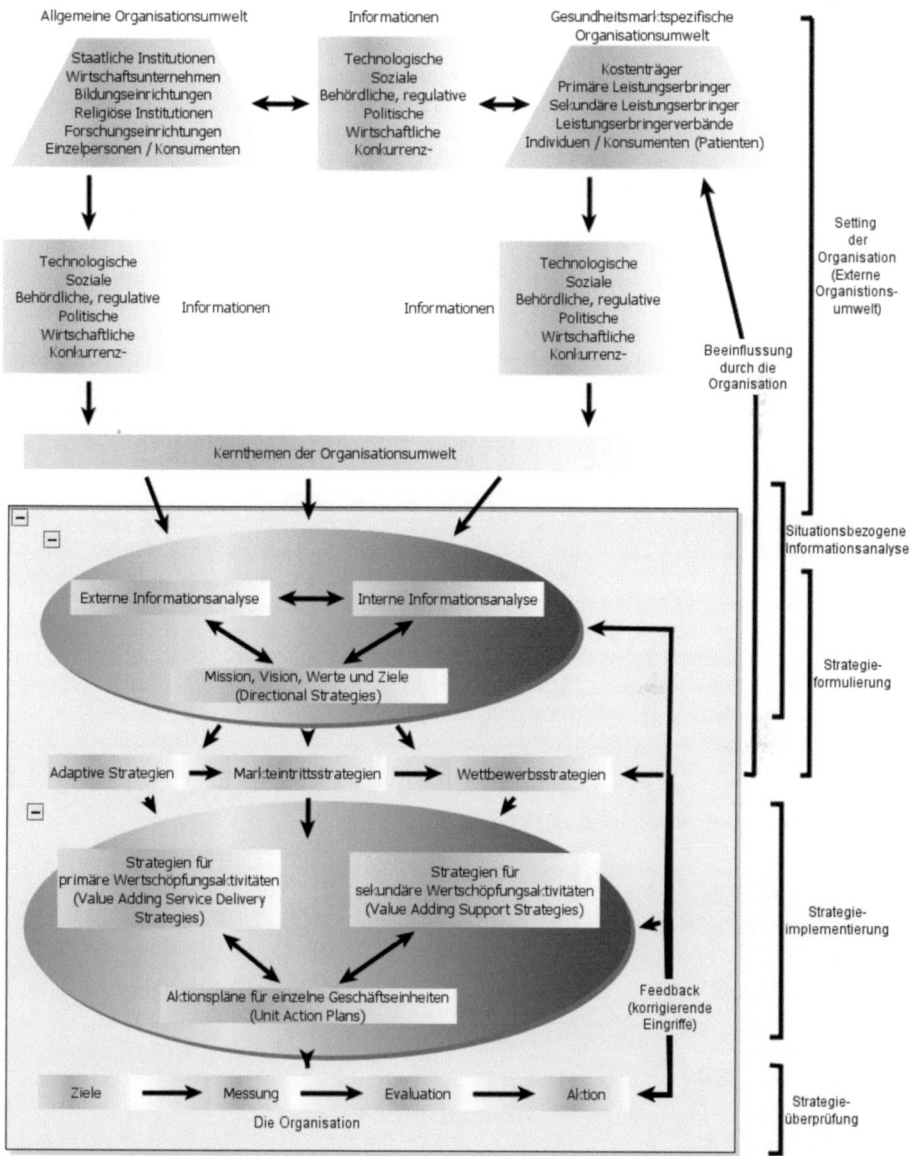

**Abbildung 7: Die Karte - Ein analytisches Modell des strategischen Managements (in Anlehnung an Ginter et al., 2002, S. 28)**

- *interne Informationsanalyse (Unternehmensanalyse)*
  Die Unternehmensanalyse beschäftigt sich mit der Organisation selbst, mit ihren Ressourcen, Kompetenzen und Möglichkeiten und analysiert hierzu die internen Prozesse, die Kultur, die Struktur, die menschlichen und physischen Ressourcen und die Technologien der Organisation. Ziel der internen Informationsanalyse ist es, die wettbewerbsrelevanten Stärken und Schwächen der Organisation zu identifizieren (Was die Organisation tun kann). Das Verständnis dafür, wie diese erkannten Stärken in Wettbewerbsvorteile umgewandelt und die Schwächen, die zu wettbewerblichen Nachteilen führen könnten, eingedämmt werden können, bildet einen elementaren Input für die Strategieformulierung (Ginter et al., 2002, S. 31).

- die Entwicklung von *Mission, Vision, Werten und Zielen (Directional Strategies)*
  Einerseits werden Mission, Vision, Werte und Ziele als Teil der situationsbezogenen Informationsanalyse betrachtet, da sie auf die Umwelt- und Unternehmensanalyse aufbauen und diese beeinflussen sowie schlussendlich ein Verständnis dafür bilden, was die Organisation jetzt ist und was sie in der Zukunft sein möchte. Andererseits können sie auch der Phase der Strategieformulierung zugeordnet werden, da sie als richtungweisende Strategien (Directional Strategies) den groben Kurs für die Zukunft vorgeben (ebd.).
  Die *Mission* ist ein generelles Statement der Organisation darüber, was sie selbst von den Wettbewerbern unterscheidet. Sie beantwortet die Fragen: „Wer sind wir?" und „Was tun wir?". Die *Vision* im Gegensatz dazu gibt Antwort auf die Frage: „Was wollen wir tun?". Sie spiegelt die Vorstellung der Organisation über ihre optimale Zukunft wider und kommuniziert diese über ihre Grenzen hinaus (ebd.).
  Die *Werte*, oft auch als Unternehmens- und Führungsgrundsätze bezeichnet, repräsentieren die fundamentalen Überzeugungen und Grundhaltungen der Organisation und schaffen so eine Unité de doctrine (gemeinsame, organisationsweite Wertebasis). Sie sind die Grundbausteine der Unternehmensphilosophie (Macharzina, 1995, S. 195-196).
  Die *Ziele* der Organisation spezifizieren den groben Kurs der Organisation und verbinden die Mission mit dem operationalen Management. Ziele sind detaillierter und spezifischer als die Mission und sollen der Organisation zur Verwirklichung ihrer Vision verhelfen (Ginter et al., 2002, S. 32).

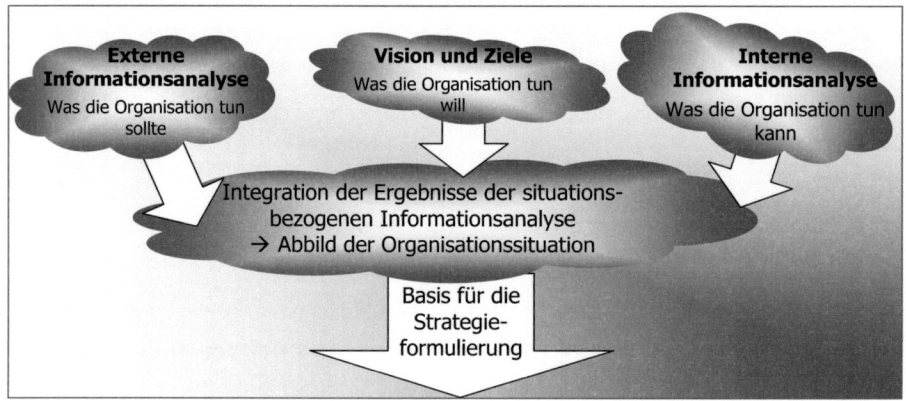

**Abbildung 8: Analyse und Verständnis der Organisationssituation (in Anlehnung an Ginter et al., 2002, S. 30)**

Durch diese drei Prozesse werden drei wesentliche strategische Fragestellungen beantwortet - „Was sollen wir tun?" (Umweltanalyse), „Was können wir tun?" (Unternehmensanalyse) und „Was wollen wir tun?" (Directional Strategies). Die Antworten auf diese Fragen bilden in integrierter Form den essentiellen Input für die Strategieformulierung (ebd.). Abbildung 8 stellt diese Zusammenhänge grafisch dar.

### 4.1.2.2 Eingesetzte strategische Instrumente

#### 4.1.2.2.1 Branchenstrukturanalyse (externe Informationsanalyse I)

Als Instrument zur Analyse der Umwelt wird in dieser Arbeit die Branchenstrukturanalyse nach Porter (1980, S. 30-41) eingesetzt. Wie in Abbildung 7 ersichtlich und unter 4.1.2.1 bereits kurz beschrieben, kann die Umwelt einer Organisation sehr breit definiert werden. Porter (1980, S. 30) vertritt die Ansicht, dass die wesentlichen Umwelteinflüsse aber aus der jeweiligen Branche bzw. den jeweiligen Branchen, in denen die Organisation tätig ist, kommen. Als Branche kann prinzipiell ein Bündel fabrizierender Unternehmen, die ein ähnliches Produkt herstellen, verstanden werden (Krogh, 2004, S. 399). Im Falle der Gesundheitsbranche werden medizinische Leistungen, bzw. respektive das Produkt „Gesundheit" erzeugt (Breyer et al., 2004, S. 12-14). Die Branche bestimmt die Regeln des Wettbewerbs und determiniert die strategischen Optionen für die Organisationen, die in ihr agieren (Porter, 1980, S. 30).

Porter hat hier fünf Wettbewerbskräfte identifiziert, die die Struktur einer Branche im Wesentlichen bestimmen, siehe Abbildung 10. Die Stärke dieser Wettbewerbskräfte hängt von den ökonomischen und technischen Charakteristika der zugrundeliegenden Branche ab und beeinflusst die Rentabilität der Branche. D.h., ist durch den kollektiven Einfluss der fünf Kräfte ein starker Wettbewerbsdruck in der Brache gegeben, so schränkt dies das Profitpotential der gesamten Branche bedeutend ein (Porter, 1980, S. 30-32).

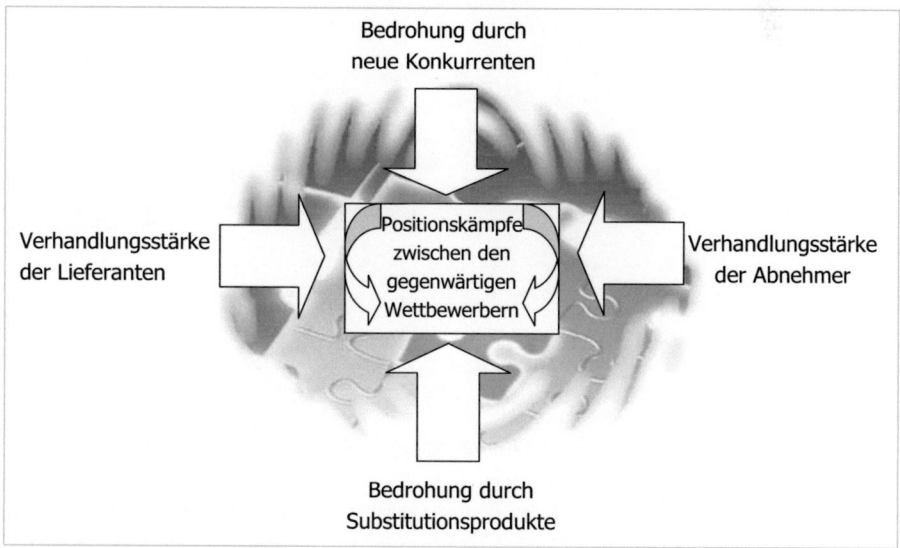

Abbildung 9: Five-Forces Modell (in Anlehnung an Porter, 1980, S. 31)

Durch die Branchenstrukturanalyse wird nun als erstes die Wirkungsstärke der fünf Wettbewerbskräfte analysiert. Im zweiten Schritt erfolgt dann eine Beurteilung der eigenen Strategie der Organisation, hinsichtlich der adäquaten Positionierung der Organisation in der Branche. Ziel der Organisationsstrategie muss es sein, eine Position in der Branche zu finden, in der die Wettbewerbskräfte den positivsten bzw. den geringsten negativen Einfluss nehmen können (oder die Branche aufgrund ihrer geringen Rentabilität ganz zu verlassen). Um dies zu erreichen kann eine Organisation prinzipiell zwei Grundhaltungen einnehmen. Einerseits kann sie eine defensive Haltung einnehmen und versuchen die negativen Einflüsse des existierenden Wettbewerbskräftearrangements möglichst gering zu halten, andererseits kann sie aktiv versuchen auf die Anordnung der Kräfte Einfluss zu nehmen und die wettbewerbliche Balance zum eigenen Vorteil umzustrukturieren, bevor dies ein Mitbewerber tut (ebd.).

Wie bereits unter 2.2 kurz diskutiert, können auch in westlichen Staaten, die sich ansonsten stark marktwirtschaftlichen Grundsätzen verschrieben haben, im Bereich der Gesundheitsbranche beträchtliche Abweichungen von diesen Prinzipien festgestellt werden. Diese Abweichungen werden meist auf die Besonderheiten von Gesundheitsgütern und das Phänomen des „Marktversagens" auf den Märkten für Gesundheitsgüter zurückgeführt (Breyer et al., 2004, S. 173-175). Diese Besonderheiten der Gesundheitsbranche müssen natürlich auch im Prozess der Strategieentwicklung Berücksichtigung finden, was die Notwendigkeit einer Branchenstrukturanalyse gerade in der Gesundheitsbranche zusätzlich betont.

Die Systematik des Five-Forces-Modells bietet hier eine gute Möglichkeit sich in strukturierter Weise mit der Branchenstruktur auseinanderzusetzen. Allerdings bedarf es einiger Adaptionen des Modells von Porter.

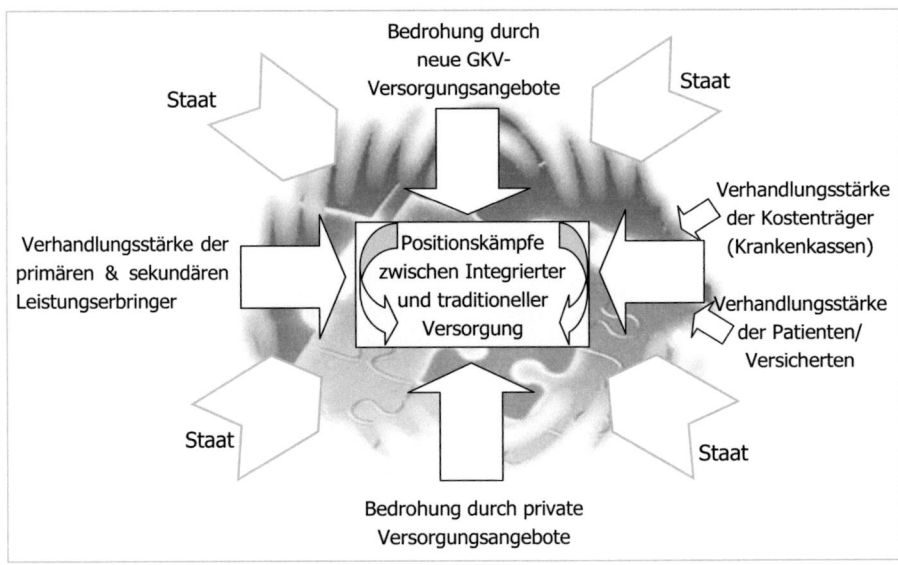

**Abbildung 10: Five-Forces Modell Gesundes Kinzigtal (in Anlehnung an Porter, 1980, S. 31)**

Die erste wichtige Erweiterung des Modells ist die Integration einer sechsten wichtigen Kraft, die besonders im Gesundheitswesen von Bedeutung ist - der Staat. Auch Porter (1980, S. 34, 40) erwähnt den Staat als möglichen Sonderfaktor, der bei der Analyse berücksichtigt werden muss, da dieser durch gesetzliche Regelungen Einfluss auf das Wettbewerbsgeschehen in der Branche nehmen kann.

In den Mittelpunkt der Betrachtung wird der Wettbewerb zwischen Versorgungsangeboten der gesetzlichen Krankenversicherung gestellt. Im Kontext dieser Arbeit liegt hier das Augenmerk primär auf dem Wettbewerb zwischen Integrierter Versorgung und traditioneller Versorgung. Da die Gesundes Kinzigtal GmbH als regionales Gesundheitsunternehmen tätig ist, erfolgt ein geographischer Focus bei der Analyse auf die Branchenstruktur der Region Kinzigtal (PLZ: 77709 – 777997 und 78132). Zusätzlich wird das Geschäftsfeld „Herzinsuffizienz" gesondert berücksichtigt. Es ergibt sich somit folgende Änderung des Schaubilds (s. Abbildung 10).

### 4.1.2.2.2 Kombination von Branchenstrukturanalyse und interner Informationsanalyse I

Anschließend an die Five-Forces Analyse werden die daraus gewonnenen Erkenntnisse, hinsichtlich der Branchenstruktur, in Verbindung mit der Konzeption des IV-Modells „Gesundes Kinzigtal" und den Darstellungen unter 0 gebracht und Konsequenzen für das Management der Gesundes Kinzigtal GmbH erörtert.

Aus der Analyse von Marketingmaterialien und Publikationen der Gesundes Kinzigtal GmbH werden Mission, Vision, Werte und Ziele abgeleitet.

Eine detaillierte, spezifische interne Informationsanalyse, bezogen auf das Geschäftsfeld „Herzinsuffizienz", erfolgt an dieser Stelle noch nicht. Diese erfolgt im Anschluss.

### 4.1.2.2.3 Herzinsuffizienzspezifische Situationsanalyse

Der Untersuchung der adaptiven, Markteintritts- und Wettbewerbsstrategien wird eine kurze externe und interne geschäftsfeldspezifische Informationsanalyse vorausgeschaltet.

### 4.1.2.2.3.1 Externe Informationsanalyse

Die externe Informationsanalyse konzentriert sich hier auf generelle Umweltentwicklungen (wettbewerbliche Faktoren wurden bereits mit der Branchenstrukturanalyse abgedeckt) die Chancen oder Gefahren für das Geschäftsfeld der Herzinsuffizienz darstellen.

### 4.1.2.2.3.2 Wertkettenanalyse (interne Informationsanalyse II)

Zur herzinsuffizienzspezifischen internen Informationsanalyse wird die Wertkettenanalyse nach Porter in adaptierter Form herangezogen. Dieses Instrument wurde vor dem Hintergrund des „Value"-Ansatzes der „Gesundes Kinzigtal" gewählt. Die Wertkettenanalyse ist ein effektives Werkzeug um zu identifizieren wie und wo „Value"/Wert für den Kunden generiert werden kann. Zusätzlich unterstützt es Organisationen dabei ihre internen Stärken und Schwächen zu bewerten (Ginter et al., 2002, S. 140-145).

Diese Bewertung erfolgt hierbei immer bezogen auf die Branche, da nur die Organisationen zu den Gewinnern am Markt gehören, welchen es gelingt, sich in den Leistungsbereichen, die für den Kunden/Patienten wesentliche Priorität haben, gegenüber seinen Konkurrenten zu profilieren (Macharzina, 1995, S. 245). Für die „Gesundes Kinzigtal" geht es hier daher primär um eine Profilierung gegenüber der traditionellen Versorgung.

Generell wird die Wertkette in zwei Gruppen von Aktivitäten unterteilt – primäre und sekundäre Wertschöpfungsaktivitäten, siehe Abbildung 11. Die primären Aktivitäten können noch weiter in Pre-Service, Point-of-Service und After-Service unterteilt werden. Sie repräsentieren die Prozesse, die für die eigentliche Erbringung der Gesundheitsleistung am Patienten verantwortlich zeichnen und beinhalten operationale und Marketing-Tätigkeiten. Aufgabe der sekundären Wertschöpfungsaktivitäten ist es, den Fluss der primären Wertschöpfungskette aufrechtzuerhalten und zu unterstützen (Ginter et al., 2002, S. 140-145).

Als Schlüsselbereiche der sekundären oder unterstützenden Aktivitäten gelten die Kultur, Struktur und strategischen Ressourcen der Organisation. Sie runden das Leistungspaket der Organisation durch ein wertbildendes Umfeld ab. Sie tragen damit auch wesentlich zur Effektivität und Effizienz der Erbringung der Gesundheitsleistungen als Ganzes bei. Je nach Diversifikationsgrad können diese Bereiche mit einzelnen primären Wertschöpfungsaktivitäten verknüpft sein oder auch die gesamte Organisation betreffen. Strategien für diese Bereiche können daher oft Einfluss auf die gesamte Organisation und ihre einzelnen organisatorischen Einheiten haben (ebd., S. 141-145; 216). Ein Überblick über die einzelnen Komponenten der Wertkette findet sich im Anhang unter B.1 .

In dieser Arbeit soll die Wertkettenanalyse zur Untersuchung der Behandlungskette der Herzinsuffizienz herangezogen werden. Im Kontext der „Gesundes Kinzigtal" bezieht sich die Wertkette hier auf alle Sektoren und verschiedenen Ansätze der Versorgung, d.h. genau genommen vereint sie mehrere einzelne Behandlungsketten der traditionellen Versorgung (präventive, kurative, rehabilitative, ambulante, stationäre... Wertketten), die aber nicht unbedingt sequentiell ablaufen müssen, in einer integrierten Wertkette. Dementsprechend ist eine Erweiterung des Modells von Ginter et al. hier sinnvoll.

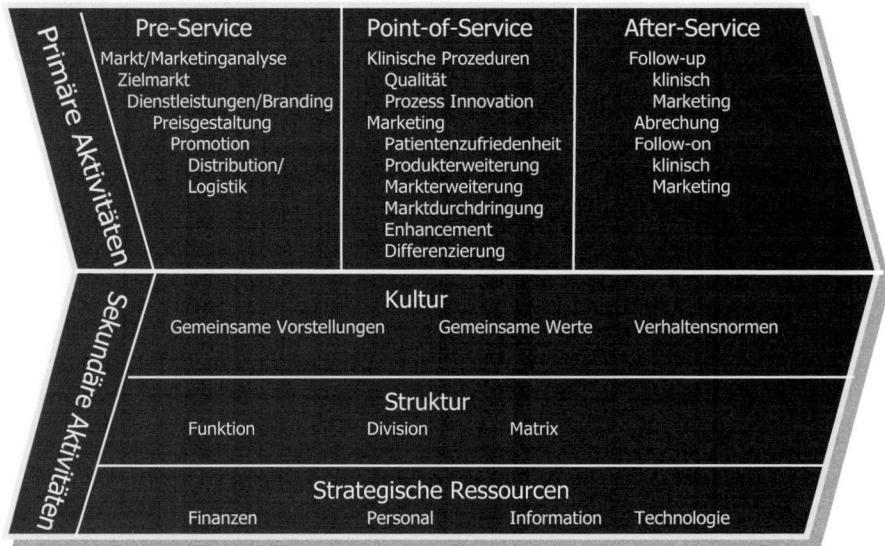

**Abbildung 11: Auf die Gesundheitsbranche adaptierte Wertkette Porters (in Anlehnung an Ginter et al., 2002, S.141)**

Die traditionelle Modellvorstellung der Gesundheitsversorgung geht von einem „sequentiellen" Krankheitsverlauf aus, in dem nacheinander unspezifische Gesundheitsförderung, Prävention, Kuration, Rehabilitation und Pflege folgen, siehe Abbildung 12. Diese Modellvorstellung wird vor allem durch die gegenwärtigen Leistungsgesetze, Trägerschaften, gesetzlichen Regelungen und Finanzierungsströme in Deutschland bedingt. Zusätzlich unterstellt das sequentielle Modell fälschlich eine deterministische, altersabhängige Entwicklung, nach der präventive und gesundheitsfördernde Maßnahmen primär bei Kindern und Jugendlichen Anwendung finden sollten. Dabei sind solche Maßnahmen in allen Altersgruppen und Krankheitsstadien sinnvoll. Gerade auch bei multimorbiden Patienten, wie z.B. Herzinsuffizienzerkrankten, ist eine stärkere Verzahnung oft auch gleichzeitig stattfindender (zum Teil reversibler) Abläufe erforderlich. Ein Perspektivenwechsel ist daher anzustreben, siehe Abbildung 13 (Walter, Schwartz, 2003, S.265-266).

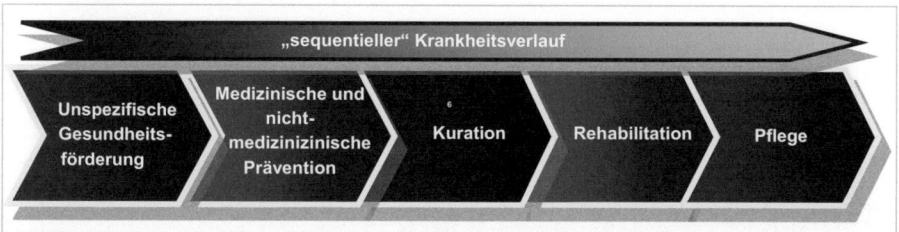

**Abbildung 12: Traditionelles, überholtes Modell des "sequentiellen Krankheitsverlaufs" (Walter, Schwartz, 2003, S. 266)**

Das Integrierte Versorgungsmodell „Gesundes Kinzigtal" ermöglicht und forciert diesen Perspektivenwechsel. Aus diesem Grund muss dieses neue Modell der Gesundheitsversorgung sich auch in der Informationsanalyse widerspiegeln. In dieser Arbeit wird daher, wie in Abbildung 13 ersichtlich, das Wertkettenmodell von Ginter et al. mit dem „Modell der Gleichzeitigkeit und Verzahnung bei nicht-sequentiellen Verläufen" verknüpft. Im Zentrum des Modells stehen fünf Hauptbereiche (Gesundheitsförderung, Prävention, Kuration, Rehabilitation und Pflege); diese stellen den Point-of-Service dar. Zwischen den einzelnen Bereichen, sowie zum Patienten bestehen vielfältige Verknüpfungen in denen Prozesse des Pre- und After-Services ablaufen. Zusätzliche müssen auch die sekundären Wertschöpfungsprozesse berücksichtigt werden, die auf die Hauptbereiche und deren Verknüpfungen einwirken. Dieses Modells soll es ermöglichen Stärken und Schwächen der derzeitigen Versorgungsstrukturen gegenüber der traditionellen Versorgung zu identifizieren und Ansatzpunkte für die Strategieentwicklung zu finden.

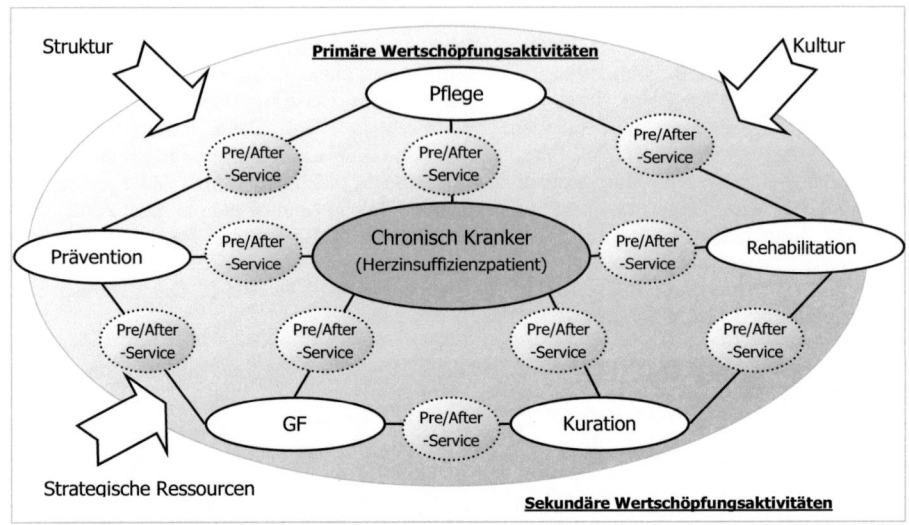

Abbildung 13: Kombination des Wertkettenmodells mit dem Modell der Gleichzeitigkeit und Verzahnung bei nicht-sequentiellen Verläufen (in Anlehnung an Walter, Schwartz, 2003, S.266)

### 4.1.3 Strategieformulierung

#### 4.1.3.1 Grundlagen und Zielsetzung

Ziel dieser Phase ist es, auf Basis der akkumulierten, klassifizierten und interpretierten Daten der Informationsanalyse Entscheidungen zu treffen und daraus Strategien zu formulieren. Wie bereits angesprochen, ist der erste Schritt hierbei, die grobe Richtung, in die sich die Organisation bewegen soll, zu definieren. Dies geschieht über „Directional Strategies". Anschließend werden sequenziell Strategien in der nachstehenden Reihenfolge formuliert (Ginter et al., 2002, S. 32, 216):

1. *Adaptive Strategien (Adaptive Strategies)*
   Adaptive Strategien sind spezifischer als „Directional Strategies" und definieren wie die „Directional Strategies" umgesetzt werden sollen. Hierzu stehen Expansions-, Reduktions- und Stabilisierungsstrategien zur Auswahl (ebd.).

2. *Markteintrittsstrategien (Market Entry Strategies)*
   Die Markteintrittsstrategien definieren auf welchem Weg die adaptiven Strategien erreicht werden sollen: durch Zukauf, Kooperation oder interne Entwicklung. Bei Reduktionsstrategien werden keine Markteintrittsstrategien benötigt (ebd.).

3. *Wettbewerbsstrategien (Competitive Strategies)*
   Durch die Wettbewerbsstrategien wird festgelegt, in welcher Form die Organisation den Wettbewerb mit ihren Konkurrenten aufnehmen möchte. Es wird eine Positionierung am Markt gegenüber den Wettbewerbern vorgenommen. Diese Grundsatzentscheidungen sind oft ausschlaggebend für Erfolg und Misserfolg einer Organisation. (Macharzina, 1995, S. 227).

Nach Ginter et al. (2002, S. 32) sollen mit Abschluss der Strategieformulierung die Fragen: „In welchem/welchen Geschäftsfeldern sind wir tätig?" „In welchem/welchen Geschäftsfeldern sollten wir tätig sein?" und „Wie wollen wir am Markt konkurrieren?" beantwortet werden können. Tabelle 4 zeigt eine umfassende Darstellung dieses Gesamtprozesses.

**Tabelle 4: „Strategic Thinking Map" – Hierarchie der Strategieformulierung und Implementierung (in Anlehnung an Ginter et al., 2002, S. 217)**

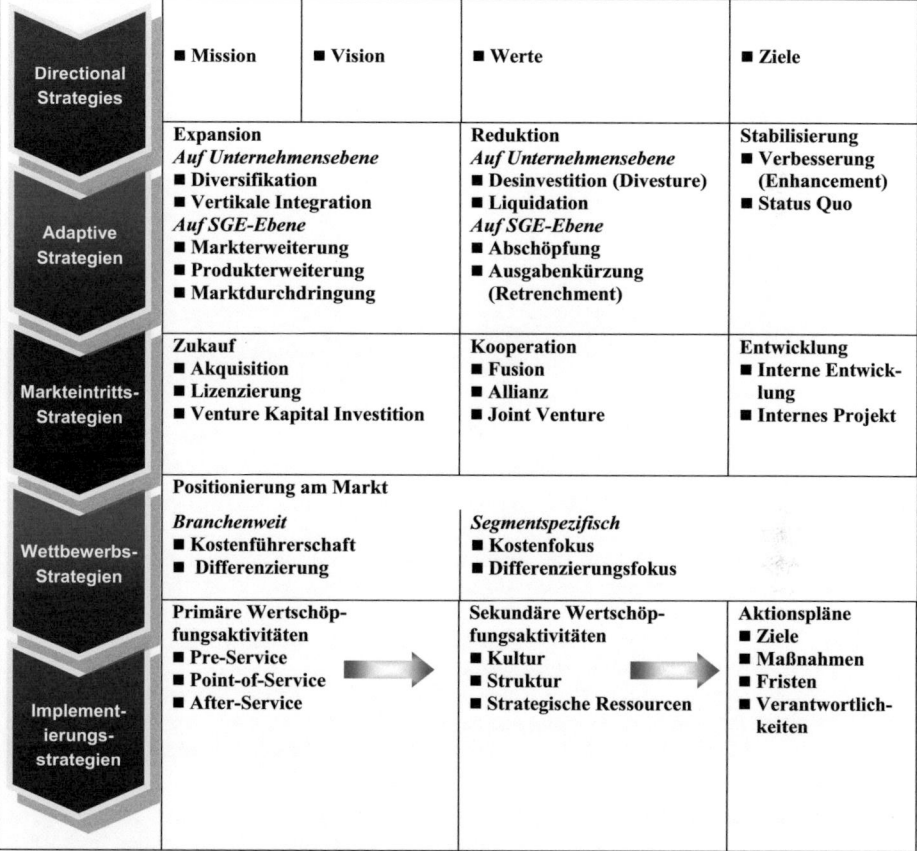

| Directional Strategies | ■ Mission | ■ Vision | ■ Werte | ■ Ziele |
|---|---|---|---|---|
| **Adaptive Strategien** | Expansion *Auf Unternehmensebene* ■ Diversifikation ■ Vertikale Integration *Auf SGE-Ebene* ■ Markterweiterung ■ Produkterweiterung ■ Marktdurchdringung | | Reduktion *Auf Unternehmensebene* ■ Desinvestition (Divesture) ■ Liquidation *Auf SGE-Ebene* ■ Abschöpfung ■ Ausgabenkürzung (Retrenchment) | Stabilisierung ■ Verbesserung (Enhancement) ■ Status Quo |
| **Markteintritts-Strategien** | Zukauf ■ Akquisition ■ Lizenzierung ■ Venture Kapital Investition | | Kooperation ■ Fusion ■ Allianz ■ Joint Venture | Entwicklung ■ Interne Entwicklung ■ Internes Projekt |
| **Wettbewerbs-Strategien** | Positionierung am Markt *Branchenweit* ■ Kostenführerschaft ■ Differenzierung | | *Segmentspezifisch* ■ Kostenfokus ■ Differenzierungsfokus | |
| **Implementierungs-strategien** | Primäre Wertschöpfungsaktivitäten ■ Pre-Service ■ Point-of-Service ■ After-Service | | Sekundäre Wertschöpfungsaktivitäten ■ Kultur ■ Struktur ■ Strategische Ressourcen | Aktionspläne ■ Ziele ■ Maßnahmen ■ Fristen ■ Verantwortlichkeiten |

### 4.1.3.2 Eingesetzte Instrumente

### 4.1.3.2.1 Strategische Positionierungsmatrix

Bei der Formulierung der adaptiven Strategien kommt die Portfoliotechnik zur Anwendung. Diese Technik wurde ursprünglich in der Finanzwirtschaft eingesetzt, um eine ausgewogene Gestaltung von Anlagenportfolios sicherstellen und so gleichzeitig Ertragsmaximierung und Risikominimierung erzielen zu können. Aus der Portefeuille-Theorie der Finanzwirtschaft wurde sie zu einer Analyseform für Mehrproduktunternehmen weiterentwickelt. Sie sollte Anhaltspunkte für eine sinnvolle Mittelzuweisung zu den verschiedenen Produktbereichen und Produktkombinationen des Unternehmens geben (Macharzina, 1995, S. 287-289).

Die zwei bekanntesten Formen sind das Marktanteils-Marktwachstums-Portfolio (BCG-Matrix) und das Marktattraktivitäts-Wettbewerbsvorteils-Portfolio (McKinsey-Matrix) (ebd.). Das Prinzip der Portfoliotechnik soll hier kurz exemplarisch an der erweiterten BCG-Matrix dargestellt werden, siehe Abbildung 14.

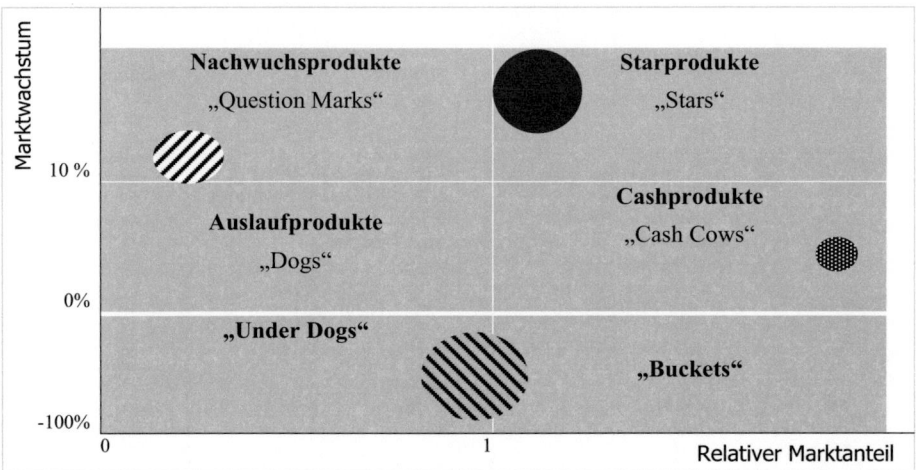

**Abbildung 14: Erweiterte BCG-Matrix (in Anlehnung an Macharzina, 1995, S. 292, 299)**

In der Portfoliotechnik der Boston Consulting Group wird die Strategiewahl auf lediglich zwei Grunddimensionen – eine umwelt- und eine unternehmensbezogene Größe – begründet. Diese Schlüsselvariablen bilden das durchschnittliche Marktwachstum und der relative Marktanteil. Beide Variablen werden dichotomisiert. Dies geschieht dadurch, dass ein relatives Marktwachstum von 10% sowie ein relativer Marktanteil von 1 als Trenngrößen zwischen hoher und niedriger Ausprägung definiert werden. Aus der Kombination der beiden Schlüsselgrößen ergibt sich eine Vierfeldermatrix. Die Durchmesser der Kreise stellen den Umsatz der jeweiligen Produkte dar. Da sich gezeigt hat, dass die BCG-Matrix in dieser Form nur in Märkten mit positiven Wachstumsraten eingesetzt werden kann, wurde sie im Laufe der Zeit um zwei Quadranten erweitert, indem auf der Achse „relatives Marktwachstum" auch eine negative Ausprägung berücksichtigt wurde (ebd., S. 291-300).

Für jeden Quadranten ergeben sich bestimmte Normstrategien, die auf sich im jeweiligen Quadranten befindliche Produkte / Dienstleistungen, angewandt werden sollten. So sollten Nachwuchsprodukte durch Offensivstrategien und Starprodukte durch Investitionsstrategien bearbeitet werden. Für Cash-Produkte werden Abschöpfungsstrategien, für Auslaufprodukte Desinvestitionsstrategien, für Buckets Verteidigungsstrategien und schlussendlich für Under-Dogs Durchhaltestrategien vorgeschlagen. Den theoretischen Background für diese Empfehlungen bilden das Produkt-Lebenszyklus-Modell, sowie das Konzept der Erfahrungskurve (ausführlich hierzu Macharzina, 1995, S. 291-300).

Für diese Arbeit, respektive für die Gesundes Kinzigtal GmbH, ist diese Portfoliotechnik, gleich wie auch die McKinsey-Matrix, zur Begründung der Strategiewahl nur bedingt hilfreich. Unter Vorgriff auf die Ergebnisse der Branchenanalyse und der sich daraus ableitenden direktionalen Strategien (s. 4.2.1 - 4.2.3) kann festgestellt werden, dass hier ein Perspektivenwechsel notwendig ist, der eine Umdefinition der Grunddimensionen nötig macht.

Die Gesundes Kinzigtal GmbH generiert ihre Gewinne durch den ökonomischen Gesundheitsgewinn ihrer Versicherten (gemessen in Kostensenkung relativ über die Zeit gegenüber den RSA-Normkosten) und nicht, wie bei Unternehmen generell üblich, durch den Verkauf von Produkten oder Leistungen. Von diesem ökonomischen Gesundheitsgewinn lässt sich ein medizinischer/qualitativer Gesundheitsgewinn des Patienten differenzieren. Dieser drückt sich primär in einem Gewinn an „Quality of Life" aus und verbleibt zu 100 % beim Versicherten. Im Fokus steht also nicht die Erbringung möglichst vieler medizinischer Leistungen oder die Erzielung einer möglichst hohen Gewinnspanne beim „Verkauf" dieser Leistungen, sondern die medizinisch und ökonomisch sinnvolle Erbringung in adäquatem Maße (Stichwort: Unter-, Über- Fehlversorgung), da der Return on Investment der Gesundes Kinzigtal GmbH durch den erzielten Gesundheitsgewinn bei der Population „Kinzigtal" determiniert wird. Ziel der adaptiven Strategien muss es deshalb sein, die Geschäftsfelder zu identifizieren in denen durch eine „intelligentere" Versorgung ein möglichst großer Gesundheitsgewinn (d.h. eine möglichst große Kostensenkung über die Zeit bei gleichzeitig möglichst großer Steigerung der langfristigen medizinischen Gesundheit) produziert werden kann. Wie schon unter 3.2.1 skizziert, sollten dementsprechend im Zentrum der Betrachtung die „Hochnutzer" stehen, also Patienten bzw. „medical conditions" mit hohen Kosten.

Unter Beachtung dieser Rahmenbedingungen, lässt sich aus den Versorgungsdaten der Gesundes Kinzigtal GmbH eine Kostenwachstums – prozentueller Marktanteil Positionierungsmatrix für die „Hochnutzer" durch Kombination der Variablen „Kostenwachstum", „relativer Marktanteil" und „prozentualer Gesamtkostenanteil" gestalten.

Ergebnisse dieser Matrix werden anhand des Geschäftsfelds „Herzinsuffizienz" der Gesundes Kinzigtal GmbH unter 4.2.5 ausführlich dargestellt und diskutiert.

Die Auswahl dieser Variablen wurde primär aufgrund der Zielsetzung dieser Arbeit getroffen, um die Ableitungsmöglichkeit von strategischen Handlungsempfehlungen aus dem Datenpool der Gesundes Kinzigtal GmbH diskutieren zu können. Zusätzliche könnten hier aber auch weiche Faktoren berücksichtigt werden.

### 4.1.3.2.2 SWOT-Analyse

Als weiteres Instrument zur Strategieentwicklung wird in dieser Arbeit auf die SWOT-Analyse zurückgegriffen. Dies war nötig, da sich aus der Kostenwachstums – prozentueller Marktanteil Positionierungsmatrix, wie später unter 4.2.5.1 erörtert, keine sinnvollen Ergebnisse für die Strategieentwicklung generieren ließen.

| | 1<br>Stärken/Strengths (S)<br>… | 2<br>Schwächen/Weaknesses (W)<br>… |
|---|---|---|
| 3<br>Chancen/Opportunities (O)<br>… | 5<br>**Future Quadrant**<br>Mit welchen Stärken können welche Chancen genützt werden? | 6<br>**Internal Fix-It Quadrant**<br>Welche Schwächen hindern uns bestimmte Chancen zu nutzen? |
| 4<br>Bedrohungen/Threats (T)<br>… | 7<br>**External Fix-It Quadrant**<br>Mit welchen Stärken können welche Gefahren abgewendet werden? | 8<br>**Survival Quadrant**<br>Welche Schwächen stellen zusammen mit Gefahren Risiken dar? |

**Abbildung 15: SWOT-Matrix (in Anlehnung an Ginter et al., 2002, S. 271 und Müller-Stewens, 2004, S. 57)**

Bei der SWOT-Analyse wird eine zweidimensionale Matrix, bestehend aus einer Unternehmens- und einer Umweltachse, aufgezeichnet. Auf der Unternehmensachse werden Stärken (Strengths) und Schwächen (Weaknesses) und auf der Umweltachse Chancen (Opportunities) und Bedrohungen (Threats) eingetragen, siehe Abbildung 15. In den Feldern 1 bis 4 werden die Einflussfaktoren, die in der internen und externen Informationsanalyse ermittelt wurden, eingetragen. Anschließend werden diese Faktoren miteinander in Beziehung gesetzt und daraus strategische Stoßrichtungen für die Felder 5-8 generiert (Müller-Stewens, 2004, S. 56-57). Im Future Quadrant geht es darum unter Nutzung von Stärken der Organisation Umweltchancen zu nutzen; im Internal Fix-It Quadrant sollen Chancen partizipiert werden um interne Schwächen zu reduzieren, im External Fix-It Quadrant sollen durch den Einsatz interner Stärken externe Bedrohungen neutralisiert werden und im Survival Quadrant, der die ungünstige Konstellation darstellt, sollen interne Schwächen abgebaut und dadurch die Gefahren aus der Umwelt abgeschwächt werden (Ginter et al., 2002, S. 269-272).

### 4.1.3.2.3 Porter's Matrix der generischen Strategien zur Positionierung am Markt (Wettbewerbsstrategien)

Hinsichtlich der Positionierung am Markt vertritt Porter (1985, S. 11) die Ansicht, dass eine Organisation prinzipiell nur zwischen zwei Grundtypen von Wettbewerbsvorteilen wählen kann: Kostenführerschaft oder Differenzierung. Unter Berücksichtigung des Umfangs des strategischen Ziels – branchenweit oder nur beschränkt auf ein Segment – ergeben sich somit drei generische Wettbewerbsstrategien, die eine Organisation wählen kann, um mit seinen Konkurrenten in Wettbewerb zu treten, siehe Abbildung 16.

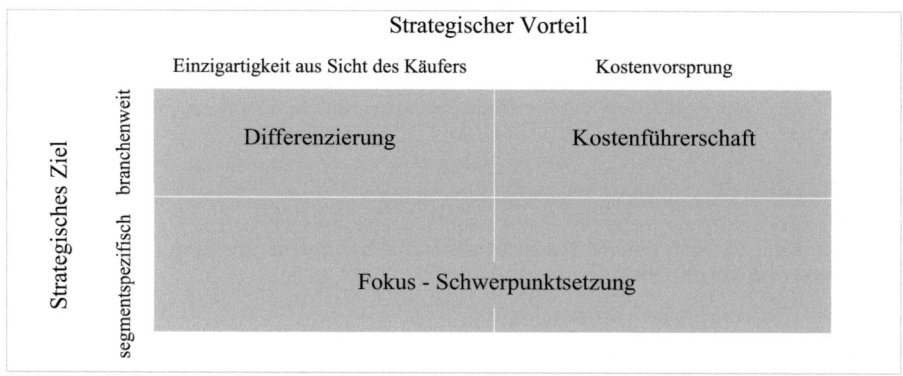

**Abbildung 16: Porter's drei generische Strategien (in Anlehnung an Porter, 1985, S. 12)**

Die generische Strategie Kostenführerschaft zielt darauf ab, mit den geringsten Kosten in der Branche zu produzieren und Skaleneffekte möglichst gut auszunutzen. Differenzierung baut auf Marken- und Kundenloyalität auf. Primär soll durch hohe Qualität und einzigartige Produktmerkmale ein Mehrwert geschaffen werden, für den Kunden auch bereit sind höhere Preise zu bezahlen. Die dritte generische Strategie – Konzentration auf Schwerpunkte – richtet ihren Fokus auf die Bedienung eng eingegrenzter Marktsegmente. Das kann eine Konzentration auf z.B. bestimmte Kundengruppen, Produktlinien oder geographische Märkte bedeuten. Der Schwerpunkt kann entweder auf Kostenführerschaft oder Differenzierung im ausgewählten Marktsegment gerichtet werden (Mintzberg et al., 2002, S. 124).

Porter (S. 12) vertritt die Ansicht, dass eine Organisation sich auf eine generische Strategie festlegen müsse, sonst verliere sie sich im Mittelmaß, was letztendlich in unterdurchschnittlicher Leistung resultiere. Welche generische Strategie für das Geschäftsfeld „Herzinsuffizienz" der Gesundes Kinzigtal GmbH passend ist wird unter 4.2.5 untersucht.

### 4.1.4 Strategieimplementierung

Nach Abschluss der Strategieformulierung müssen Implementierungsstrategien entwickelt werden. Diese Strategien sind am Spezifischsten und orientieren sich bei ihrer Einführung Ginter et al. (2002, S. 216) an der bereits beschriebenen Wertkette (s. 4.1.2.2.3.2). Sie lassen sich in drei Bereiche unterteilen, die in der nachstehenden Reihenfolge bearbeitet werden sollen (s.a. Tabelle 4):

1. *Basisaktivitäten oder primäre Wertschöpfungsaktivitäten (value added service delivery)* (s. 4.1.2.2.3.2)

2. *Sekundäre oder unterstützende Wertschöpfungsaktivitäten (value added support)* (s. 4.1.2.2.3.2)

3. *Aktionspläne für einzelne Geschäftseinheiten (unit action plan)*
   Zur erfolgreichen Umsetzung der entwickelten Implementierungsstrategien für die primären und sekundären Wertschöpfungsaktivitäten werden zusätzlich Aktionspläne benötigt, die Ziele, Maßnahmen und Budgets für die einzelnen Geschäftseinheiten zur Realisation der Implementierungsstrategien definieren. So werden Verbindlichkeiten und Verantwortlichkeiten für die einzelnen Geschäftseinheiten geschaffen, die die Erreichung der Mission, Vision und Ziele der Gesamtorganisation sicherstellen sollen (ebd.).

Der Entwicklung von konkreten Implementierungsstrategien kommt in dieser Arbeit eine untergeordnete Rolle zu. Sie bilden im Prinzip die Brücke zwischen der Strategieentwicklung und der operationalen Umsetzung der entwickelten Strategien in der Organisation. Der Schwerpunkt dieser Arbeit liegt auf der Strategieentwicklung und nicht auf der Ausarbeitung von konkreten operationalen Maßnahmenbündeln.

### 4.1.5 Strategieüberprüfung (Strategic Control)

Die letzte Stufe des strategischen Managements ist die Strategieüberprüfung. Diese beinhaltet nach Ginter et al. (2002, S. 33):

- die Einrichtung von Standards (Zielen)

- die Messung der Performance

- die Evaluation der organisatorischen Performance gegen die Standards und

- das korrektive Eingreifen, wenn nötig.

Strategieüberprüfung kann aber auch weitaus weiter gefasst werden. So müssen durch die dynamische Umwelt vor allem auch im Gesundheitsbereich Organisationen flexibel bleiben und sich rasch veränderten Rahmenbedingungen anpassen können. Daher sind die Veränderungen der Organisationsumwelt, sowie die Fortschritte der Strategieumsetzung laufend zu überwachen, damit gegebenenfalls schnell eingegriffen werden kann. Ein Eingriff kann bzw. muss dementsprechend in allen Phasen des strategischen Managements, von der Informationsanalyse bis zur Strategieimplementierung und Überprüfung, nötig bzw. möglich sein (Kracht, 2000, S. 138-139).

Die Strategieüberprüfung wird hier auch nur aus Gründen der Vollständigkeit beschrieben. Für die Arbeit selbst hat sie geringe Relevanz, da sich diese, wie bereits erwähnt, nur auf die Strategieentwicklung konzentriert und nicht den kompletten Prozess des strategischen Managements abhandelt.

## 4.2 Entwicklung einer Strategie für das Geschäftsfeld „Herzinsuffizienz"

### 4.2.1 Branchenstrukturanalyse

Das unter 4.1.2.2.1 dargestellte Konzept der Brachenstrukturanalyse wird folgend im Kontext der Gesundheitsbranche der Region Kinzigtal unter Berücksichtigung des Geschäftsfelds Herzinsuffizienz durchgeführt.

#### 4.2.1.1 Sonderfaktor Staat

Das deutsche Gesundheitssystem wird als soziales Krankenversicherungssystem bezeichnet, da jeder Bürger das Recht auf eine medizinische Grundversorgung unabhängig von seinem Einkommen hat. Der Bevölkerung wird eine nahezu flächendeckende Gesundheitsversorgung geboten. Um dies sicherstellen zu können, unterliegt ein Großteil der Bevölkerung dem gesetzlichen Zwang einer Mitgliedschaft in einer Krankenkasse (Versicherungspflicht), es besteht für Krankenkassen ein Diskriminierungsverbot, Kontrahierungszwang und ein allgemeiner Risikostrukturausgleich (RSA) zwischen den Krankenkassen, der eine Balance zwischen niedrigen und hohen Risiken erzielen soll. Zusätzlich wird das Geschehen auf dem

Gesundheitsmarkt durch vielfältige andere Gesetze, staatliche Organisationen und Institute beeinflusst. Beispielhaft sei hier nur die Vorschreibung der Leistungskataloge der gesetzlichen Krankenversicherung, sowie die Regulierung medizinischer Leistungen durch staatlich verordnete Gebührenordnungen genannt (Breyer et al., 2004, S. 173-174, 195-204). Wie die zuvor beschriebenen Regelungen zeigen sind staatliche Einflüsse auf das deutsche Gesundheitswesen vielfältig. Eine ausführliche Darstellung aller Aspekte ist in dieser Arbeit nicht möglich, da dies den Rahmen bei weitem sprengen würde. Im Folgenden sollen aber die für die „Gesundes Kinzigtal" relevanten Einflüsse im Kontext der „five-Forces" Porter's besprochen werden. Insbesondere wird auf Besonderheiten der Integrierten Versorgung eingegangen, die eine Abwendung von der traditionell starken Einflussnahme des Staates hin zu mehr marktwirtschaftlicheren Systemen eröffnet.

### 4.2.1.2 Positionskämpfe zwischen Integrierter und traditioneller Versorgung

Das Zentrum der Branchenstrukturanalyse bildet die Untersuchung des Wettbewerbs zwischen den gegenwärtigen Konkurrenten der Branche. Im Kinzigtal steht das Integrierte Versorgungsmodell „Gesundes Kinzigtal" hier im direkten Wettbewerb zu Angeboten der traditionellen Versorgung. Die Gesundes Kinzigtal GmbH nimmt hier in ihrer spezifischen Konzeption als IV-Modell eine Sonderstellung ein.

Im Allgemeinen werden am Gesundheitsmarkt zwei Leistungen angeboten, nämlich die Gesundheitsleistung und die finanzielle Abdeckung dieser Leistung, siehe Abbildung 17.

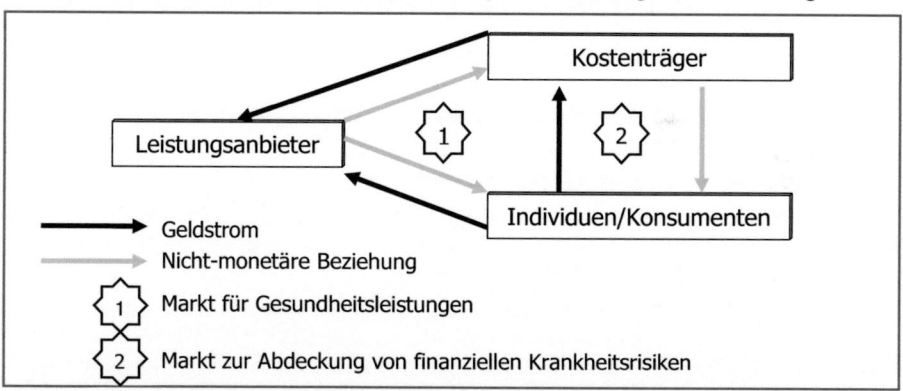

**Abbildung 17: Grundstruktur des Gesundheitsmarktes (in Anlehnung an Leidl, 2003, S. 350)**

Genau genommen besteht der Gesundheitsmarkt also aus zwei miteinander verbundenen Märkten. Generell operieren Organisationen im deutschen Gesundheitssystem nur in einem dieser Märkte. Entweder bieten sie Gesundheitsleistungen an (=Leistungserbringer, wie z.B. Krankenhäuser, Vertragsärzte etc.) oder sie übernehmen die Drittfinanzierung (=Kostenträger, wie z.B. gesetzliche Krankenkassen) (Leidl, 2003, S. 350).

Im Fall der Gesundes Kinzigtal GmbH ist dies anders. Einerseits ist sie teilweise am Versicherungsmarkt tätig, indem sie die Verantwortung über die medizinische Vollversorgung von 30.000 AOK Versicherten übernimmt. Sie ist damit mitverantwortlich für Versichertengelder von über 50 Mio. € jährlich und kann auch den Umfang des Versicherungsschutzes, der ins IV-Modell eingeschriebenen Versicherten, erweitern[20].

Andererseits ist die Managementgesellschaft Gesundes Kinzigtal auch am Gesundheitsleistungsmarkt aktiv, wo sie gleichzeitig zwei Rollen wahrnimmt. Auf der einen Seite wird sie als mittelbarer Kostenträger tätig und kauft Gesundheitsleistungen am Markt ein. Auf der anderen Seite übernimmt sie auch die Rolle eines „Leistungserbringernetzes", das Kostenträgern (derzeit AOK + LKK) vollintegrierte Gesundheitsleistungen anbietet. Abbildung 18 stellt diese Zusammenhänge grafisch dar.

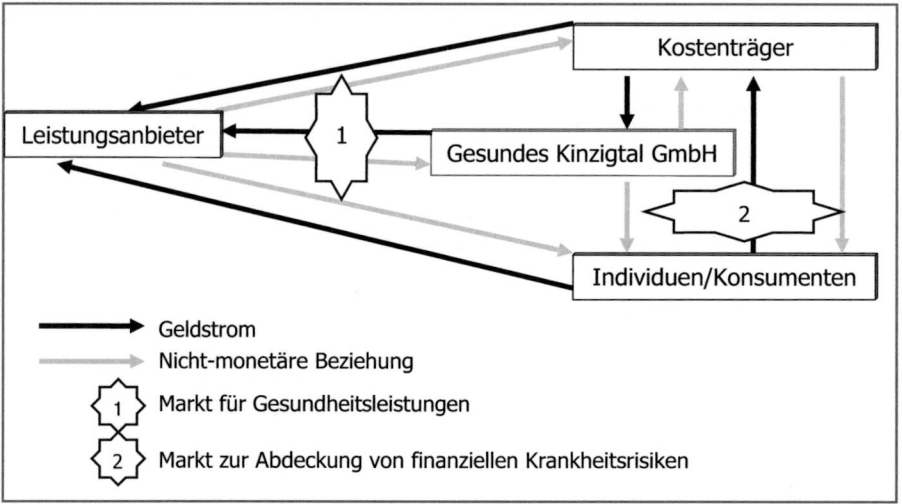

**Abbildung 18: Branchenstruktur in "Gesundes Kinzigtal"**

Unter Berücksichtigung dieser Rahmenbedingungen ergibt sich eine sehr komplexe Wettbewerbssituation für die Gesundes Kinzigtal GmbH. Je nachdem welche Rolle sie wahrnimmt ergeben sich unterschiedliche Konkurrenzsituationen.

In der Rolle als Kostenträger steht sie aus Patienten-/Konsumentensicht im Wettbewerb mit den Versicherungs- /Versorgungsangeboten anderer gesetzlicher Krankenkassen. Dieser Wettbewerb auf System-/Kostenträgerebene, also auf Ebene der Krankenversicherung spielt aus der Perspektive der „Gesundes Kinzigtal" eine eher untergeordnete Rolle. IV-Verträge können laut SGB V § 140b nur zwischen Krankenkassen und den bereits unter 3.1.2.1 genannten Akteuren (z.B. Managementgesellschaften) geschlossen werden. Die IV-Verträge der Gesundes Kinzigtal GmbH bestehen demnach auf Kostenträgerebene, d.h. die Gesundes Kinzigtal GmbH bietet ihre IV-Leistungen nur den Versicherten der beiden Kassen (AOK+LKK) an mit denen Verträge bestehen. Wer also kein Versicherter der AOK oder LKK ist, kann sich nicht in den IV-Vertrag „Gesundes Kinzigtal" einschreiben. Die Gesundes Kinzigtal GmbH kontrahiert also grundsätzlich nicht direkt mit einzelnen Versicherten anderer Krankenkassen, sondern nur mit Krankenkassen selbst. Krankenkassen sind demnach hier eher Kunden denn Konkurrenten der „Gesundes Kinzigtal". In dieser Rolle als Integrier-

---

[20] Eine Kürzung ist nicht möglich. Dies ist per Gesetz bzw. Satzung der AOK untersagt.

ter Versorgungsanbieter für Krankenkassen hat die Gesundes Kinzigtal GmbH derzeit keine Konkurrenz im Kinzigtal.

Andererseits könnte die „Gesundes Kinzigtal" aber versuchen Versicherte, durch gezielte Marketingoffensiven, zu einem Kassenwechsel zu animieren. Wodurch diese als Mitglied der AOK oder LKK dann auch die Möglichkeit der Teilnahme am IV-Vertrag hätten. Eine andere Möglichkeit bieten auch IGeL-Leistungen[21]. Die „Gesundes Kinzigtal" könnte hier bestimmte Leistungen der Integrierten Versorgung bündeln und als IGeL-Paket über ihre Leistungser-bringer auch einzelnen Versicherten anderer Krankenkassen anbieten. Eine dritte Option könnte darin bestehen, Zusatzleistungen der GK zu bündeln und über ein Zusatzversiche-rungsprodukt mit Privaten Versicherern auch Versicherten anderer Krankenkassen direkt anzubieten. Diese drei Optionen können aber eher als Randgebiet der Geschäftstätigkeit der „Gesundes Kinzigtal" betrachtet werden. Das Kerngeschäft ist die Integrierte Versorgung für AOK und LKK Versicherte. Zusammenfassend gilt deshalb, dass gesetzliche Krankenkassen aus der Perspektive der „Gesundes Kinzigtal" mehr Konsument wie Konkurrent sind.

Eine ähnliche Art der Dualität der Beziehungen besteht auch auf Ebene des Wettbewerbs als Leistungserbringernetz.

Die Gesundes Kinzigtal bietet, repräsentiert durch ihre Leistungspartner, am Markt integrierte Gesundheitsleistungen an und konkurriert hier generell mit Nicht-Leistungspartnern in den verschiedenen Sektoren des Gesundheitswesens um die AOK und LKK-Patienten. Sie strebt hier eine Monopolstellung am Markt an; d.h. aber nicht, dass sie die anderen Marktteilnehmer völlig aus dem Markt drängen will. Die „Gesundes Kinzigtal" betreibt hier nur eingeschränkt einen Verdrängungswettbewerb, denn Endziel ist die Integration anderer Marktteilnehmer in das IV-System und nicht deren Verdrängung aus dem Markt, da angenommen werden kann, dass zum Aufbau einer Integrierten Versorgung auch zumindest zum Teil die Versorgungska-pazitäten der Nicht-Leistungspartner benötigt werden. Extrem formuliert, ist anzunehmen, dass die „Gesundes Kinzigtal" ihre vertraglich definierte Verantwortung, die medizinische Vollversorgung der AOK- und LKK-Versicherten im Kinzigtal zu gewährleisten, sicher nicht erfüllen könnte, wenn sie durch sehr aggressive Wettbewerbsstrategien einen Großteil der Nicht-Leistungspartner zum Ausstieg aus dem Gesundheitsmarkt zwingen würde. Für die „Gesundes Kinzigtal" bestehen hier demnach primär zwei Optionen zum Aufbau eines integrierten Versorgungssystems: Zukauf oder Kooperation mit den Nicht-Leistungspartnern. Zusammenfassend gilt, dass die Beziehung zwischen „Gesundes Kinzigtal" und Nicht-Leistungspartnern daher grundsätzlich geprägt ist durch Konkurrenz und Kooperation[22].

Diese Dualität, gilt aber nur hinsichtlich der primären Leistungserbringer. Gegenüber den sekundären Leistungserbringern, insbesondere gegenüber der pharmazeutischen oder medi-zintechnischen Industrie, tritt die „Gesundes Kinzigtal" als Leistungserbringernetz in der Rolle des Einkäufers in Erscheinung (s. 4.2.1.4).

Abschließend wird die Marktsituation im Kinzigtal anhand der Daten der Gesundes Kinzigtal GmbH kurz charakterisiert. Abbildung 19 und Abbildung 20 geben hier eine Übersicht über die Gesamtsituation, sowie die Situation im Geschäftsfeld „Herzinsuffizienz".

---

[21] IGeL-Leistungen (Individuelle Gesundheitsleistungen) sind ärztliche Leistungen, die nicht Teil des Leistungs-katalogs der gesetzlichen Krankenversicherung (GKV) sind und dessen Kosten deshalb vom Versicherten bei Inanspruchnahme in vollem Umfang selbst getragen werden müssen.

[22]Getrennt davon muss auch noch die Rolle der „Gesundes Kinzigtal" als Lieferant für Nicht-Leistungspartner des primären Leistungserbringungssektors betrachtet werden (s. 4.2.1.4)

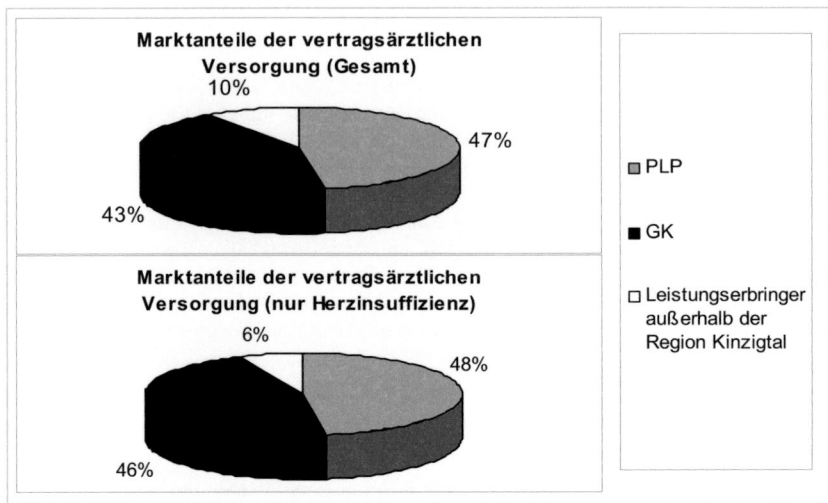

**Abbildung 19: Marktanteile der vertragsärztlichen Versorgung**[23]

---

*Erläuterungen zu Abbildung 19 und Abbildung 20:*

*Der Marktanteil repräsentiert den prozentmäßigen Anteil der jeweiligen Leistungserbringergruppe an allen Events, die an Versicherten der AOK mit Wohnsitz im Kinzigtal in den Jahren 2003-2005 erbracht wurden. Unter einem Event wird jegliche dokumentierte Tätigkeit eines Leistungserbringers, von der Diagnosestellung, über die Verordnung eines Medikamentes bis zur Durchführung eines chirurgischen Eingriffes, verstanden. Bei der Betrachtung der Gesamtpopulation konnten insgesamt (vertragsärztliche + stationäre Versorgung) 18% aller Events keinem Leistungserbringer, aufgrund einer fehlenden oder falschen IK-Nummer, zugeordnet werden. Im Geschäftsfeld „Herzinsuffizienz" mussten 16% ausgeschieden werden.*

*Die Abkürzung GK in den Grafiken steht für die Gruppe jener Anbieter, mit denen die Gesundes Kinzigtal GmbH derzeit schon Leistungspartnerverträge abgeschlossen hat. Unter PLP sind alle „potentiellen Leistungspartner" zusammengefasst. Dies sind ambulante oder stationäre Leistungserbringer, die ihren Standort in der Region Kinzigtal haben und die von der Gesundes Kinzigtal GmbH als mögliche Vertragspartner für zukünftige Leistungspartnerverträge identifiziert wurden.*

---

[23] Details s. Anhang C.3

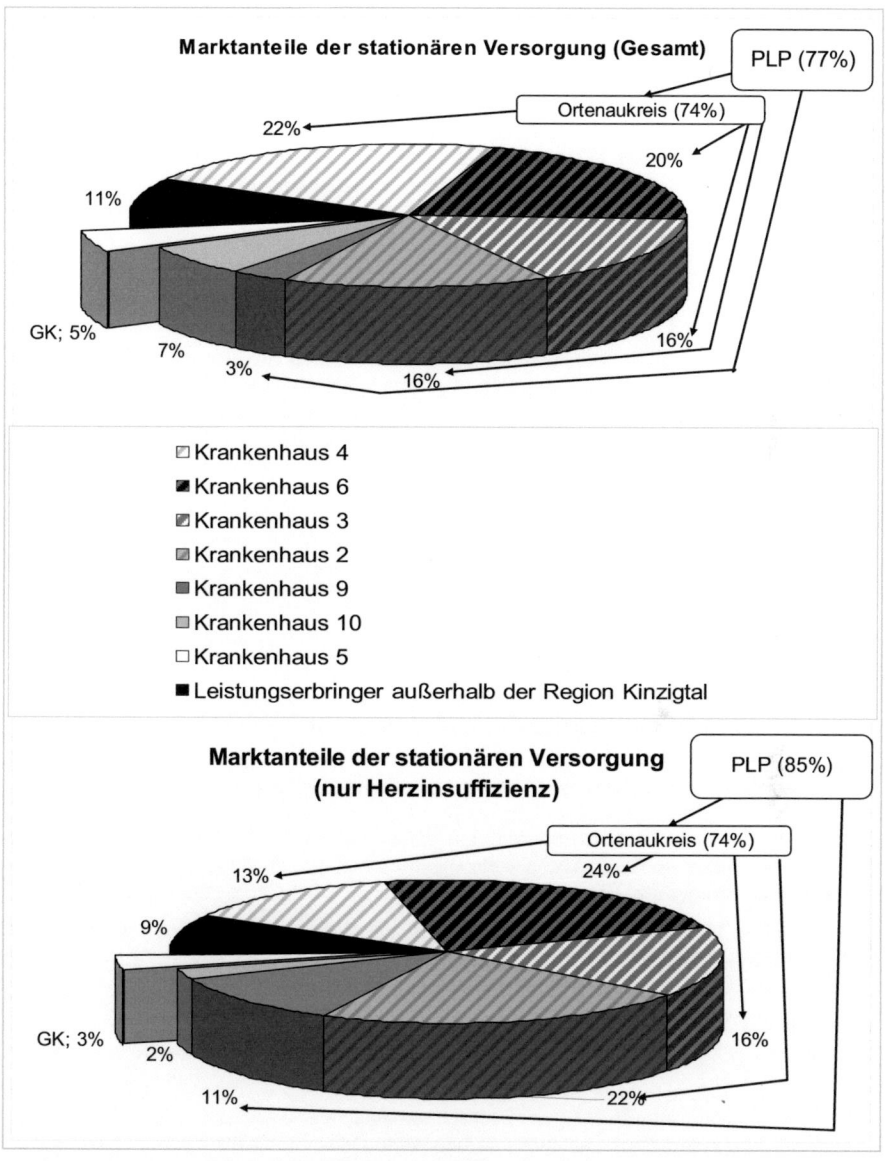

**Marktanteile der stationären Versorgung (Gesamt)**

PLP (77%)

Ortenaukreis (74%)

22%

20%

11%

16%

GK; 5%

7%

3%

16%

- ▨ Krankenhaus 4
- ▨ Krankenhaus 6
- ▨ Krankenhaus 3
- ▨ Krankenhaus 2
- ▨ Krankenhaus 9
- ▨ Krankenhaus 10
- ▢ Krankenhaus 5
- ▪ Leistungserbringer außerhalb der Region Kinzigtal

**Marktanteile der stationären Versorgung (nur Herzinsuffizienz)**

PLP (85%)

Ortenaukreis (74%)

13%

24%

9%

16%

GK; 3%

2%

11%

22%

**Abbildung 20: Marktanteile der stationären Versorgung**[24]

Wie aus den Grafiken ersichtlich, hält die Gesundes Kinzigtal GmbH vor allem im vertrags-ärztlichen Bereich einen hohen Marktanteil. Bei der stationären Versorgung werden durch die

---

[24] Details s. Anhang C.4

Leistungspartner der „Gesundes Kinzigtal" lediglich 5% der gesamten stationären Leistungen im Kinzigtal erbracht. Zusätzlich steht die „Gesundes Kinzigtal" einem relativ gebündelten Krankenhausmarkt (77% der Leistungen werden bei Krankenhäusern eines Trägers erbracht) gegenüber. Außerhalb der Region Kinzigtal werden ambulant wie stationär (ohne das Krankenhaus 10[25]) ca. 10-11% aller Leistungen erbracht. Für das Geschäftsfeld „Herzinsuffizienz" sind aus der Perspektive der „Gesundes Kinzigtal", hinsichtlich des eigenen Marktanteils, keine relevanten Unterschiede zur Gesamtpopulation feststellbar. Die Verteilung der Marktanteile der anderen Marktteilnehmer variiert zum Teil beachtlich. Insbesondere das Krankenhaus 9 (oder auch das Krankenhaus 2) hat im Geschäftsfeld „Herzinsuffizienz" einen wesentlich höheren Marktanteil als bei der Gesamtbetrachtung (11% zu 3%).

Wesentliches Erfolgskriterium für ein IV-Modell ist die Marktmacht im ambulanten Bereich (Janus, Amelung, 2005, S. 31). Dies lässt sich speziell auf die Funktion des Arztes als „Türhüter" zurückführen. Er entscheidet meist über die ersten Schritte, die zur Behandlung einer Erkrankung ergriffen werden sollen. Er bestimmt, ob eine ambulante Behandlung ausreichend oder eine Einweisung ins Krankenhaus nötig ist. Dieser Beschluss hat auf der einen Seite wesentliche Auswirkungen auf Kosten im Zusammenhang mit einer Behandlung (Breyer et al., 2004, S. 15-16), auf der anderen Seite verleiht er dem Arzt als „Feeder" des Krankenhaus eine gewisse Marktmacht (Janus, Amelung, 2005, S. 31). Durch die Organisation in Arztnetzen wird diese Macht noch zusätzlich erhöht (s.a. 4.2.1.4).

### 4.2.1.3 Verhandlungsstärke der Konsumenten

Aus der Perspektive der „Gesundes Kinzigtal" lassen sich die Konsumenten in zwei Gruppen einteilen. Diese beiden werden folgend getrennt voneinander abgehandelt.

### 4.2.1.3.1 Verhandlungsstärke der Patienten/Versicherten

### 4.2.1.3.1.1 Allgemeine Charakterisierung der Nutzer des Gesundheitswesens

Die Rolle des Patienten/Versicherten kann auf unterschiedlichen Ebenen und in verschiedenen Rollen betrachtet werden. Aus der Perspektive von Public Health lassen sich sieben verschiedene Rollen auf drei Ebenen unterscheiden (Dierks, Schwartz, 2003, S. 314-321):

- „Auf der **Makroebene** agiert der Mensch als Bürger, der funktionierende Versorgungsstrukturen, gesundheitsförderliche Lebensbedingungen sowie Partizipation an Entscheidungen im Gesundheitswesen einfordert." (ebd.)

- „Auf der **Mesoebene** gerät der Mensch als Versicherter in den Blickpunkt, der sich gegen das Risiko Krankheit und die damit entstehenden Kosten absichern will bzw. muss." (ebd.)

- „Auf der **Mikroebene** steht der Mensch als akut oder chronisch Kranker im Vordergrund, der eine bedarfsgerechte und wirksame Behandlung für Erkrankungen sucht." Er kann hier als Bewerter, Kunde, Koproduzent, Partner oder passiv Kranker betrachtet werden(ebd.).

---

[25] Hier sollte aufgrund des relativ großen Marktanteils, sowie der regionalen Nähe überlegt werden, ob nicht ein Einschluss in den Kreis der PLP sinnvoll wäre.

In dieser Arbeit steht, das Bild des Bürgers/Versicherten/Kranken („Nutzers"[26]) als Kunden im Vordergrund, der auf den beiden verbundenen Teilmärkten des Gesundheitsmarktes – dem Gesundheitsleistungs- und dem Krankenversicherungsmarkt – Leistungen konsumiert. Entsprechend der Fokussierung der „Gesundes Kinzigtal GmbH" hinsichtlich der „Nutzer" auf den Gesundheitsleistungsmarkt, wird die Rolle des Patienten als Konsumenten folgend vorrangig aus dieser Perspektive erörtert. Die Besonderheiten des „Nutzers", als Kunde am Krankenversicherungsmarkt, werden nur am Rande gestreift. Das darf aber nicht darüber hinweg täuschen, dass die Bedürfnisse des Kunden über alle oben dargestellten Ebenen und Facetten hinweg, berücksichtigt werden müssen.

Das Bild des „Nutzers" als Konsumenten im Gesundheitswesen hat vor allem durch die Einführung der freien Krankenkassenwahl an Bedeutung gewonnen. Die Rolle als Konsument im Gesundheitsmarkt wird aber teilweise sehr kontrovers diskutiert. Zentrales Leitbild für die Arzt-Patient-Beziehung am Gesundheitsleistungsmarkt bildet in der Definition des „Nutzers" als Konsumenten die „informierte Wahl" des „souveränen Konsumenten". Dieser kauft nach seinen Präferenzen auf Basis der Produktinformationen, die ihm zur Verfügung stehen, Gesundheitsleistungen am Markt ein und kann infolgedessen über seine Präferenzen Einfluss auf diesen nehmen (ebd.). Genau hier liegt auch der Hauptstreitpunkt bei der Definition des Patienten als Konsumenten. Denn die geforderte Markttransparenz, sowie die Konsumenten-souveränität sind nach Ansicht einiger Experten am Gesundheitsmarkt nicht gegeben (Breyer et al., 2004, S. 174-183). Aus formal-analytischer Perspektive ist dementsprechend nach Dierks und Schwartz (2003, S. 319-320) der Kundenbegriff nicht linear auf das Gesundheits-system übertragbar, da der „Nutzer" nicht über alle typischen Kundenmerkmale verfügt und das Gut „Gesundheit" einige Besonderheiten aufweist, die zur Einschränkung des Marktme-chanismus, respektive zum „Marktversagen" führen. Diese Behauptung wird anhand der zwei gängigsten Argumente für das Fehlen von Konsumentensouveränität nachstehend diskutiert:

### 4.2.1.3.1.2    Fehlende Konsumentensouveränität und Marktintransparenz?

*Unfähigkeit zu rationaler Entscheidung*
Im Zustand der Krankheit befindet sich ein Mensch in einem Ausnahmezustand. Vor allem wenn die Gefahr besteht an der Krankheit zu versterben, kann bezweifelt werden, dass ein Mensch in dieser Extremsituation in das Schema des „souveränen Konsumenten" eingeordnet werden kann, der unter den gegebenen Produktalternativen, diejenige durch rationale Ent-scheidung auswählt, die unter Berücksichtigung der Kosten zu einer Nutzenmaximierung bei ihm führt. Abgesehen vom Problem der Qualitätsbeurteilung (s.u.), kann die Fähigkeit zum Treffen rationaler Entscheidungen in drei Stufen gegliedert werden (Breyer et al., 2004, S. 179-183):

- *Vollkommene Unfähigkeit zu einer rationalen Entscheidung:* Diese besteht z.B. beim Vorliegen einer Geisteskrankheit oder bei Bewusstlosigkeit. Unter diesen Umständen nehmen medizinische Leistungen aber keine Sonderstellung ein, da auch beim Kon-sum jeglicher anderer Leistungen ein „Sachwalter" die rationale Entscheidungsfin-dung übernimmt (ebd.).

---

[26] Der Sachverständigenrat für die Konzertierte Aktion im Gesundheitswesen fasst hierunter alle Perspektiven des Menschen im Gesundheitswesen zusammen (Dierks, Schwartz, 2003, S. 314).

- *Eingeschränkte Fähigkeit zu einer rationalen Entscheidung:* Sie liegt vor wenn die geistige Funktionalität durch die Krankheit nicht beeinflusst wird, allerdings Lebensbedrohung besteht. In diesem Fall ist der Kranke gegenüber dem Leistungsanbieter zwar prinzipiell im Nachteil, da er sicherlich keine Preisvergleiche der möglichen Behandlungen anstellen, sondern die qualitativ hochwertigste Leistung wählen wird, von der er sich die größten Heilungschancen verspricht. Gleichwohl steht aus Patientensicht, durch den Abschluss einer Krankenversicherung, diese Frage überhaupt nicht im Raum. Er hätte demnach ohnehin gar kein Interesse an kostengünstigen Behandlungsformen. Dementsprechend scheint auch keine strukturelle Unterlegenheit gegenüber dem Anbieter vorzuliegen (ebd.). Ergänzend hierzu muss allerdings angemerkt werden, dass in gewissem Maße die Informationsasymmetrie zwischen dem Arzt, als medizinischem Experten und dem Patienten, in Kombination mit den Ohnmachtsgefühlen von schwer erkrankten Menschen zu einer dominanten Stellung des Arztes als Anbieter führt, denn der Patient kann nicht wissen ob sein Hustenreiz harmlos, oder ein Anzeichen für ein Bronchialkarzinom ist. Dieser Wissensvorsprung des Arztes gibt ihm prinzipiell als Anbieter die Möglichkeit seine Nachfrage selbst zu generieren (Bertelsmann Stiftung, Universität Bremen, 2006, S. 10-11). Für den Patienten als Nachfrager kann das bedeuten, dass er Gesundheitsleistungen in Form von unnötigen Diagnosen oder Therapien erhält, die ihm keinen Nutzen bringen oder ihn im schlechtesten Fall sogar unnötig belästigen bzw. belasten. Neben diesem Schaden, den er auf der Mikroebene als Patient erleidet, sind auch negative Folgen durch z.B. Beitragserhöhungen auf Meso- und Makroebene für ihn aufgrund der nicht indizierten Leistungen des Arztes zu erwarten. Hier kann demnach zu einem gewissen Grad von einer strukturellen Benachteiligung des Patienten gesprochen werden. Diese Art der strukturellen Unterlegenheit des Nachfragers ist jedoch kein Unikum des Gesundheitsmarktes, sondern lässt sich auch auf vielen anderen Märkten beobachten, z.B. im Verhältnis Anwalt – Klient (s. u. *„Besondere Eigenschaften der Information")*.

- *Weitgehende Fähigkeit zu einer rationalen Entscheidung:* Diesen Fall stellen nicht lebensbedrohende Krankheiten dar. Hierbei handelt es sich um die Mehrzahl der Behandlungsfälle. Es liegt keine Bedrohung der Existenz vor, dementsprechend ist die Fähigkeit zur rationalen Entscheidung auch in vollem Maße gegeben (Breyer et al., 2004, S. 179-183). Unter diese Kategorie fällt auch die Mehrheit der Behandlungsfälle bei chronisch Kranken (z.B. auch Herzinsuffizienz).

Zusammenfassend gilt, dass hinsichtlich der rationalen Entscheidungsfähigkeit im Gesundheitsmarkt im Wesentlichen ähnliche Bedingungen vorliegen wie auch in anderen Märkten.

### *Unvollkommene Information auf Gesundheitsmärkten*

Vollkommene Markttransparenz ist eine Voraussetzung für funktionierende Wettbewerbsmärkte; d.h. alle potentiellen Nachfrager müssen über Preis und Qualität der Angebote aller Anbieter auf dem Markt informiert sein. Dies scheint im Falle der Gesundheitsgüter nicht gegeben zu sein. Allerdings ist dies, vor allem hinsichtlich der Produktqualität, bei sämtlichen Dienstleistungen, bei denen Leistungserstellung und Konsum zeitlich zusammenfallen („Uno-actu-Prinzip") grundsätzlich nicht realisierbar, da die Angebotspalette nicht vor der Inanspruchnahme der Leistung getestet und verglichen werden kann. Dies gilt dementsprechend nicht nur für Gesundheitsleistungen, sondern auch für z.B. Leistungen von Friseuren, Banken (Anlageberatung) und Restaurants (ebd.).

Dessen ungeachtet können bei Gesundheitsleistungen aber drei Unterschiede festgestellt werden:

- *Mangelnde Möglichkeit der Stichprobe:* Wie gut die Qualität der Leistung eines Friseurs oder eines Restaurants ist, kann durch Ausprobieren oder mit Einschränkungen auch durch Erfahrungen anderer Konsumenten, die diese Angebote bereits in Anspruch genommen haben, bewertet werden. Bei medizinischen Leistungen ist dies aus mehreren Gründen meist nicht möglich. Erstens werden medizinische Leistungen, insbesondere die besonders bedeutenden bei lebensbedrohenden Erkrankungen, meist nur stochastisch benötigt, weshalb die Möglichkeit zur Heranziehung eigener Erfahrungen zur Qualitätsbeurteilung fehlt. Zweitens kann auch aus den Erfahrungen anderer meist keine Erkenntnis für die Angebotsauswahl zur Behandlung der eigenen Erkrankung gezogen werden, da gesundheitliche Probleme nie ganz vergleichbar sind und der Erfolg einer Behandlung auch sehr stark von der individuellen Arzt-Patienten-Beziehung abhängt. In diesem Punkt besteht differieren medizinische Leistungen auch von langlebigen Konsumgütern, wie z.b. Waschmaschinen oder Kühlschränken, bei denen eine objektive Qualitätsbeurteilung (z.B. durch Test-Institute) möglich ist (ebd.).

- *Mangelnde Möglichkeit der Qualitätsbeurteilung:* Ein weiteres Problem ist, dass sich meist die Qualität der medizinischen Leistung nicht einmal nach Inanspruchnahme bewerten lässt, da der Kausalzusammenhang zwischen Therapie und Änderung des Gesundheitszustandes durch viele Störgrößen (z.B. Selbstheilungskraft des Körpers) beeinflusst werden kann (ebd.).

- *Besondere Eigenschaften der Information:* Der Anbieter hat hier generell einen Wissensvorsprung gegenüber dem Nachfrager. So ist dem Patienten generell unmöglich die Qualität einer gestellten Diagnose zu bewerten. Hierfür hätte er schon vor der Nachfrage nach dieser Information die Antwort wissen müssen. Dies verschafft dem Anbieter hier natürlich einen Vorteil und eine gewisse Macht über den Nachfrager (ebd.). Durch seinen Informationsvorsprung hat der Anbieter die Möglichkeit selbst seine Nachfrage zu generieren, was den Marktmechanismus außer Kraft setzen kann (Dierks, Schwartz, 2003, S. 320). Dies wird auch als angebotsinduzierte Nachfrage bezeichnet. Allerdings ist dieses Phänomen nicht nur bei Gesundheitsgütern zu beachten, denn auch eine Automobilwerkstatt, die einen Schaden am Auto diagnostiziert und eine entsprechende Reparatur vorschlägt, verfügt über einen entsprechenden Wissensvorsprung gegenüber dem Nachfrager. Dasselbe gilt auch für einen Rechtsanwalt, der schon vor Prozessbeginn über die Chancen seines Mandanten im Bilde ist (Breyer et al., 2004, S. 182).

Aus den genannten Gründen, wird in den westlichen Ländern, meist durch regulierende Eingriffe des Staates in das Marktgeschehen, versucht ein Mindestmaß an Qualität sicherzustellen (ebd.).

### 4.2.1.3.1.3 Konsequenzen für die Verhandlungsstärke der Patienten/Versicherten als Konsument

Wie in den vorigen Abschnitten (s. 4.2.1.3.1.1 und 4.2.1.3.1.2) dargelegt, weicht die Rolle des Konsumenten im Gesundheitsmarkt in einigen Punkten nicht unbeträchtlich vom freien Wettbewerbsmarkt ab. Dennoch sind die Grundanforderungen des „Konsumenten" Patient an die Anbieter von Gesundheitsleistungen ähnlich zu denen am freien Markt: möglichst kostengünstige Leistungen (niedriger Beitragssatz und Zuzahlungen) zu bester Qualität und mit bestem Service. Zur Analyse der Verhandlungsstärke der Konsumenten soll daher auf die von Porter (1980, S. 38-40) definierten Faktoren zurückgegriffen werden. Demnach sind Konsumenten/Einkäufergruppen mächtig, wenn

- sie große Mengen (relativ zu den Verkäufen des Anbieters) einkaufen,

- die Einkäufe einen wesentlichen Anteil der Gesamteinkäufe der Einkäufer darstellen (und damit auch der Gesamterfolg des Unternehmens von diesen Einkäufen wesentlich abhängt),

- Standardprodukte bzw. undifferenzierte Produkte einkaufen,

- niedrige „Wechselkosten" haben,

- mit einer niedrigen Gewinnspanne arbeiten müssen (niedrige Profite müssen zwingend durch niedrigen Einkaufskosten kompensiert werden),

- eine Gefahr für den Anbieter darstellen, da sie durch vertikale Integration in seinen Markt eintreten könnten („Backward-Integration"),

- niedrige Qualitätsansprüche stellen (die Qualität der eingekauften Produkte hat keine Auswirkungen auf die Qualität des Endproduktes des Einkäufers),

- und über ausreichend Marktinformationen verfügen.

Im Kontext des „Nutzers" im Gesundheitswesen können die meisten der oben genannten Faktoren als nicht erfüllt oder nicht relevant beurteilt werden. Als positiv erfüllt, kann lediglich das Kriterium „niedrige Wechselkosten" betrachtet werden. Im deutschen Gesundheitswesen ist ein Wechsel des Hausarztes, des Krankenhauses oder der Krankenversicherung relativ schnell und ohne großen Kostenaufwand möglich. Die stärkste Schwäche hinsichtlich der Verhandlungsmacht der „Nutzer" ist sicherlich die große Marktintransparenz.

Entsprechend der oben beschriebenen Teilaspekte, ist derzeit die Verhandlungsstärke der Patienten/Versicherten am Gesundheitsleistungsmarkt generell als sehr gering einzuschätzen.

Allerdings bemühen sich viele Akteure im Gesundheitswesen um eine Stärkung der „Nutzer". So wurde von der Bundesärztekammer ein Patientenforum eingerichtet, das sich einer Verbesserung der Patienteninformation verschrieben hat. Die pharmazeutische Industrie versucht neue Kooperationen mit „Nutzern" auf die Beine zu stellen (Trojan, 2003, S. 338) und auch sonst werden Mitberatungs- und Vorschlagrechte von legitimierten Patientenorganisationen ausgebaut (Busse, Riesberg, 2005, S. 36). Entscheidend ist, dass auch der „Nutzer" zunehmend Interesse an mehr Markttransparenz hat. So gaben 45% der von 2001 bis 2005 im Gesundheitsmonitor (Bertelsmann Stiftung, Universität Bremen, 2006, S. 51) befragten Personen an, dass sie versuchen würden viele Informationen über Gesundheitsthemen, die sie selbst betreffen zu erhalten. Der Gesundheitszustand der Befragenten spielte hier eine entscheidende Rolle. So litten etwa 69% der Informationssuchenden an einer chronischen Erkrankung.

### 4.2.1.3.2  Verhandlungsstärke der Kostenträger (Krankenkassen)

Neben dem Versicherten/Patienten als Kunden, treten auch die Krankenkassen als mittelbare Einkäufer für ihre Versicherten in Erscheinung. Sie verhandeln mit Leistungserbringerverbänden im ambulanten Bereich (=Kassenärztliche und Kassenzahnärztliche Vereinigungen), sowie im stationären Bereich mit den einzelnen Krankenhäusern oder Krankenhausgesellschaften. Hinsichtlich des Umfangs und der Anzahl der angebotenen Leistungen und deren

Vergütung sind allerdings für alle Krankenkassen die gleichen Regeln definiert. Der Verhandlungsspielraum ist für einzelne Krankenkassen durch die Verhandlungsergebnisse zwischen den jeweiligen Spitzenverbänden auf Bundesebene sowie andere staatliche Regulationen stark eingeschränkt (ausführlich hierzu Busse, Riesberg, 2005, S. 47-67). Prinzipiell kann hier eine Bewertung der Verhandlungsstärke der Kostenträger zwar nicht anhand der von Porter vorgeschlagen Faktoren (s. 4.2.1.3.1.3) vorgenommen werden, da die Wettbewerbsverhältnisse durch die erheblichen staatlichen Eingriffe ins Verhandlungsgeschehen zu stark verzerrt werden, im Kontext der Integrierten Versorgung ist ein Einsatz jedoch gerechtfertigt.

Dies lässt sich damit begründen, dass durch die Integrierte Versorgung die Spielregeln neu definiert und der Verhandlungsspielraum stark erweitert wird. So ist im Rahmen der Integrierten Versorgung der Sicherstellungsauftrag der Kassenärztlichen Vereinigungen nach § 75 Abs. 1 SGB V eingeschränkt, was die Möglichkeit zum selektiven Kontrahieren, d.h. dem individuellen Aushandeln von Vergütungsverträgen mit einzelnen Vertragsärzten (unter Ausschluss der zuständigen KV), eröffnet. Darüber hinaus können Abweichungen von den regulären Vergütungsregeln innerhalb des IV-Vertrages insoweit vereinbart werden, „(…) als die abweichende Regelung dem Sinn und der Eigenart der integrierten Versorgung entspricht, die Qualität, die Wirksamkeit und die Wirtschaftlichkeit der integrierten Versorgung verbessert oder aus sonstigen Gründen zu ihrer Durchführung erforderlich ist." (§ 140b Abs. 4 SGB V), d.h. dass im Rahmen der Integrierten Versorgung prinzipiell Umfang und Anzahl der Leistungen und die Höhe der Vergütung frei zwischen den Teilnehmern verhandelt werden können. Dies eröffnet Wege zu marktwirtschaftlichem Denken und Handeln.

Im Kontext der „Gesundes Kinzigtal" ist die Verhandlungsstärke der Krankenkassen als Konsument der von der „Gesundes Kinzigtal" angebotenen Managementleistungen zu beurteilen.

■ *Verhandlungsstärke der AOK Baden-Württemberg:* Die Verhandlungsstärke der AOK Baden-Württemberg kann in Bezug auf die Gesundes Kinzigtal GmbH grundsätzlich als relativ groß eingeschätzt werden, da viele Merkmale, die starke Einkäufer nach Porter (s. 4.2.1.3.1.3) auszeichnen, erfüllt werden. Sie kauft große Mengen[27] ein, hat ein umfangreiches Marktwissen[28], muss mit einer niedrigen Gewinnspanne arbeiten[29] und es besteht rein theoretisch die Gefahr, dass sie selbst die Managementaufgaben für das Kinzigtal übernehmen könnte.
Relativiert wird die Verhandlungsstärke der AOK Baden-Württemberg dadurch, dass es sich beim Projekt „Gesundes Kinzigtal" um ein Pilot-/Prestigeprojekt handelt. Dies bedingt, dass die AOK hier kein Standardprodukt bzw. undifferenziertes Produkt einkauft und mit Fortschreiten des Projektes auch die „Wechselkosten" immer höher werden, da die durch die AOK in das Projekt investierten Gelder durch einen Vertragsabbruch verloren gehen könnten. Weiters weist die AOK im Fall der „Gesundes Kinzigtal" zwei weitere Merkmale eines starken Einkäufers nicht auf: Erstens ist der

---

[27] 30.000 AOK-Versicherte im Vergleich zu insgesamt 32.000 Versicherten (30.000 AOK + 2000 LKK-Versicherte), für die die „Gesundes Kinzigtal" mittels der zwei IV-Verträge die Verantwortung übernommen hat. Aus Sicht der „Gesundes Kinzigtal" ist die AOK somit ein Großeinkäufer.

[28] Es ist davon auszugehen, dass die AOK Baden-Württemberg aufgrund ihrer langjährigen Erfahrung als Kostenträger im Kinzigtal einen Wissensvorsprung gegenüber dem „Marktneuling" „Gesundes Kinzigtal" hat.

[29] Der Begriff Gewinnspanne ist hier nicht ganz passend, da Krankenkassen als Selbstverwaltungskörper nicht gewinnorientiert arbeiten. Dennoch kann dieses Kriterium der Marktmacht des Kunden als erfüllt betrachtet werden, da der starke Kostendruck, der auf den Schultern der Krankenkassen lastet, an die Lieferanten weitergegeben werden muss. Dies entspricht von der Intention her den Überlegungen Porter's (1980, S. 39-40).

Anteil der „Gesundes Kinzigtal"-Versicherten mit 0,8% (AOK BW, 2005) an den Gesamtversicherten der AOK Baden-Württemberg sehr klein; somit stellt er keinen wesentlichen Anteil an den Gesamteinkäufen der AOK Baden-Württemberg dar. Zweitens kann die AOK keine niedrigen Qualitätsansprüche an die Leistungen der „Gesundes Kinzigtal" stellen, da sich das auf das Endprodukt – die Krankenversicherung – auswirken könnte.

■ *Verhandlungsstärke der LKK Baden-Württemberg:* In der Beziehung der „Gesundes Kinzigtal" zur LKK Baden-Württemberg herrscht ein ausgeglichenes Verhältnis, vor allem da sie aus Sicht der „Gesundes Kinzigtal" ein eher kleinerer Kunde, mit einer im Vergleich zur AOK geringen Versicherten-Population im Kinzigtal, ist.

Zusammenfassend lässt, sich noch festhalten, dass durch die Konzeption der IV-Verträge ein ausgeglichenes und faires Verhältnis zwischen den Partnern geschaffen wurde, das Machtkämpfe weitgehend unterbindet.

### 4.2.1.4 Verhandlungsstärke der primären & sekundären Leistungserbringer

Die Verhandlungsstärke der Lieferanten kann den Wettbewerbsdruck in einer Branche, durch die Möglichkeit Einfluss auf Preise und Qualität der zugelieferten Leistungen/Produkte zu nehmen, stark intensivieren. Vor allem durch Preiserhöhungen kann die Profitabilität innerhalb einer Branche stark vermindert werden, da diese Preissteigerungen oft nicht an den Kunden weitergegeben werden können (Porter, 1980, S. 39-40). Generell sind hier aber die Möglichkeiten, vor allem im Bereich der Preisbeeinflussung, durch staatliche Regelungen stark eingeschränkt. So wird der Preiswettbewerb z.B. im pharmazeutische Markt durch die Festlegung von Festpreisen oder im ambulanten oder stationären Bereich durch einheitliche Vergütungskataloge (DRG; EBM) stark begrenzt. Diese Regulierungen, die eigentlich zur Kostendämpfung dienen, verhindern aber auch Verhandlungen über niedrigere Preise. Die Integrierte Versorgung bietet hier wiederum die Möglichkeit eines marktwirtschaftlicheren Zugangs (s.a. 4.2.1.3.2). Die Merkmale von verhandlungsstarken Lieferanten in einem Wettbewerbsmarkt sind nach Porter (ebd.) das direkte Spiegelbild der Faktoren für verhandlungsstarke Kunden. Dementsprechend haben Lieferanten große Verhandlungsmacht, wenn:

■ es nur wenige Lieferanten am Markt gibt,

■ nur wenige Substitutionsprodukte vorhanden sind,

■ die Branche des Einkäufers als unrelevante Kundengruppe betrachtet wird,

■ der Lieferant differenzierte Produkte anbietet und die „Wechselkosten" hoch sind,

■ und der Lieferant eine Gefahr für den Einkäufer darstellt, da dieser durch vertikale Integration in seinen Markt eintreten könnten („Forward-Integration").

Im Kontext der „Gesundes Kinzigtal" müssen bei der Bewertung der Verhandlungsstärke hier zwei wesentliche Lieferantengruppen unterschieden werden:

■ *Primäre Leistungserbringer*, wie z.B. Vertragsärzte, Krankenhäuser, Apotheken etc. stellen, wie bereits unter 4.2.1.1 dargestellt, parallel Konkurrenten wie Lieferanten/potentielle Leistungspartner für die Gesundes Kinzigtal GmbH dar. Zwischen ihnen bestehen prinzipiell gewachsene Kunden-Lieferantenbeziehungen. So versorgt der niedergelassene Arzt Krankenhäuser durch Zuweisungen mit Patienten und dieses beliefert wiederum Rehabilitationseinrichtungen. Interessant aus der Perspektive der

Gesundes Kinzigtal GmbH, im Hinblick auf den Aufbau eines vollintegrierten Versorgungssystems, ist vor allem die Bedeutung des Vertragsarztes als Lieferant im System der primären Leistungserbringer. Er nimmt hierbei die Position des „Gatekeepers" ein und spielt eine entscheidende Rolle bei der Steuerung der Patientenbedürfnisse (Ginter et al., 2002, S. 117). Durch die Konsolidierung beinahe der Hälfte der Vertragsärzte in der Gesundes Kinzigtal GmbH hat sich die Zahl der Lieferanten für die Krankenhäuser drastisch reduziert bzw. auf ein Leistungserbringernetz konzentriert; was zu einer Stärkung der Position des ambulanten Bereichs geführt hat. Zusätzlich bietet der ambulante Bereich ein großes Substitutionspotential zum stationären Bereich. So wird geschätzt, dass unter optimalen Rahmenbedingungen 20-40% aller stationären Eingriffe in Tageskliniken oder durch ambulantes Operieren durchgeführt werden könnten und das zu niedrigeren Kosten (Merschbächer, 1999, S.390-391). Dies trägt zusätzlich zu einer Schwächung der Position der Krankenhäuser bei. Unter diesen Rahmenbedingungen und verstärkt durch den weiteren Ausbau des ambulanten Marktanteils der „Gesundes Kinzigtal" werden stationäre Leistungserbringer nicht darum herum kommen über Kooperationsverträge und einen Einstieg in das IV-System nachzudenken. Die Gesundes Kinzigtal GmbH hat in diesen Verhandlungen über Leistungspartnerverträge dann natürlich eine gute Position. Kann im Gegenzug dazu die „Gesundes Kinzigtal" ihren Marktanteil im ambulanten Sektor nicht erhöhen bzw. es kommt im „worst-case" zu einer Konzentration der Nicht-LP auf ambulantem (zusätzlich zu der bereits vorhandenen auf stationärem Sektor), so ist anzunehmen, dass dies den Aufbau einer gemeinsamen Integrierten Versorgung für das Kinzigtal sehr erschweren würde.

■ _Sekundäre Leistungserbringer:_ Hierunter sind vor allem Unternehmen der pharmazeutischen, medizintechnischen, Medizinprodukte- und Laborindustrie sowie IT- und Disease Management-Dienstleistungsindustrie zu verstehen[30]. Die Verhandlungsstärke der sekundären Leistungserbringer wird durch die Konzentrationsfunktion der Gesundes Kinzigtal GmbH auf der Käuferseite stark geschwächt. In ungekehrtem Maße kann also in diesem Bereich die Verhandlungsstärke der Gesundes Kinzigtal GmbH als sehr hoch eingestuft werden (vor allem im Vergleich zur Marktmacht der Leistungserbringer als alleinstehende Unternehmen). Im Großen und Ganzen können viele Merkmale einer starken Einkäufergruppe identifiziert werden. Je nach Produkt, das eingekauft werden muss, können natürlich auch starke Variationen auftreten. Generell gilt aber, dass bis auf die Gefahr der „Backward-Integration" und die niedrigen Qualitätsansprüche alle Merkmale einer starken Käufergruppe erfüllt werden können. Zusätzlich ist die „Gesundes Kinzigtal" aufgrund ihres Pilot- sowie „Markencharakters" und ihrer hohen Reputation (vor allem beim Fachpublikum) für sekundäre Leistungserbringer ein interessanter Kooperationspartner. Überdies stellen auch ihre umfangreichen Versorgungsdaten für sekundäre Leistungserbringer, allen voran für die pharmazeutische Industrie, einen großen Wert für z.B. arzneimittelbezogene „Real Life"-Versorgungsforschung (RLVF), dar; was die Verhandlungsposition der „Gesundes Kinzigtal" natürlich weiter verbessert[31].

---

[30] Ginter et al. (2002, S. 64-67) führen hier auch noch medizinische Bildungseinrichtungen, Kostenträger und ähnliche Organisationen, die bei der Erbringung von Gesundheitsleistungen unterstützend eingreifen, an. Für die Betrachtung der Verhandlungsstärke von Lieferanten im Kontext der „Gesundes Kinzigtal" sind aber vor allem die oben dargestellten Akteure von Bedeutung.

[31] Die Hildebrandt GesundheitsConsult GmbH (2007) hat hierzu bereits ein erstes Gutachten für den Verband

#### 4.2.1.5 Bedrohung durch neue GKV-Versorgungsangebote

Der Eintritt neuer Marktteilnehmer bringt generell immer Gefahren für bestehende Unternehmen im Markt mit sich, da die Intensität des Wettbewerbs durch den Kampf um Marktanteile erhöht wird. Der Umfang der Bedrohung durch neue Wettbewerber wird determiniert durch die Eintrittsbarrieren der Branche (Porter, 1980, S. 32).

Diese sind im Gesundheitswesen generell durch staatliche und gesetzliche Regulierungen sehr hoch. Die Gesundes Kinzigtal GmbH nimmt, wie schon unter 4.2.1.1 erörtert, in ihrer spezifischen Konzeption als IV-Modell eine Sonderstellung in der deutschen Gesundheitslandschaft ein. Die Betrachtung der Bedrohung durch neue Markteintritte erfolgt dementsprechend auch aus Leistungserbringer und Kostenträgerperspektive.

- *Bedrohung durch neue gesetzliche Krankenversicherungsangebote:* Wie schon unter 4.2.1.1 dargestellt, liegt das Kerngeschäft der „Gesundes Kinzigtal" im Marktsegment der AOK und LKK-Versicherten. Von neuen gesetzlichen Krankenversicherungsangeboten geht daher eine geringe Bedrohung aus.

- *Bedrohung durch neue Leistungserbringer:* Auch diese Bedrohung kann als gering betrachtet werden, da die staatliche Krankenhausplanung und analog dazu die Bedarfsplanung der Kassenärztlichen Vereinigungen im ambulanten Bereich die Anzahl der Anbieter für Versicherte bei gesetzlichen Krankenkassen am Markt begrenzen. Im Krankenhausmarkt wird generell davon ausgegangen, dass Überkapazitäten bestehen (Vera, Warnebier, 2006, S. 285) und auch im ambulanten Bereich der Region Kinzigtal werden die SOLL-Zahlen der Bedarfsplanung der KV Baden-Württemberg (2007) erfüllt. Auf langfristige Sicht besteht für die „Gesundes Kinzigtal" sogar eher das Problem einer zu geringen Zahl neuer Markteintritte, was zu einer Unterversorgung im Tal führen könnte (Hermann et al., 2006, S. 26).

#### 4.2.1.6 Bedrohung durch private Versorgungsangebote

In Deutschland werden durch private Versicherer Voll-, sowie Zusatzversicherungspakete angeboten (Leidl, 2003, S. 356).

Unter PKV-Unternehmen findet im Bereich der Vollversicherung primär ein Wettbewerb um die erstmalige Versicherung statt, da aufgrund des Vererbungsprinzips sämtliche als Altersrückstellung einbezahlten Beträge bei der im alten Vertrag versicherten Population verbleiben und so ein Umstieg nach längerer Versicherungzeit bei einem PKV-Unternehmen zu einem anderen Anbieter meist nicht gewinnversprechend ist. Zwischen GKV und PKV wird insbesondere um die freiwillig in der GKV versicherten Personen konkurriert, da die Option der Vollversicherung in der PKV (Private Krankenversicherung) vor allem für Beamte, Selbstständige und Arbeitnehmer mit Einnahmen oberhalb der Versicherungspflichtgrenze besteht (ebd.).

Wie Abbildung 21 zeigt, liegt in der Kinzigtal-Population der Anteil der freiwillig Versicherten mit ca. 3,7% weit unter dem deutschlandweiten Durchschnitt von 10% im Jahr 2003 (Busse, Riesberg, 2005, S. 71). Unter der Annahme, dass ein Wechsel zur PKV nur für

---

der Forschenden Arzneimittelhersteller e. V. erstellt, in dem die Nutzbarkeit von GKV-Routinedaten für RLVF untersucht wurde und bestätigt werden konnte, dass in diesem Zusammenhang vor allem Sekundärdaten von IV-Systemen ein großes Potential bieten.

Personen bis zum Alter von 40 Jahren Vorteile bringt, sinkt die Zahl der Zielgruppe, bei der die Gesundes Kinzigtal im Wettbewerb mit PKV-Angeboten steht, auf insgesamt 239. Das sind lediglich 0,8% der gesamten AOK-Versicherten im Kinzigtal. Unter den Herzinsuffizienzerkrankten im Kinzigtal sind ca. 2% freiwillig versichert. Keiner dieser Versicherten ist allerdings jünger als 45.

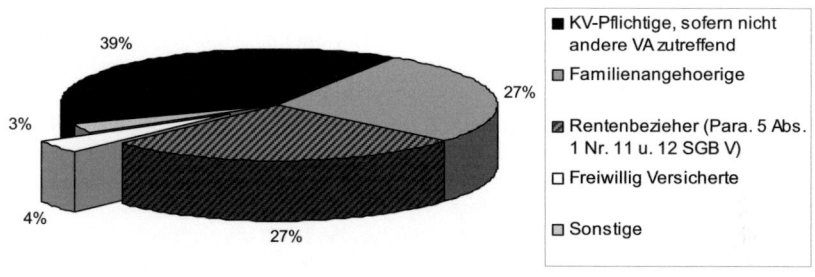

**Abbildung 21: Aufteilung der Versicherungsarten der AOK-Versicherten im Kinzigtal[32]**

Unabhängig von den bereits diskutierten Punkten hinsichtlich des untergeordneten Stellenwerts des Wettbewerbs in der Rolle als Kostenträger für die „Gesundes Kinzigtal" unter 4.2.1.1, ergibt sich aus der sehr kleinen Gruppe der freiwillig Versicherten unter der AOK-Kinzigtal-Population eine geringe Bedrohung durch private Vollversicherungsangebote für die Gesundes Kinzigtal GmbH.

Bei den Zusatzversicherungsleistungen, die von PKV-Unternehmen für gesetzlich Versicherte angeboten werden, sowie bei anderen Gesundheitsleistungen, die privat – „out-of-pocket" – bezahlt werden müssen, besteht ein größeres Potential für private Anbieter. Allerdings kann die Bedrohung, die von diesen Produkten ausgeht als gering eingeschätzt werden. Ein Mehrkonsum an Gesundheitsleistungen, die nicht zu Kosten der „Gesundes Kinzigtal" gehen, kann sogar positive Auswirkungen auf den Gesundheitsgewinn der Versicherten der „Gesundes Kinzigtal" haben und so Gewinne bei der Managementgesellschaft generieren. Beachtet muss hier jedoch werden, dass die Leistungen der IV nicht als Konkurrenz- oder Substitutionsprodukt zu privaten Versorgungsangeboten am Markt platziert werden. Die Versicherten müssen IV als Hauptprodukt wahrnehmen, zu dem private Versorgungsangebote ein Supplement darstellen können.

### 4.2.2 Konsequenzen für das strategische Management der GK

In diesem Abschnitt sollen nun die Kernpunkte der Branchenanalyse zusammengefasst werden und Konsequenzen zur Gestaltung der Integrierten Versorgung im Kinzigtal abgeleitet werden. Janus und Amelung (2005) haben sich mit dieser Frage in ihrer Studie "Integrated Health Care Delivery Based on Transaction Cost Economics – Experiences from California

---

[32] Details s. C.5

and Cross-National Implications" ausführlich auseinandergesetzt. Die Ergebnisse dieser Studie werden nachstehend im Kontext der „Gesundes Kinzigtal" diskutiert.

Zusammenfassend lässt sich konstatieren, dass durch den Eintritt der Gesundes Kinzigtal GmbH, als Integriertes Versorgungsmodell, ein marktwirtschaftlicheres Klima mit einer höheren Wettbewerbsintensität im Gesundheitsmarkt der Region Kinzigtal entstanden ist. Es ist somit eine Annäherung an die Marktverhältnisse des Gesundheitswesens in den U.S.A., aus dem das Konzept der Integrierten Versorgung ursprünglich kommt erfolgt.

Integrierte Versorgungssysteme können in den U.S.A. bereits auf eine längere Geschichte zurückblicken. Während in Deutschland die Möglichkeit für Integrierte Versorgungssysteme erst mit der GKV-Gesundheitsreform im Jahre 2000 geschaffen wurde und die „Gesundes Kinzigtal" eines der ersten Modelle ist, das eine Integrierte Versorgung über alle Sektoren und Fachbereiche anstrebt, hat die Integrierte Versorgung gemeinsam mit anderen Managed Care Ansätzen in den U.S.A. bereits Mitte der 1990-er Jahre den Anfang für ihre boomartige Entwicklung gesetzt. Anfangs wurde der Erfolg von Managed Care und Integrierten Versorgungssystemen gefeiert, vor allem aufgrund der teilweise großen Kosteneinsparungen, die erzielt werden konnten. Mit der Jahrtausendwende war dann aber ein sogenannter „Managed-Care-Backlash" zu beobachten und Integrations- und Konsolidierungsanstrengungen nahmen stark ab. Eine Vielzahl von Integrationsanstrengungen scheiterte und viele Akteure versuchen sich deshalb derzeit wieder auf ihre Kernkompetenzen zu beschränken (Janus, Amelung, 2005, S. 2-4).

In diesem Zusammenhang wurden von Janus und Amelung vier Faktoren für erfolgreiche Integrierte Versorgungssysteme identifiziert. Diese bilden auch die Basis für die Konzeption des IV-Modells „Gesundes Kinzigtal" und dessen strategische Intentionen. Sie bilden demnach auch den richtungweisenden Rahmen für die Entwicklung einer Strategie für das Geschäftsfeld „Herzinsuffizienz".

1. *Virtuelle Integration statt „realer" vertikaler Integration:* Janus und Amelung (ebd., S. 19-24) haben in ihrer Studie festgestellt, dass sich die meisten Organisationen, die den „Managed-Care-Backlash" überlebt haben, in hybriden Modellen organisieren. Der Ausdruck „Hybrid" beschreibt hierbei einen Überbegriff für verschiedenste Formen der Steuerung und Kontrolle. Es werden hierbei Elemente des Marktes und der hierarchischen Organisation unter einem Dach vereint. Hybride können demnach als „ (…) long-term contractual relations that preserve autonomy, but provide added transaction-specific safeguards, compared with the market" definiert werden (ebd.). Virtuell integrierte Gesundheitssysteme sind eine Art hybride Organisationsform. Hierbei erfolgt die Integration nicht mehr über Fusionen oder Akquisitionen sondern durch die Bildung von Netzwerken und Allianzen per Kooperationsvertrag und über gemeinsame Informationssysteme. Dies hat den Vorteil, dass einerseits auf die meist sehr kostenintensiven und schwierigen Prozesse von Fusionen und Akquisitionen verzichtet werden kann und andererseits das System flexibler bleibt. Es wird somit der Bildung eines bürokratischen, unflexiblen hierarchischen Versorgungssystems, das auf die Bedürfnisse seiner Kunden nicht schnell genug reagieren kann, vorgebeugt. Genau das war einer der Hauptkritikpunkte an „real" vertikal integrierten Versorgungssystemen, die auf der Basis von starren hierarchischen Eigentümer–Angestellten-Beziehungen funktionieren. Es wird angenommen, dass vor allem am komplexen Gesundheitsmarkt hybride Organisationsformen eine höhere Erfolgswahrscheinlichkeit aufweisen, da sie es Systemen ermöglichen effizienter in einer komplexen Umwelt zu agieren (ebd.).

Auch die „Gesundes Kinzigtal" strebt eine virtuelle Integration an. Basis hierfür sind die Leistungspartnerverträge, die zwischen der Gesundes Kinzigtal GmbH und allen Leistungspartnern geschlossen werden (s. 3.1.2.2.1).

2. *Dynamische Spannung zwischen zentraler und dezentraler Organisation:* Janus und Amelung (ebd., S.25) sehen die dynamische Spannung zwischen zentraler und dezentraler Organisation als wesentliche Voraussetzung für eine erfolgreiche Hybrid-Organisation. Sie plädieren hierbei für den „Coopetition"-Ansatz (gleichzeitige Förderung von Kooperation und Wettbewerb), der auf der parallelen Steuerung durch Vertrauen und Macht basiert (ebd.).

Dieser Ansatz bietet auch für die „Gesundes Kinzigtal" ein passendes Hilfsmittel zur Auflösung bzw. effektiven Nutzung des eigentlichen Widerspruchs zwischen Konkurrenz und Kooperation, der wie die Branchenstrukturanalyse gezeigt hat, ein wesentliches Element der Wettbewerbssituation im Kinzigtal darstellt.

Generell sollte die Steuerung bei der administrativen Koordination primär durch Machtausübung erfolgen; bei der klinischen/medizinischen Koordination ist eher auf Vertrauen zu setzen (Janus, Amelung, 2005, S. 25). Die Initiatoren der „Gesundes Kinzigtal" haben hierfür sogar einen eigenen Begriff kreiert – „Vertrauensproduktivität". Die „Gesundes Kinzigtal" geht hier von umfangreichen Kontrollkosten in Form von vorab einzuholenden Genehmigungen, Dokumentationsanforderungen etc. aus, die im Rahmen des Vertrages abgebaut werden sollen (Hermann et al., 2006, S. 27). Eine konsequente Umsetzung des „Coopetition"-Konzeptes führt zu einer verbesserten Transparenz, wobei partiell die einzelnen Vertragspartner noch unabhängig bleiben und besonders vertrauenswürdige, wettbewerbsrelevante Informationen zurückbehalten können. Diese Option ist besonders bei Ärzten wichtig, da diesen so die Angst genommen werden kann, dass sie bei Eintritt in die Integrierte Versorgung völlig die Steuerung und Kontrolle über ihre Arbeit verlieren. Ein weiterer wichtiger Punkt ist auch, dass Gesundheitsversorgung lokal bleiben und Entscheidungskompetenzen dezentral verteilt werden sollten. Eine Ausnahme bildet jedoch die Informationstechnologie (IT), die als „Change Agent" zwar lokal implementiert, aber zentral angesiedelt und gesteuert werden muss, um systemweite Standards sicherstellen zu können. (Janus, Amelung, 2005, S. 25).

3. *Beziehungsmanagement* sollte explizit für interne und externe Beziehungen betrieben werden, da es Opportunismus vermindert, Unstimmigkeiten vermeidet oder beendet und Transaktionen sämtlicher Art vereinfacht. Beziehungsmanagement kann durch die Einrichtung spezieller Kommunikationsabteilungen, die spezifisch Beziehungen zu Vertragspartnern des Systems, wie etwa Ärzten, Krankenhäusern etc. oder externen Akteuren, wie z. B. Pharmaunternehmen managen. Besonders Bedeutung kommt auch der Beziehungsbildung mit anderen Akteuren am Markt hinsichtlich Disease Management und Gesundheitsmanagement zu. Ziel ist es hierbei, Behandlungspfade im Sinne eines „cookbook medicine approach" zu etablieren und so durch einen umfassenden, interdisziplinären Ansatz die Effektivität und Effizienz der Versorgung zu verbessern (ebd. S. 25-28).

Generell können noch als förderliche Faktoren für ein erfolgreiches Beziehungsmanagement gegenseitige Abhängigkeiten und informelle Organisationsstrukturen identifiziert werden (ebd.). Wie die Branchenstrukturanalyse gezeigt hat, verschafft hier vor allem die relativ große Marktmacht im ambulanten Bereich der Gesundes Kinzigtal GmbH eine gute Position.

4. *Personalmanagement:* Auch ein effizientes und effektives Management des Humankapitals ist ein wesentlicher Erfolgsfaktor für Integrierte Versorgungssysteme. Zur Steuerung des Personals sollte auf einen Mix von monetären und nicht-monetären Anreizen zurückgegriffen werden. Zur Schaffung immaterieller Reize sollte hier wieder der Ansatz der „Coopetition" angewandt werden. Besonders wichtig ist der Aufbau einer gemeinsamen Unternehmenskultur, was sich in einem virtuell Integrierten Versorgungssystem wesentlich schwieriger als in einer „realen" Organisation gestalten kann. Die gemeinsame Unternehmenskultur sollte versuchen die einzelnen Unternehmenskulturen unter einem Dach zu vereinen. Um das zu ermöglichen, muss Vertrauen und Zuversicht zwischen den einzelnen Kooperationspartnern aufgebaut werden. Hierzu kann auch wieder ein gutes Beziehungsmanagement beitragen (ebd.).

Diese Angleichung der verschieden Interessen bzw. die Schaffung einer gemeinsamen Kultur für alle Leistungserbringer entlang der Behandlungskette des Patienten, dürfte eine der schwierigsten Aufgaben für die „Gesundes Kinzigtal" werden, da gerade dies als die zentrale Schwachstelle der traditionellen Gesundheitsversorgung in Deutschland betrachtet wird. Das deutsche Gesundheitswesen ist zerrüttet durch sektorales Konkurrenzdenken, Abstimmungsproblemen zwischen einzelnen Versorgungsstufen und einem Mangel an gemeinsamen Zielvorstellungen und Werthaltungen (Mühlbacher, 2002, S. 55).

5. *Informationstechnologie:* Die umfassende Implementierung von IT wird als einer der zentralsten Erfolgsfaktoren für ein Integriertes Versorgungssystem betrachtet. Sie ist gleichzeitig Grundvoraussetzung und Ergebnis eines integrierten Systems. Sie kann als der „Kleber" betrachtet werden, der den Hybriden zusammenhält. IT hat dafür zu sorgen, dass die richtigen Informationen ausgetauscht und auch verstanden werden und bildet insofern parallel die Grundlage für stabile Kooperationen und Veränderungen. IT sollte, wie bereits erwähnt, zentral angesiedelt werden. Allerdings sollte aber lokal individuelle Flexibilität bewahrt bleiben. Die IT-Abteilung sollte dementsprechend die Kooperationspartner wie Kunden betrachten, deren Bedürfnisse und Wünsche sie erfüllen muss (Janus, Amelung, 2005, S. 28-29). Entsprechend des großen Einflusses, dem der IT auf den Erfolg eines Integrierten Versorgungssystems beigemessen wird, hat auch die „Gesundes Kinzigtal" stark in die Entwicklung und Implementierung einer IT-Infrastruktur mit einer zentralen Gesundheitsakte ihrer Versicherten investiert. Mitte 2007 soll das IT-System inklusive der grundlegenden Funktionalitäten voll betriebsbereit sein.

Abseits der hier diskutierten Erfolgsfaktoren für Integrierte Versorgungsmodelle, muss natürlich auch bedacht werden, dass im Gegensatz zu Deutschland in den U.S.A. Aspekte der sozialen Gerechtigkeit eine eher untergeordnete Rolle spielen. Die „Gesundes Kinzigtal" hat das Modell der Integrierten Versorgung, aber wie bereits mehrfach erwähnt entsprechend an die kulturellen Rahmenbedingungen in Deutschland adaptiert. Durch die Übernahme der Verantwortung für die Gesundheitsversorgung über alle Sektoren (mit Ausnahme der Zahnmedizin) für alle Versicherten der AOK und LKK mit Wohnsitz im Kinzigtal und einer Vertragsgestaltung, die den Fokus der „Gesundes Kinzigtal" aus finanzieller Sicht auf den langfristigen Gesundheitsgewinn ihrer Patienten richtet, hat die „Gesundes Kinzigtal" von vornherein die Prioritäten klargestellt, nämlich die Schaffung einer qualitativ hochwertigen, effektiven und effizienten Gesundheitsversorgung für alle Versicherten ohne Ausnahmen. Sie verfolgt demnach im Gegensatz zu vielen amerikanischen Managed Care Organisationen einen „Value"-Ansatz. Im Vordergrund steht die Qualität bzw. der (Mehr-)Wert, der für den Patienten geschaffen werden kann und nicht allein Kostenreduktionen.

### 4.2.3 Directional Strategies - Mission, Vision, Werte, Ziele

Im nächsten Abschnitt werden Mission, Vision, Werte und Ziele entsprechend dem analytischen Modell von Ginter et al. (s. a. 4.1) dargestellt. Bei der Konzeption der direktionalen Strategien wurden, wie bereits erwähnt, die Erkenntnisse aus der Studie von Janus und Amelung als Basis herangezogen. Janus wurde zusätzlich auch persönlich mit der Erstellung eines eigenen Strategiepapiers für die OptiMedis AG beauftragt. Ziel ist es in dieser Arbeit nicht, Mission, Vision, Werte und Ziele zu evaluieren. Diese sollen nur ergänzend zu den Ausführungen unter 4.2.2 beleuchtet werden, um ein vollständiges Bild der strategischen Grundausrichtung der „Gesundes Kinzigtal" zu erhalten; was im Hinblick auf die Entwicklung von Strategien für das Geschäftsfeld „Herzinsuffizienz" von wesentlicher Bedeutung ist.

#### 4.2.3.1 Mission

Eine Mission ist, wie bereits erwähnt, ein generelles Statement der Organisation darüber, was sie selbst von den Wettbewerbern unterscheidet. Sie beantwortet die Fragen: „Wer sind wir?" und „Was tun wir?". Für die Entwicklung und Verfassung stehen mehrere Wege zur Verfügung. Diese differieren meist auch stark in Abhängigkeit von der jeweiligen Branche, in der eine Organisation tätig ist. Ginter et al. (2002, S. 183-187) haben für Institutionen im Gesundheitswesen sechs wichtige Komponenten identifiziert, die ein „Mission Statement" enthalten sollte: die Zielgruppe, eine Definition der Kerndienstleistungen und Kernprodukte der Organisation, die geographische Zielregion, unternehmensspezifische Werte, eine explizite Unternehmensphilosophie und andere Unterscheidungsfaktoren zu den Wettbewerbern.

Eine explizite Mission, die diese Komponenten umfasst wurde durch die Gesundes Kinzigtal GmbH nicht formuliert. Aus den Texten der Gesundes-Kinzigtal-Website und anderen Veröffentlichungen lassen sich aber für die nachfolgende Bildung von adaptiven Strategien, Markteintritts- und Wettbewerbs- sowie Implementierungsstrategien folgende wichtige Kernpunkte, die zu einer Mission zusammengefasst werden könnten, extrahieren.

- *Zielgruppe*
  Zielgruppe sind alle Versicherten der AOK und der LKK Baden Württemberg in der Region Kinzigtal (s.a. geographische Zielregion).
  Ein besonderer Fokus liegt aber auf kränkeren und älteren multimorbiden Versicherten. Besonders diese Versicherte sollen zur Einschreibung bewogen werden, da durch diese der Hauptteil der Kosten der Gesundheitsversorgung verursacht wird (s. 3.2.1). Es kann daher angenommen werden, dass durch ein effektives und effizientes Management dieser Versicherten der größte kollektive Gesundheitsgewinn und somit der höchste Return on Investment erzielt werden kann.

- *Definition der Kerndienstleistungen und Kernprodukte der Organisation*
  Diese sind auch explizit in den Verträgen zur Integrierten Versorgung definiert. Kurz gefasst ist die Kernaufgabe der Gesundes Kinzigtal GmbH die Organisation einer effizienten und effektiven medizinischen Vollversorgung über alle Sektoren der Gesundheitsversorgung (mit Ausnahme der Zahnmedizin) für die Versicherten der Region der AOK und der LKK.

- *Geographische Zielregion*
  Die geographische Zielregion wird mehrfach eindeutig bestimmt. Schon durch die Namenswahl bringt die Gesundes Kinzigtal GmbH zum Ausdruck, dass sie eine Ver-

besserung der regionalen Gesundheitsversorgung im Kinzigtal anstrebt, was auch der Anforderung von Janus und Amelung entspricht, dass Gesundheitsversorgung lokal bleiben muss (s. 4.2.2). Im Vertrag zur Integrierten Versorgung mit der AOK Baden-Württemberg wird dies noch konkretisiert. So ist hier die Zielregion klar anhand eines vereinbarten Postleitzahlengebietes (PLZ: 77709 – 777997 und 78132) definiert. Nur AOK-Versicherte, die in diesem Gebiet ihren Wohnort haben, können sich in den Vertrag zur Integrierten Versorgung der Gesundes Kinzigtal GmbH einschreiben (Hermann et al., 2006, S. 12, 14).

- *Unternehmensspezifische Werte und eine explizite Unternehmensphilosophie*
  Die unternehmensspezifischen Werte und die zu Grunde liegende Unternehmensphilosophie lassen sich am besten durch ein paar Schlagworte zusammenfassen (s.a. Schlagworte des nächsten Punktes): regionale Orientierung und langfristige Orientierung, salutogener und patientenorientierter Grundansatz der Versorgungsgestaltung (ökonomische und medizinische Orientierung am Gesundheitsgewinn des Patienten), innovative und evidenzbasierte Gesundheitsversorgung, Kultur des Vertrauens

- *Andere Unterscheidungsfaktoren zu den Wettbewerbern*
  Ein paar Schlagworte zu den Unterscheidungsfaktoren: optimierte Behandlungskette, zusätzliche präventive und gesundheitsfördernde Leistungsangebote, verändertes Verständnis der Beziehung zwischen Arzt und Patient („Arzt des Vertrauens"), unter anderem durch gemeinsam abgeschlossene Zielvereinbarungen, langfristige Zielplanung und Orientierung am Gesundheitsgewinn des Patienten, Stärkung der Patientenrechte durch eigenen Patientenbeirat (Gesundes Kinzigtal GmbH, 2007a).

### 4.2.3.2 Vision

Die Vision ist relativ klar skizziert. Hermann et al. (2006, S. 191-194) fassen die Vision, die auch auf der Homepage der Gesundes Kinzigtal GmbH unter dem Menüpunkt „Idee" ausführlich dargestellt ist, zu drei Leitsätzen für ein erwünschtes Zukunftsbild zusammen:

- „Mit den Patienten, den anderen lokalen Gesundheitspartnern und den Krankenkassen zusammen entwickeln wir eine besser organisierte Gesundheitsversorgung für die Bevölkerung im Kinzigtal".

- „Wir nutzen die neuesten Erkenntnisse der Wissenschaft für Vorsorge und Behandlung und schaffen damit in Gemeinschaft mit allen Beteiligten ein „Gesundes Kinzigtal".

- „Wir steigern die Attraktivität des Kinzigtals für den medizinischen Nachwuchs, erhöhen die Berufszufriedenheit der Ärzte, entwickeln zusätzliche Angebote und sichern damit längerfristig die Versorgung vor Ort."

Diese Leitsätze enthalten alle fünf Komponenten die Ginter et al. (2002, S. 193) als wesentlich für eine Vision erachten: klare Hoffnung für die Zukunft, herausfordernd und Spitzenleistungen anstrebend, inspirierend und emotional, motivierend für die Mitglieder, einprägsam und leitend. Eine klar formulierte Vision ist vor allem für ein virtuell Integriertes Versorgungssystem, wie die „Gesundes Kinzigtal", von großer Bedeutung, da sie hilft die verschiedenen Kulturen der Partnerorganisationen auf eine gemeinsame Zukunftsvorstellung zu vereinigen.

### 4.2.3.3 Werte

Werte sind explizit nicht formuliert. Die wesentlichen Kernpunkte, die für die nachfolgende Strategiebildung in dieser Arbeit erforderlich sind, sind bereits durch die Diskussion der Mission, Vision und Ziele abgedeckt. Eine nochmalig explizite Betonung verdient der „Value"-Ansatz der „Gesundes Kinzigtal". Im Vordergrund steht die Qualität der Versorgung. Darum wurde z.B. auch auf den in den U.S.A. bei Managed Care Organisationen weit verbreiteten „Capitation"-Ansatz[33] zur Vergütung der Leistungserbringer verzichtet, da dieser Anreize für eine Mangelversorgung setzt (Hermann et al., 2006, S. 20). Man will einen (Mehr-)wert für den „Nutzer" der Integrierten Versorgung schaffen. Er steht im Mittelpunkt des Interesses der „Gesundes Kinzigtal", schon auch deshalb weil sein Gesundheitsgewinn den Profit der Gesundes Kinzigtal GmbH determiniert.

Er wird auf der einen Seite als Kunde betrachtet, dessen Bedürfnisse es zu erfüllen gilt und auf der anderen Seite als Partner, der vor allem über das Konzept „Shared-Decision-Making", in den Prozess zur Maximierung des Gesundheitsgewinns vom Arzt mit einbezogen wird. Diese Sichtweise des „Nutzers" soll das traditionelle Bild der „Götter in weiß" in „Gesundes Kinzigtal" langfristig verdrängen (ebd., S. 17).

Besonders herausgestellt muss auch noch die von der „Gesundes Kinzigtal" forcierte Kultur des Vertrauens werden. Der Abbau von Kontrollmechanismen und die Implementierung einer Vertrauenskultur soll hier auf allen Ebenen als zentraler Wert verwirklicht werden – zwischen Arzt und Patient, zwischen Managementgesellschaft und Leistungspartnern, zwischen Managementgesellschaft und Versicherten, etc. (ebd., S. 27).

### 4.2.3.4 Ziele

Der folgende Zielkatalog ist der Website der Gesundes Kinzigtal GmbH (2007a) entnommen:

„Ziel der Gesellschaft "Gesundes Kinzigtal GmbH" ist der Aufbau, die Steuerung und die Verwaltung eines integrierten Versorgungssystems im Gesundheitswesen mit folgenden Eckpunkten:"

- „Erhöhung der Versorgungsqualität für die Patienten über alle Leistungserbringer hinweg bei gleichzeitiger Optimierung des Mitteleinsatzes."

- „Sicherung der Vor-Ort-Versorgung im Kinzigtal und Steigerung der Attraktivität des Tals und seiner Arztpraxen für die Gewinnung von Nachwuchsärzten"

- „Transparenz des gesamten Leistungsprozesses durch sektorenübergreifende Dokumentation über alle Versorgungsebenen."

- „Umfassendes Case Management durch den vom Patienten gewählten "Arzt des Vertrauens" bei gleichzeitig stärkerer Einbindung des Patienten in den Gesundungsprozess"

- „Intensivierung der Kooperation innerhalb der Vertragspartner, die der Integrierten Versorgung angehören, und den ambulant tätigen Ärzten und Psychotherapeuten sowie anderen Leistungserbringern im Gesundheitswesen."

---

[33] Beim „Capitation"-Vergütungsmodell erhalten Leistungserbringer vom Kostenträger je Versicherten und Monat, unabhängig von den zu erbringenden Leistungen, eine Pauschale. (Hermann et al., 2006, S. 20). Im deutschsprachigen Raum wird dieser Ansatz deshalb auch als „Kopfpauschale" bezeichnet.

- „Übernahme der medizinischen und finanziellen Mitverantwortung bei der Gesamtversorgung des Patienten durch die teilnehmenden Ärzte."

- „Behandlung nach dem wissenschaftlich aktuellen Stand der Medizin (Leitlinien)"

## 4.2.4  Herzinsuffizienzspezifische Situationsanalyse

### 4.2.4.1 Externe Informationsanalyse

Nach Ginter et al. (2002, S. 68-70) sind hier soziale, technologische, behördliche, regulative und politische sowie ökonomische und konkurrenzbezogene Informationen auf ihre Auswirkungen auf die Organisation zu untersuchen. Konkurrenzbezogene externe Einflüsse wurden bereits durch die Branchenstrukturanalyse (s. 4.2.1) ausführlich thematisiert. Auch behördliche, regulative und politische Aspekte wurden dort größtenteils abgehandelt. In diesem Abschnitt stehen daher primär soziale, technologische und ökonomische Aspekte im Vordergrund. Zu behördlichen, regulativen und politischen Einflüssen werden noch kleine Ergänzungen diskutiert.

#### 4.2.4.1.1  Soziale, epidemiologische und (gesundheits-)ökonomische Informationen

Die    Epidemiologie, sozio- und gesundheitsökonomische Bedeutung der Herzinsuffizienz wurde bereits allgemein unter 3.2.2.2 abgehandelt. Zusammenfassend wurde die Herzinsuffizienz dort als ein chronisches Krankheitsbild mit großer sozioökonomischer Bedeutung aufgrund der relativ hohen und steigenden Prävalenz und Inzidenz, sowie der hohen Letalität und Hospitalisierungsraten und der damit verbundenen Kosten charakterisiert.

In diesem Abschnitt sollen hierzu die Daten der „Gesundes Kinzigtal" herangezogen werden um das Bild des Herzinsuffizienzerkrankten im Kinzigtal zu vervollständigen. Wesentliche Charakteristika der Herzinsuffizienz werden hierzu primär im Vergleich zu den Versorgungsdaten der ICD 10 Gruppe IX (Herzkreislauferkrankungen), der Gruppe der „Hochnutzer" und der „Restpopulation" diskutiert, sowie im Kontext der Geschäftsfelder, die anhand der 21 Diagnosekapitel des ICD 10-Kataloges für die „Gesundes Kinzigtal" gebildet wurden[34]. Für vergleichende Analysen wurde dementsprechend primär Identifikationsmethode IV und für herzinsuffizienzspezifische Auswertungen Methode II angewendet (s. 3.2.2.3.).

##### 4.2.4.1.1.1  Epidemiologische Kennzahlen

Aus den Daten lässt sich, wie bereits dargestellt, eine Prävalenz von 0,4% bis 1,6% (s. 3.2.2.1, Tabelle 3) ableiten. Eine Schätzung der Inzidenz ist aufgrund der rein stationären Diagnosen nur schwer möglich. Auch Angaben zur Letalität/Mortalität können aus den Daten nicht generiert werden, da, wie bereits mehrfach erwähnt, aufgrund der spezifischen Stichprobenziehung solche Informationen fehlen.

##### 4.2.4.1.1.2  Alter, Geschlecht und Versicherungsart

---

[34] Der Population Kinzigtal wurden hierzu anhand der Identifikationsmethode IV Diagnosen zugeteilt (s.a. 3.2.2.3). Eine Charakterisierung der verschiedenen Vergleichsgruppen findet sich im Anhang unter C.1 .

Wie in Abbildung 22 ersichtlich kann ein wesentlicher Unterschied zwischen der Altersvertei-lung der Herzinsuffizienz und der Gesamtpopulation beobachtet werden. Das mediane Alter eines Herzinsuffizienzerkrankten liegt bei ca. 77 Jahren, im Vergleich zu 42 Jahren in der Gesamtbevölkerung (p<0,0001; Mann-Whitney-U-Test). Überdies ist innerhalb der Gruppe der Herzinsuffizienzerkrankten ein signifikanter Unterschied (p<0,0001); Mann-Whitney-U-Test) zwischen dem Alter der Männer (Median = 72 Jahre) und Frauen (Median = 82 Jahre) zu beobachten. Dieser Unterschied lässt sich auch in der Gesamtbevölkerung feststellen (p<0,0001, Mann-Whitney-U-Test; medianes Alter: Frauen=47 Jahre, Männer=42 Jahre).

Zusätzlich ist auch noch ein kleiner Unterschied in der Geschlechtsverteilung zwischen der Herzinsuffizienzgruppe und der Gesamtpopulation zu beobachten. So sind in der Gruppe der Herzinsuffizienzerkrankten (Frauen: 65%; Männer 35%) verhältnismäßig mehr Frauen und weniger Männer als in der Gesamtpopulation (Frauen: 52%; Männer 48%).

Entsprechend der Altersverteilung sind auch 96% aller Herzinsuffizienzerkrankten im Kinzigtal bereits Rentenbezieher, 2,3% sind freiwillig versichert, 1,1% Familienangehörige und nur 0,8% stehen noch in einem Beschäftigungsverhältnis.

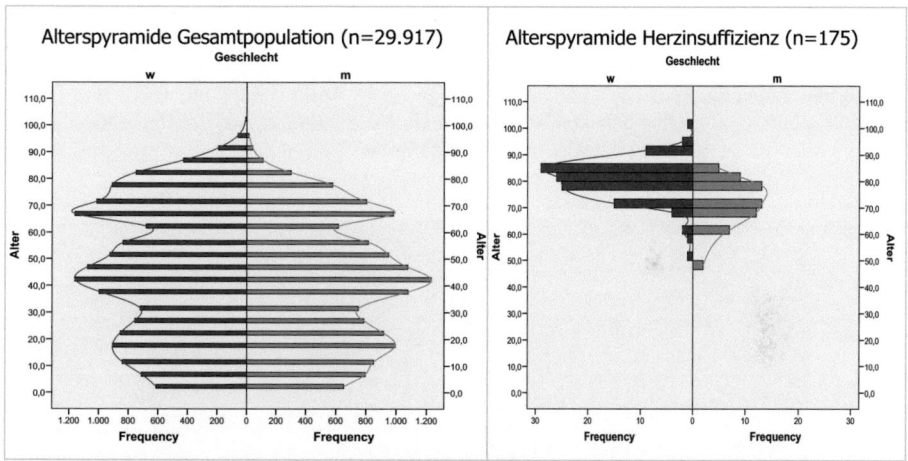

Abbildung 22: Vergleich der Alters- und Geschlechtsverteilung Gesamtpopulation und Herzinsuffizienz[35]

### 4.2.4.1.1.3 Ätiologie

Zur Darstellung der Ätiologie der Herzinsuffizienz wurden die Daten der „Gesundes Kinzig-tal" mit den Daten aus dem INH-Register (Störck, Angermann, 2007, S. 15-16) verglichen. Bei der Betrachtung der Ergebnisse ist zu beachten, dass sich die beiden Stichproben in einigen Punkten voneinander unterscheiden. So umfasst die Stichprobe des INH-Registers Würzburg 1054 Herzinsuffizienzerkrankte, wogegen im Kinzigtal nur 175 dokumentiert sind und das mediane Alter sowie die Frauenquote liegt im INH-Register (72 Jahre, 53% Frauen-anteil) etwas niedriger als im Kinzigtal (77 Jahre, 65% Frauenanteil).[36]

---

[35] Details s. Anhang C.6
[36] Details s. Anhang C.8

Nach den Ergebnissen des INH-Registers ist generell von einer hohen Prävalenz von Komorbiditäten und Risikofaktoren auszugehen. Bei etwas mehr als 50% aller weiblichen und 30% aller männlichen Herzinsuffizienzerkrankten konnte das Vorliegen einer koronaren Herzerkrankung beobachtet werden. Hypertonie lag bei etwas mehr als 10% der Frauen und etwas mehr als 25% der Männer vor. Zusätzlich lagen bei einem Drittel aller Patienten Diabetes, Hypertonie, Anämie und Depression vor, bei den Frauen war der Anteil noch signifikant höher. Bei jedem Zweiten konnte eine eingeschränkte Nierenfunktion beobachtet werden (Störck, Angermann, 2007, S. 15-16).

Im Kinzigtal liegen die Prävalenzen, wie Abbildung 23 zeigt, generell im Vergleich zum INH-Register niedriger. Bei den ischämischen Herzkrankheiten, Hypertonie und dilativer Kardiomyopathie sind ähnliche geschlechtsspezifische Unterschiede zu beobachten wie im INH-Register. Insgesamt leiden etwa 23% aller männlichen und 12% aller weiblichen Herzinsuffizienzerkrankten an ischämischen Herzkrankheiten und etwa 7% aller männlichen und 19% aller weiblichen Versicherten an Hypertonie. Zusätzlich leiden etwa 10 Prozent aller Herzinsuffizienzpatienten an Diabetes und 5% an Anämien oder Niereninsuffizienz. Eine dokumentierte Diagnose die in Verbindung mit einer Depression, steht konnte nicht gefunden werden. Allerdings zeigt sich, dass 23% aller Herzinsuffizienzpatienten Antidepressiva und Stimmungsstabilisatoren einnehmen, was auf eine Depression hindeuten könnte. Wie das Beispiel der Depression zeigt, ist eine Schätzung der Prävalenz von Krankheiten, die im stationären Leistungsgeschehen nur eine untergeordnete Rolle spielen auf Basis von GKV-Routinedatendiagnosen aus dem stationären Bereich nicht möglich. Bei der Depression ist ein Zugang über die verordneten Medikamente zielführender.

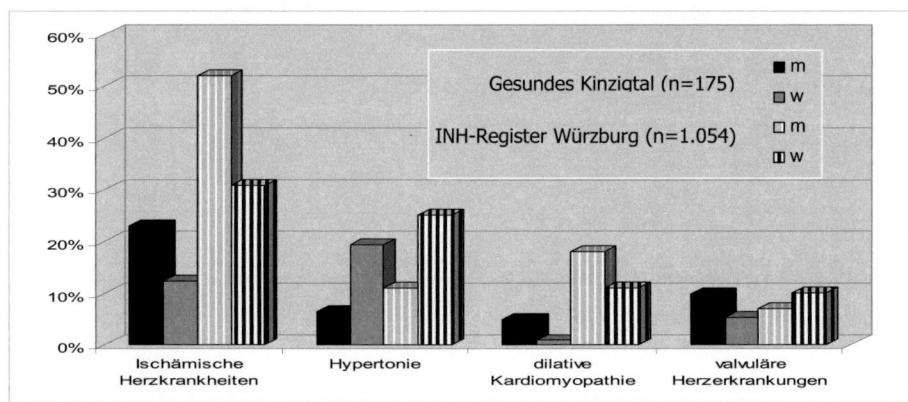

**Abbildung 23: Vergleich der Herzinsuffizienzätiologie im Kinzigtal und im INH-Register Würzburg (Eigene Darstellung kombiniert mit Auswertungen aus Störck, Angermann, 2007, S. 15-16)[37]**

Die Unterschiede in der Ätiologie dürften größtenteils auf die unterschiedliche Datenlage der beiden Populationen zurückzuführen sein. Es ist anzunehmen, dass durch die spezifische Vollerhebung hinsichtlich krankheitsbezogener Daten, die im Rahmen des INH-Registers durchgeführt wird, eine wesentlich bessere und vollständigere Abbildung der Ätiologie möglich ist, als im Kinzigtal in dem nur im Kontext mit bestimmten Kontakten zum Gesund-

---

[37] Details s. Anhang C.8

heitssystem krankheitsspezifische Daten erfasst wurden. Auch Grobe und Ihle (2005, S. 24-25) führen dies als möglichen Nachteil von GKV-Routinedatenauswertungen an.

Zusammenfassend kann aber grundsätzlich festgehalten werden, dass Herzinsuffizienzerkrankte meist multimorbide Patienten sind (s.a. Abbildung 30).

#### 4.2.4.1.1.4 Inanspruchnahme und Leistungsausgaben

Abbildung 24 gibt einen ersten Überblick über das Inanspruchnahmeprofil der Herzinsuffizienzpatienten. Sie zeigt die relative Verteilung aller durch die jeweilige Patientengruppe verursachten Events in den Jahren 2003 bis 2005 auf die verschiedenen Leistungsgruppen im Gruppenvergleich (eine kurze Charakterisierung der vier Gruppen findet sich im Anhang in Tabelle II). Auffallend sind primär die Abweichungen im Bereich der Arzneimittelverordnungen, wo die Herzinsuffizienzgruppe (69%) vor allem stark von der Restpopulation (36%) divergiert, sowie im Bereich der Arztleistungen (HI=19%; Restpopulation=50%).

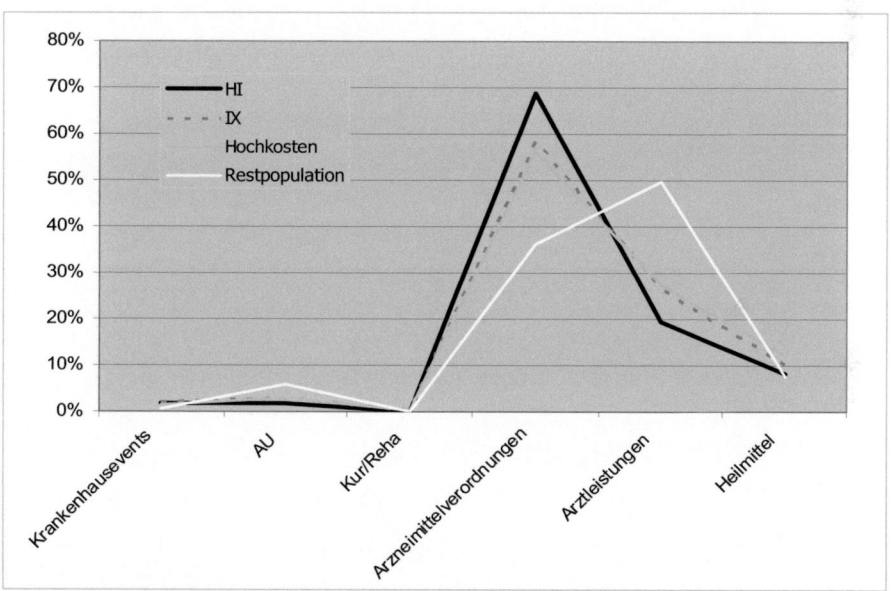

**Abbildung 24: Vergleich der Verteilung der Inanspruchnahme auf verschiedene Leistungsbereiche[38]**

Weitaus interessanter und wichtiger als die Verteilung der Events ist hinsichtlich der Strategieentwicklung die Kostenverteilung. Abbildung 25 und Abbildung 26 geben hier einen Überblick über die Verteilung der Kosten, die im Zeitraum 2003 bis 2005 entstanden sind. Hier zeigt sich, dass die drei Gruppen – Herzinsuffizienz, IX und Hochnutzer – einen ähnlichen Kurvenverlauf aufweisen und sich deutlich von der Restpopulation unterscheiden. In Bezug auf die Herzinsuffizienz sind in Abbildung 25 vor allem der hohe Prozentsatz (44%) im Bereich der Krankenhausbehandlung und der niedrige Anteil der Arztkosten (16%) im

---

[38] Details s. Anhang C.8

Vergleich zur Restpopulation (KH=14%; Arztkosten=49%) auffällig. Im Bereich der Krankenhauskosten liegt die Herzinsuffizienz auch deutlich über den Hochnutzern (36%) (Mit der Gruppe IX ist sie ziemlich gleich auf (43%)). Besonders deutlich wird der Unterschied bei den Krankenhauskosten aber bei absoluter Betrachtung, der von den einzelnen Versicherten-gruppen verursachten Kosten über die Jahre 2003 bis 2005 (s. Abbildung 26): HI=5.678€ zu IX=4.368€ zu Hochnutzer=4.279€ zu Restpopulation 174€.

Zusätzlich zeigt sich hier, dass die Herzinsuffizienz auch im Bereich der Arzneimittelkosten bei absoluter Betrachtung den Spitzenrang unter den drei Vergleichsgruppen einnimmt. Verhältnismäßig niedrig sind die Kosten im Bereich der Arbeitsunfähigkeit. Dies kann höchstwahrscheinlich auf das generell hohe Durchschnittsalter der Herzinsuffizienzpatienten zurückgeführt werden.

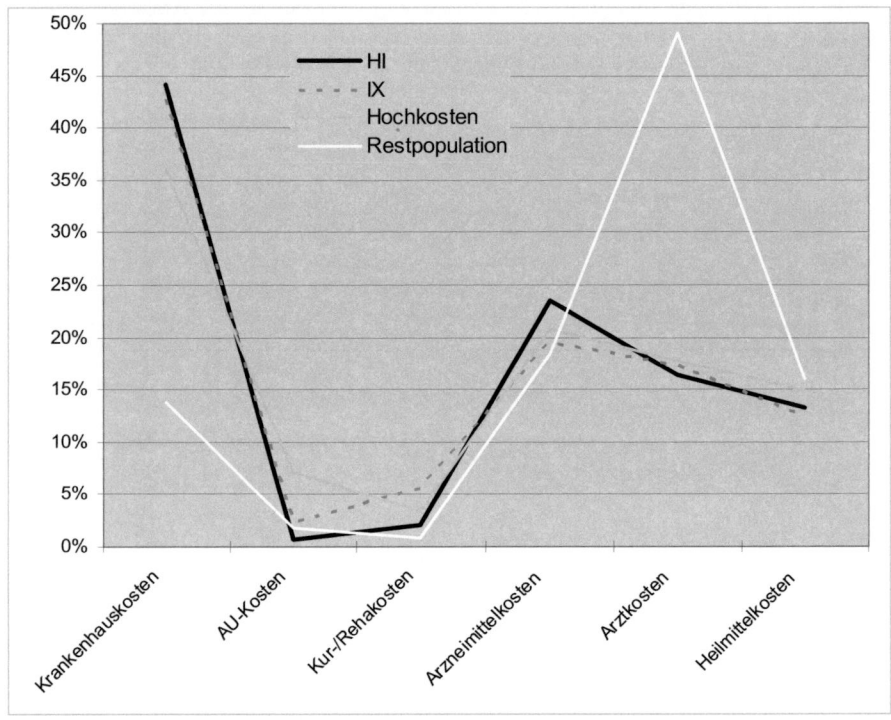

**Abbildung 25: Vergleich der relativen Kostenverteilung auf verschiedene Leistungsbereiche[39]**

Auch generell muss zu den hier dargestellten Abbildungen angemerkt werden, dass die Aussagekraft aufgrund der bereits beschriebenen Problematik der Kostenzuteilung (speziell bei Multimorbiden s. 3.2.2.3) eingeschränkt ist. Es ist anzunehmen, dass ein Großteil des Kostenunterschiedes, der absolut zwischen den verschiedenen Vergleichsgruppen besteht

---

[39] Details s. Anhang C.9

schon allein auf die unterschiedliche Altersverteilung in den einzelnen Gruppen zurückzuführen ist[40].

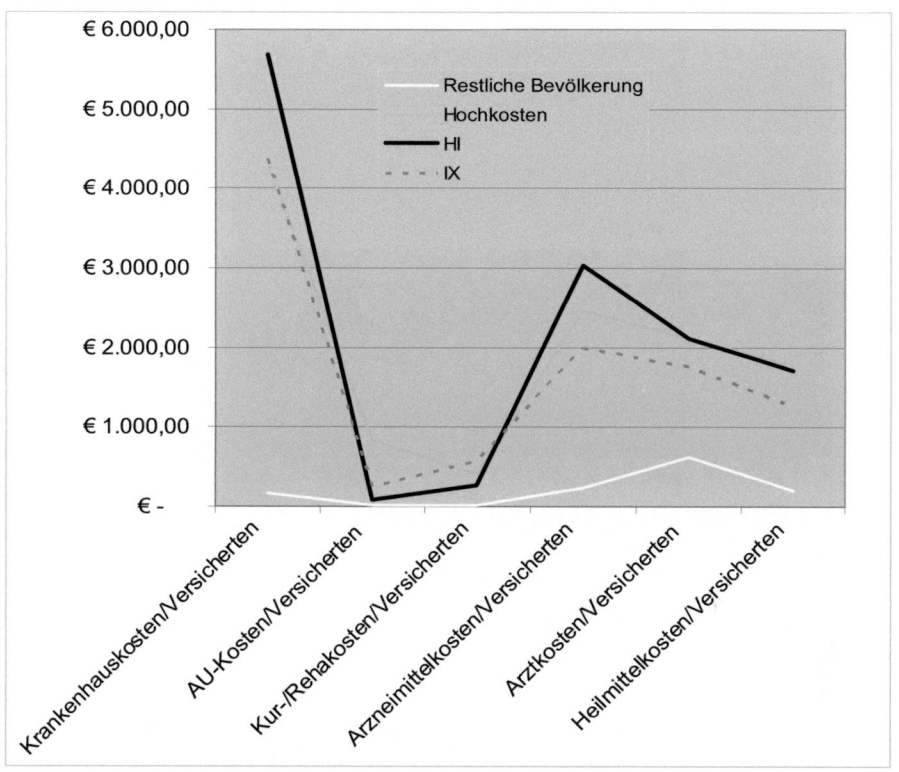

**Abbildung 26: Vergleich der absoluten Kostenverteilung pro Versicherten auf verschiedene Leistungsbe-
reiche[41]**

Um den Einfluss des Alters und des Geschlechts auf die Kostendifferenzen auszuschließen,
wurde deshalb eine Referenzgruppe (n=994) durch Zufallsprinzip gebildet, die eine ähnliche
Alters- und Geschlechtsverteilung aufweist wie die Gruppe der Herzinsuffizienten nach
Identifikationsmethode IV (n=109), bei denen im Zeitraum 2003-2005 aber keine Herzinsuffizienzdiagnose gestellt wurde[42]. Die Ergebnisse sind in Abbildung 27 ersichtlich.

Wie die Grafik zeigt, bleiben die bereits in den vorangestellten Grafiken beobachtbaren
höheren Kosten der Herzinsuffizienzpatienten in den Leistungsbereichen „Krankenhausbe-

---

[40] Die Gruppe der Herzinsuffizienten hat hier ein wesentlich höheres medianes Alter als sämtliche anderen
Gruppen (vgl. Anhang C.1 , Tabelle II).
[41] Details s. Anhang C.10
[42] Eine allgemeine Charakterisierung der Vergleichsgruppen findet sich im Anhang C.1. Tabelle IV.

handlung" und „Arzneimittelleistungen" auch nach der Bereinigung um die Einflussfaktoren Alter und Geschlecht bestehen.

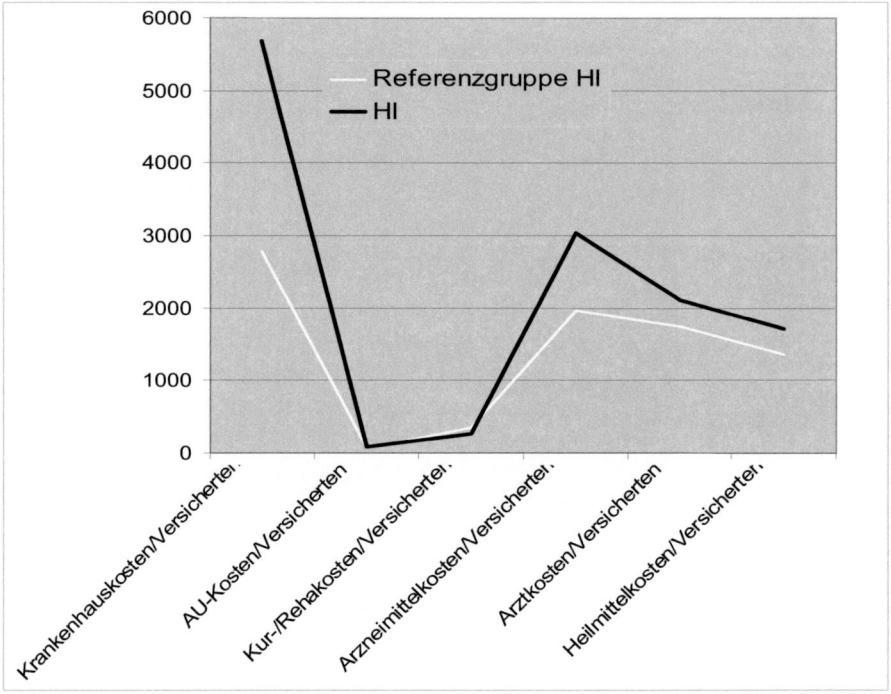

**Abbildung 27: Vergleich der absoluten Kostenverteilung pro Versicherten auf verschiedene Leistungsbereiche (Referenzgruppe HI im Vergleich zu HI)[43]**

Auch in der Literatur (s. a. 3.2.2.2) werden vor allem die hohen Hospitalisierungsraten und infolgedessen die hohen Krankenhauskosten als wesentliches Charakteristikum der Herzinsuffizienzpatienten herausgestellt. Aus diesem Grunde wurde der Krankenhaussektor in den „Gesundes Kinzigtal" Daten näher beleuchtet. Hierzu wurde auf die „Relative Time Axis" des Panoratio-Explorers zurückgegriffen. Diese ermöglicht es eine individuelle Zeitlinie für jeden Versicherten und seinen Krankheitsverlauf zu bilden. Als Startzeitpunkt wurde die erstmalige Diagnose der Herzinsuffizienz im Zeitraum 2003 bis 2004 nach Identifikationsmethode II gewählt. Herzinsuffizienzdiagnostizierte des Jahres 2005 wurden ausgeschlossen, um einen Betrachtungszeitraum von mindestens 299 Tagen nach Diagnosestellung sicherstellen zu können.

Bei ca. der Hälfte aller Herzinsuffizienzerkrankten konnte im Laufe der definierten Zeitperiode mindestens ein weiterer Krankenhausaufenthalt beobachtet werden. 61% dieser Patienten hatten genau einen weiteren Krankenhausaufenthalt, 22% hatten zwei 9% drei und 9% sogar

---

[43] Details s. Anhang C.11

vier. Bei 30% der rehospitalisierten Patienten wurde erneut die Diagnose Herzinsuffizienz dokumentiert.

Folgend wurde die Verweildauer der Krankenhausaufenthalte im Vergleich zu den anderen Gruppen mit SPSS untersucht. Hier wurde wieder auf die Selektionsmethode IV zurückgegriffen (Herzinsuffizienz: n=109), da in den Panoratio-Explorer noch keine Informationen bezüglich der Verweildauer integriert wurden und überdies nur durch diese Selektionsmethode ein Gruppenvergleich möglich ist. Abbildung 28 zeigt die Ergebnisse.

Herzinsuffizienzpatienten (mediane VW=10 Tage) weisen demnach eine signifikant höhere Krankenhausverweildauer als die Patientengruppe „Restpopulation" (mediane VW=4 Tage; p<0,0001, Mann-Whitney-U-Test), und IX (mediane VW=6 Tage; p<0,0001, Mann-Whitney-U-Test) auf. Eine signifikante Abweichung von den „Hochnutzern" (mediane VW=8 Tage; p=0,200; Mann-Whitney-U-Test) konnte nicht gefunden werden. Über den Zeitraum 2003 bis 2005 ist bei der Gruppe „Herzinsuffizienz" eine leichte Abnahme der medianen Krankenhausverweildauer von 11 auf 10 zu verzeichnen (kein signifikanter Unterschied; p=0,91; Wilcoxon Signed-Rank-Test).

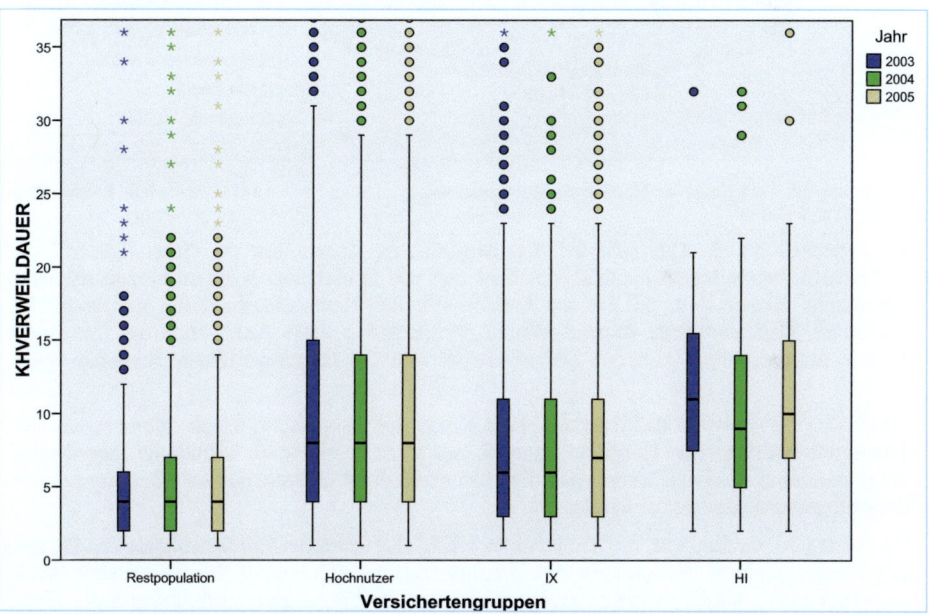

**Abbildung 28: Vergleich der Krankenhausverweildauern 2003-2005 je Fall (n=13.480)[44]**

*Detaillierte Kosten- und Diagnosenbetrachtung der Herzinsuffizienz entlang der „Relative Time Axis"*

Zur möglichst genauen Bestimmung der Kosten, die von einem Herzinsuffizienzerkrankten nach Erkrankung verursacht werden, wurde hier wiederum auf die oben beschriebene „Relati-

---

[44] Details s. Anhang C.12

ve Time Axis" des Panoratio-Explorers zurückgegriffen. Es gelten die gleichen Selektionskriterien wie bei der ersten Analyse.

Demnach wurden von Herzinsuffizienzpatienten in den 300 Tagen nach ihrer stationären Diagnose insgesamt ca. 1 Mio. € an Kosten verursacht. Davon entfielen rein auf den Zeitpunkt 0 (also den stationären Aufenthalt, bei dem die Herzinsuffizienzdiagnose gestellt wurde), der auch in die Grafik miteinbezogen ist, schon 32% (ca. 324.000 €) dieser Kosten. Die restlichen 68% entfallen auf Tag 1 bis 299 (s. Abbildung 29). Durchschnittlich ergeben sich Kosten von insgesamt ca. 11.000 € pro Herzinsuffizienzpatienten und 300 Tage.

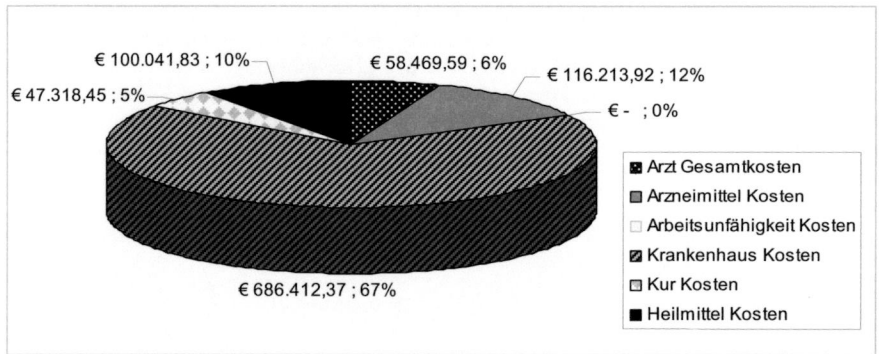

**Abbildung 29: Verteilung der Kosten von Herzinsuffizienzpatienten (n=91) auf verschiedene Leistungsbereiche (Tag 0 – 299)[45]**

Zu bedenken ist, dass es sich bei den dargestellten Kosten um die Gesamtkosten[46] der Herzinsuffizienzpatienten handelt und nicht rein um krankheitsassoziierte herzinsuffizienzspezifische Kosten (s.a. 3.2.2.3 zur Problematik der Kostenzuteilung bei multimorbiden Personen). Deshalb wurde folgend anhand der „Relative Time Axis" auch das mit diesen Kosten in Verbindung stehende Diagnosenspektrum der Herzinsuffizienzerkrankten analysiert.

Abbildung 30 illustriert das Ergebnis. Hier wurde der Zeitpunkt 0 ausgeschlossen, um eine Überrepräsentation der Herzinsuffizienzdiagnose zu vermeiden. Sämtliche angeführten Diagnosen sind demnach Diagnosen, die nach erstmaliger Dokumentation einer Herzinsuffizienzdiagnose dokumentiert wurden.

Abbildung 30 verdeutlicht, die bereits unter 4.2.4.1.1.3 erörterte Multimorbidität von Herzinsuffizienzerkrankten. Nur ca. 15% aller Herzinsuffizienzpatienten erhielten ein zweites Mal in 300 Tagen eine zweite mit der Herzinsuffizienz in Verbindung stehende Diagnose[47]. Unter

---

[45] Details s. Anhang C.13

[46] Abweichend von den anderen Kostendarstellungen, mussten hier die Kosten der Ausreißer, mit Gesamtkosten von über 20.650 Euro p.a., ungekürzt eingerechnet werden, da im Panoratio-Explorer keine nachträglichen Manipulationen an den Daten möglich waren.

[47] Hierbei ist natürlich auch ausschlaggebend, dass, wie bereits unter 3.2.2.3 diskutiert, die Diagnose Herzinsuffizienz oft nicht die ausschlaggebende Diagnose für eine stationäre Behandlung ist und sich diese deshalb oft auch in den Nebendiagnosen findet. Da nur ein kleiner Teil aller dokumentierten Nebendiagnosen, in den Daten der „Gesundes Kinzigtal" enthalten ist, ist anzunehmen, dass hierdurch auch viele Herzinsuffizienzdiagnosen fehlen.

den Herzkreislauferkrankungsdiagnosen, waren unter den Toprängen ischämische Herzkrankheiten, nichtrheumatische Aortenklappenkrankheiten, Krankheiten der Arterien, Arteriolen und Kapillaren sowie Hypertonie.

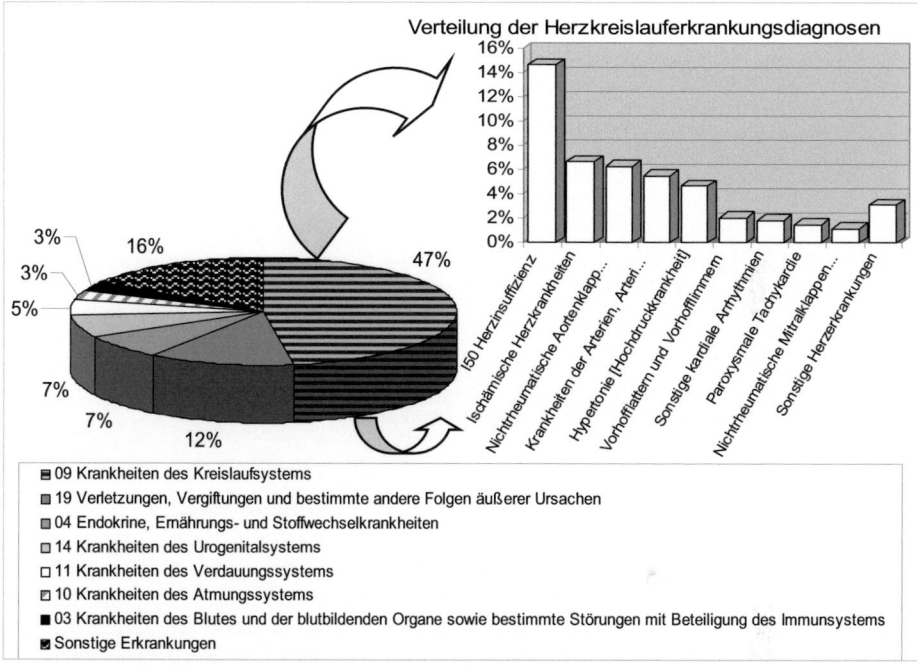

**Abbildung 30: Diagnosenspektrum der Herzinsuffizienzpatienten (Tag 1-299; n=91)[48]**

*Kostenentwicklungen 2003-2005*

Neben den bisher dargestellten Kosteninformationen ist auch interessant, wie sich die Kosten der Herzinsuffizienz im Laufe der Betrachtungsperiode 2003-2005 verändert haben. Zur Darstellung dieser Entwicklungen wurde die Veränderung des prozentuellen Anteils der jeweiligen Gruppenkosten (HI, IX, Hochnutzer, Restpopulation) an den Gesamtkosten herangezogen, siehe Abbildung 31.

Wie aus Abbildung 31 ersichtlich, sind nur bei der Gruppe der „Restpopulation" sowie der Herzinsuffizienzgruppe Zuwächse – in etwa gleichem Ausmaße (ca. 11%) – beim prozentuellen Anteil an den Gesamtkosten von 2003 auf 2005 zu verzeichnen. Die anderen beiden Gruppen (Hochnutzer+IX) verlieren an Anteilen. Aufschlussreich ist primär der Vergleich der Veränderungen zwischen der Gruppe der Herzinsuffizienten und den Herzkreislauferkrankten[49]. Hier zeigt sich, dass während generell bei Herzkreislauferkrankungen eine Abnahme

---

[48] Details s. Anhang C.14

[49] Ein Vergleich mit der Restpopulation oder den Hochnutzern ist hier weniger interessant, da aufgrund der viel

des prozentuellen Anteils an den Gesamtkosten von 2003-2005 zu verzeichnen ist, der Anteil der Kosten der Herzinsuffizienz über die Jahre 2003-2005 hinweg insgesamt gesehen steigt (von 2003-2004 ist eine relativ starke Reduktion zu erkennen). Aufgrund der spezifischen Stichprobenziehung, sowie der pragmatischen Diagnosenzuteilung nach Identifikationsmethode IV ist die Aussagekraft der dargestellten Entwicklungen über die Zeit mit Vorsicht zu genießen, da Verzerrungen anzunehmen sind.

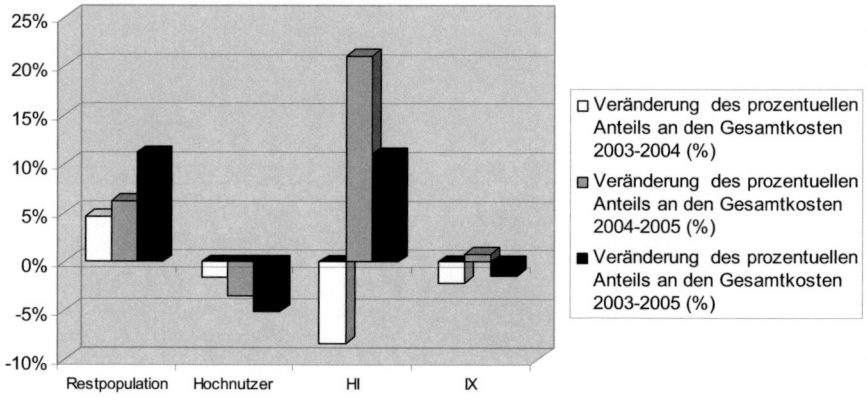

**Abbildung 31: Veränderungen des prozentuellen Kostenanteils an den Gesamtkosten[50]**

Da allerdings auch externe Studien zeigen, dass die chronische Herzinsuffizienz, die einzige Herzerkrankung mit steigender Inzidenz ist (VDE, 2006, S. 17), was folglich auch mit einem steigenden Anteil an den Gesamtkosten der Herzkreislauferkrankungen einhergeht, scheinen die in Abbildung 31 dargestellten Veränderungen im Gruppenvergleich „Herzinsuffizienz" – „IX" von der Grundtendenz her durchaus plausibel. Projiziert man die Entwicklungen der Vergangenheit auf die Zukunft, so ist demnach weiter mit einem kontinuierlichen Anstieg des prozentuellen Anteils der Herzinsuffizienz an den Gesamtkosten zu rechnen.

*Kostenwachstum – Kosten pro Kopf Matrix*

Die bisherigen Vergleiche illustrierten vor allem die Kostensituation im Zeitraum 2003-2005 bzw. die Entwicklungen bis 2005. Die Kostenentwicklungen von 2003 bis 2005 lassen vermuten, dass zukünftig mit einem weiteren Anwachsen der Gesamtkosten der Gruppe der Herzinsuffizienten zu rechnen ist. Um zukünftige Kostenentwicklungen, die für die langfristig orientierte Strategieplanung von wesentlicher Bedeutung sind, besser berücksichtigen und diese in Verbindung mit den derzeitigen Kosten setzen zu können, wurde eine Kostenwachstum–Kosten pro Kopf Matrix designt. Diese besteht aus den zwei Dimensionen „Kostenwachstum", als Variable für erwartete zukünftige Kostenentwicklungen und aus der Dimension „Kosten pro Kopf" bzw. „durchschnittliche Kosten pro Versicherten". Die Diagnosenzuweisung zu den einzelnen Geschäftsfeldern erfolgte anhand Identifikationsmethode IV (s. 3.2.2.3).

---

größeren Fallzahlen und der Durchmischung verschiedenster Krankheitsbilder in diesen Gruppen aus einer oberflächlichen Betrachtung, wie in Abbildung 31, keine adäquaten Rückschlüsse gezogen werden können.
[50] Details s. Anhang.

Für die Berechnung der Dimension „Kostenwachstum" wurde das morbiditätsadjustierte Risikostratifizierungsverfahren DxCG© verwendet. Dieses Verfahren ermöglicht es auf der Basis von Vergangenheitsdaten, eine versichertenbezogene Kosten- und Morbiditätsprognose zu berechnen. Zur Kalkulation wird eine demographische Komponente (Alter und Geschlecht), sowie additiv eine Morbiditätskomponente (Behandlungsdiagnosen des Patienten nach ICD-Gruppen) herangezogen (Graf von Stillfried, 2006, S. 155, 156). Eine ausführliche Darstellung des DxCG©-Verfahrens findet sich im Anhang unter B.2 .

Die Qualität dieser Prognosen wird progressiv, durch den Vergleich der prognostizierten Daten mit den Realdaten des entsprechenden Jahres, verbessert. Die Prognosewerte für das folgende Jahr werden wenn nötig adjustiert. DxCG© ist also ein periodenorientiertes Verfahren (Hildebrandt GesundheitsConsult, 2007, S. 36). Dementsprechend wurden für die Dimension „Kostenwachstum" auch die aktuellsten DxCG©-Werte aus dem Jahr 2005 herangezogen, da diese die größte Vorhersagewahrscheinlichkeit garantieren. Nach dem auf die Daten der Gesundes Kinzigtal GmbH angewandten DxCG©-Verfahren, gilt ein DxCG©-Wert von 1 als Durchschnitt. Werte die darunter liegen signalisieren ein unterdurchschnittliches Morbiditäts-/Kostenrisiko; Werte über 1 ein überdurchschnittliches Risiko. Analog zu den Kostendaten, wurde auch der DxCG©-Wert bei den Ausreißern mit Gesamtkosten von über 20.650 Euro p.a. in sämtlichen Auswertungen dieser Sektion nur zu 4% berücksichtigt.

Aus pragmatischen Gründen wurden, wie bereits beschrieben, die Geschäftsfelder der „Gesundes Kinzigtal" in dieser Arbeit, mit Ausnahme der „Herzinsuffizienz", anhand der ICD 10 Diagnosekapitel gebildet. Da die Herzinsuffizienz eigentlich eine Teilgruppe des ICD 10 Diagnosekapitels „IX - Herz- und Kreislauferkrankungen" ist, würde diese bei der Gegenüberstellung der Gesamtkosten pro Geschäftsfeld unterrepräsentiert. Deshalb wurde in der Matrix zur Darstellung der derzeitigen Kosten die Dimension „durchschnittliche Kosten pro Versicherten"; d.h. der arithmetische Mittelwert der Gesamtkosten pro Versicherten je Geschäftsfeld und nicht die Gesamtkosten pro Geschäftsfeld gewählt.

Die Gesamtkosten pro Geschäftsfeld fließen aber als dritte Variable – „prozentueller Anteil an den Gesamtversorgungskosten der „Gesundes Kinzigtal" – in Form des Durchmessers der Blasen in die Matrix mit ein. Damit wird sichergestellt, dass auch das Kostenvolumen des Geschäftsfelds und somit respektive das finanzielle/qualitative Interventionspotential für die Gesundes Kinzigtal GmbH graphisch adäquat abgebildet wird.

Durch die Kombination dieser drei Variablen entsteht ein Abbild der Geschäftsfelder, das sowohl derzeitige sowie zukünftig zu erwartete Kosten berücksichtigt. Geschäftsfelder, in denen sowohl jetzt als auch in Zukunft mit hohen Kosten zu rechnen ist, rechtfertigen eine stärkere Ressourcenallokation.

Abbildung 32 zeigt das Ergebnis dieser Kombination. Sie zeigt das IST-Portfolio der Jahre 2003 bis 2005 der „Hochnutzer"[51]. Die Darstellung beschränkt sich hier auf die „Hochnutzer", da, wie bereits mehrfach erwähnt, das Krankheitsspektrum dieser Gruppe von Versicherten aufgrund des hohen Ressourcenverbrauches von besonderem strategischen Interesse für die Gesundes Kinzigtal GmbH ist und hier eine wesentlich höhere Diagnosenzuordnung im Vergleich zur Gesamtpopulation möglich war, was eine größere Abbildungsgenauigkeit verspricht (s. a. 3.2.2.3).

---

[51] In diesem Fall sind Herzkreislauferkrankungen (IX) und Herzinsuffizienz im Gegensatz zu den zuvor diskutierten Vergleichen in der Gruppe der „Hochnutzer" mit eingerechnet. Versicherte mit der Diagnose IX oder Herzinsuffizienz, die nicht zur Gruppe der „Hochnutzer" gehören, sind verständlicherweise nicht enthalten.

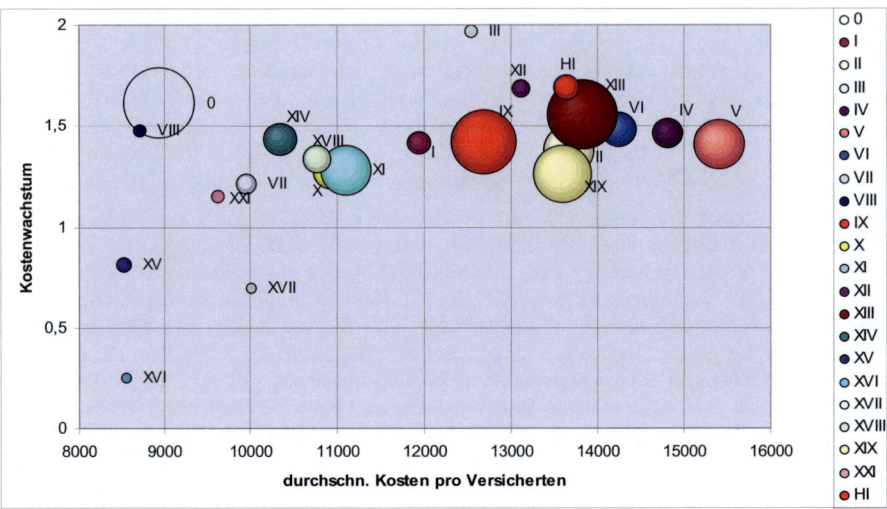

**Abbildung 32: Kostenwachstum – Kosten pro Kopf Matrix der Hochnutzer**[52]

Wie in Abbildung 32 ersichtlich, liegt das Geschäftsfeld „Herzinsuffizienz" im oberen rechten Eck der Matrix mit hohen durchschnittlichen Kosten von insgesamt 13.700 € pro Versicherten für den Zeitraum 2003 bis 2005 und einem durchschnittlichen DxCG©-Riskscore von 1,69. Dieser Riskscore liegt signifikant (p<0,002; Mann-Whitney-U-Test) höher als der der ICD-Gruppe IX (Riskscore = 1,42). Hinsichtlich der durchschnittlichen Kosten liegt die Herzinsuffizienz um ca. 800 € über den Herz-Kreislaufpatienten. Dieser Unterschied ist allerdings nicht signifikant (p=0,367; Mann-Whitney-U-Test). Die Gesamtkosten der 99 Herzinsuffizienzpatienten belaufen sich für die Jahre 2003-2005 auf 1,35 Mio. €. Das sind ca. 2% der gesamten Kosten dieses Zeitraums, sowie 13% der gesamten Herz-Kreislaufkosten (inkl. Herzinsuffizienz).

Diese Darstellungen verdeutlichen die große Bedeutung des Geschäftsfelds „Herzinsuffizienz" für die Gesundes Kinzigtal GmbH.[53]

### 4.2.4.1.2 Technologische Informationen

Der technische Fortschritt in der Medizin wird oft auch als wesentlicher Faktor für die Kostenexplosion im Gesundheitswesen angeführt (Breyer et al., 2004, S. 508-509). Grundsätzlich müssen drei Arten von technologischem Fortschritt unterschieden werden:

- *Prozessinnovation:* Durch sie ist es möglich, ein in der Art gleichbleibendes Produkt zu niedrigeren Kosten zu produzieren. Das sind z.B. im Kontext des Gesundheitswesens Analyseautomaten, die es ermöglichen in der gleichen Zeit wie früher eine Blutprobe auf die doppelte Zahl von Parametern zu untersuchen (ebd.).

---

[52] Details s. Anhang C.16
[53] Daneben würden nach Abbildung 32 z.B. primär auch noch für Psychische und Verhaltensstörungen (V), Endokrine, Ernährungs- und Stoffwechselkrankheiten (IV) und Krankheiten des Muskel-Skelett-Systems und des Bindegewebes (XIII) verstärkte Ressourcenallokationen sinnvoll erscheinen.

- *Produktinnovation:* Sie ermöglichen es, ein Produkt mit neuen Eigenschaften bzw. mit zumindest neuen Kombinationen bisheriger Eigenschaften auszustatten, jedoch meist zu erhöhten Produktionskosten. Hierunter fallen vor allem neue Arzneimittel (im schlechtesten Fall Me-Too-Präparate[54]), aber auch neue Therapien die eine Heilung bisher nicht behandelbarer Krankheiten ermöglichen (ebd.).

- *Organisationsinnovation:* Sie erlauben es, durch neuartige Kombinationen von Produktionsprozessen oder auch von ganzen Organisationen Kostenvorteile zu generieren. Beispiele für das Gesundheitswesen sind Integrierte Versorgungsformen, Gruppenpraxen, Behandlungspfade etc. (ebd.).

Für die „Gesundes Kinzigtal" bieten vor allem Organisationsinnovationen Chancen den Gesundheitsgewinn ihrer Versicherten zu steigern und gleichzeitig die Kosten zu senken. An Prozessinnovationen und besonders Produktinnovationen sind höhere Anforderungen hinsichtlich einer möglichen Implementierung zu stellen (ebd., S. 517). Aus diesem Grunde werden folgend primär Organisationsinnovationen in Bezug auf die Herzinsuffizienz dargestellt.

Im Zusammenhang mit der Herzinsuffizienz sind vor allem Konzepte des Disease Managements[55] und Case Managements[56], insbesondere in Kombination mit dem Einsatz von telemedizinischen Elementen aktuell im Gespräch. Diese Ansätze können den Organisationsinnovationen zugerechnet werden, da durch eine verbesserte Organisation der Behandlungskette von Patienten, bei gleichzeitiger Erhöhung der Qualität der Versorgung, Kostenvorteile generiert werden können.[57] Diese Effekte konnten sowohl für Disease und Case Management Programme mit und ohne telemedizinische Unterstützung durch mehrere Studien (Cleland et al., 2005 sowie Gwadry-Sridhar et al., 2004) belegt werden.

Mit dem Thema „Monitoring von Herzfunktionen mit Telemetrie" – und hier sowohl zur Koronaren Herzkrankheit als auch spezifisch zur Herzinsuffizienz – befasst sich intensiv der HTA (Health Technology Assessment) – Bericht Nr. 30, herausgegeben von der Deutschen Agentur für Health Technology Assessment des Deutschen Instituts für Medizinische Dokumentation und Information (DIMDI). 24 Literaturquellen wurden zusammengefasst und analysiert. Nachstehend werden die essentiellen Ergebnisse des HTA-Berichts dargestellt (Heinen-Kammerer et al., 2006, S.23-26):

- Gute Akzeptanz von telemedizinischen Anwendungen bei Patienten (ebd., S.98)

- Signifikante Erhöhung der Lebensqualität der Patienten (ebd.)

- Verkürzte Reaktionszeit bei Akutfällen, sowie schnellere Abklärung von Symptomen und damit verbunden eine frühzeitige Optimierung der Therapie (ebd., S. 97)

---

[54] „Scheininnovationen; Bezeichnung für Arzneimittel-Wirkstoffe, die nur geringfügige Molekülvariationen bereits vorhandener Substanzen aufweisen und zumeist ohne eigene therapeutische Innovation sind. Im Gegensatz zu den Generika, die deutlich günstiger sind als die Originalpräparate, orientieren sich Me-Too-Präparate am Kostenniveau der Originalpräparate." (G-BA; 2007b)
[55] „Das Disease Management lässt sich definieren als ein Organisationsansatz, der die Gesundheitsversorgung von Patientengruppen über den gesamten Verlauf einer (chronischen) Krankheit und über die Grenzen der einzelnen Leistungserbringer hinweg koordiniert und optimiert." (Schwartz, 2003,S. 712)
[56] „Das Case Management ist stattdessen auf das Management des komplizierten, kostenträchtigen Einzelfalls ausgerichtet. Der Case Manager führt diese Fälle durch den Behandlungsprozeß (ebd.)"
[57] Teilweise werden zur Betreuung der Risikopatienten auch Call-Center eingesetzt. In diesem Zusammenhang kann man auch von einer Prozessinnovation sprechen, da durch den Einsatz eines Call-Centers die standardmäßige Betreuung von größeren Massen von Patienten mit weniger Personal möglich ist.

- Steigerung der Compliance (→ v.a. Erhöhung der Effektivität der Arzneimitteltherapie; aber auch Anstieg der ambulanten Arztbesuche) (ebd., S.98-99)

- Reduktion der Notarzteinsätze, der Rehospitalisierungsrate, sowie der Verweildauern durch den Einsatz telemetrischer Technologien
→ Senkung der Behandlungskosten (Krankenhauskosten waren in den analysierten Studien meist der „cost driving factor". Eine Senkung dieser Kosten wird daher als relevant für die Kosteneffektivität betrachtet.) (ebd.)

Einschränkend wird von den Autoren des Berichts angemerkt, dass die Kosteneffektivität stark abhängig von der Art und Ausgestaltung der telemedizinischen Betreuung ist und eine Übertragung der jeweiligen Modelle auf andere Projekte nicht direkt durchgeführt werden kann (ebd.).

Interessant im Kontext der „Gesundes Kinzigtal" ist auch die Studie „Herzensgut" der Kaufmännischen Krankenkasse (KKH) in Kooperation mit ArztPartner almeda, da mit diesem Telemedizinanbieter ein Herzinsuffizienzprojekt im Kinzigtal in Planung ist.

Beim KKH-Programm „Herzensgut" handelt es sich um ein zweijähriges telemetrisches Interventionsprogramm für Herzinsuffizienzrisikopatienten, das auch einer gesundheitsökonomischen Evaluation unterzogen wird. Der Risikopatient führt hier zuhause Gewichtsmessungen oder Blutdruckmessungen durch, deren Ergebnisse dann via Modem an ein Call-Center gesandt werden. Diese Werte werden automatisch auf kritische Veränderungen überprüft, so dass bei Gefahr rasch eingeschritten werden kann. Die Teilnehmer des Programms werden auch durch regelmäßige telefonische Beratungs- und Betreuungsanrufe durch einen persönlichen Ansprechpartner betreut. Weiters werden sie durch schriftliche Schulungsunterlagen und schriftliche Feed-back-Berichte im Umgang mit ihrer Krankheit unterstützt. Der Hausarzt wird regelmäßig durch Gesundheitsberichte auf dem Laufenden gehalten (ArztPartner almeda AG, 2007). Abbildung 33 illustriert dieses Modell, wie es für die „Gesundes Kinzigtal" angedacht ist.

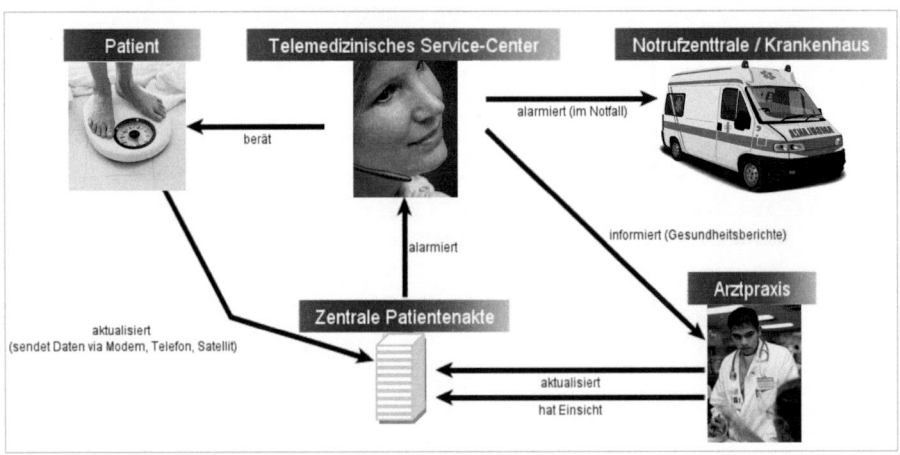

**Abbildung 33: Telemedizinische Betreuung von Herzinsuffizienzpatienten**

Nach einer durchschnittlichen Beobachtungsdauer von 12 Monaten (mindestens 6 und maximal 18) konnte im Projekt „Herzensgut" sowohl die Zahl der Krankenhaustage (um 48%), als auch der Krankenhauskosten (um 7128 Euro pro Patient) in der Interventionsgruppe im Vergleich zur Kontrollgruppe signifikant gesenkt werden. Die Ausgaben für Arzneimittel stiegen bei den Teilnehmern um 245 Euro pro Patient.[58] Insgesamt waren in der Interventionsgruppe nach 12 Monaten die Kosten um 39,5% p.a. (circa 6.883 Euro pro Patient) niedriger als in der Kontrollgruppe. Auch die Mortalität lag in der Interventionsgruppe mit 14,7% niedriger als in der Kontrollgruppe mit 27,1%. Zusätzlich konnte eine stärkere Reduktion der Kosten und der Mortalität bei Männern im Vergleich zu Frauen beobachtet werden (ebd.).

Zusammenfassend gilt, dass die telemetrische Betreuung von Herzinsuffizienzpatienten eine vielversprechende Technologie darstellt, die den Patienten eine Steigerung der Lebensqualität verspricht und überdies Kostenreduktionen zulässt.

Vielversprechend könnten aufgrund der hohen Kosten im stationären Bereich für das Geschäftsfeld „Herzinsuffizienz" auch Clinical Pathways[59] sein. Eine weltweite Metastudie (Rotter et al., 2006, S. 656-659) konnte hier erstmals empirisch nachweisen, dass durch diese Behandlungspfade stationäre Verweildauern verkürzt und Kosten reduziert werden können. Eine Studie von Bermann und Bulitta (2003, S. 11-19), sowie von Ranjan et al. (2003, S. 661-663) konnten dies auch spezifisch für die Herzinsuffizienz bestätigen. Allerdings muss hier angemerkt werden, dass im Gegensatz zur Telemedizin keine Studien aus Deutschland vorliegen und die Übertragbarkeit auf die Verhältnisse des deutschen Gesundheitsmarktes kritischer betrachtet werden muss.

### 4.2.4.1.3 Behördliche, regulative, politische Informationen

Staatliche Einflüsse wurden in dieser Arbeit bereits mehrfach beschrieben (s. u.a. 4.2.1). Ergänzend zu den bisherigen Darstellungen sind im Kontext der Herzinsuffizienz besonders noch die „strukturierten Behandlungsprogramme", die auf gesetzlicher Basis seit 2002 von gesetzlichen Krankenkassen entwickelt und angeboten werden, zu erwähnen. Diese Programme, die auch als Chronikerprogramme bezeichnet werden, stellen ein Importprodukt des bereits beschriebenen Konzepts Disease Management dar. „Ziel ist es, die Behandlung bestimmter Patientengruppen entsprechend des allgemein anerkannten medizinisch-wissenschaftlichen Kenntnisstands durchzuführen. Es geht um eine sektorübergreifende, also ambulant und stationär verzahnte, und in ihrer Qualität wissenschaftlich gesicherte Versorgung von Patienten mit chronischen Krankheiten, für deren Behandlung im Hinblick auf den gesamten Behandlungsablauf und die langfristigen Behandlungsergebnisse bzw. die Folgen der Erkrankung ein genereller Verbesserungsbedarf gesehen wird." (G-BA, 2007a)

Angeboten werden von den gesetzlichen Krankenkassen (auch von der AOK Baden-Württemberg im Kinzigtal) die Disease-Management-Programme (DMP) Diabetes, Brustkrebs, Koronare Herzkrankheit (KHK), Asthma und Chronisch obstruktive Lungenerkrankungen (COPD) (Van Lente, Willenborg, 2006, S. 4).

Für die Gesundes Kinzigtal ist in Bezug auf das Geschäftsfeld „Herzinsuffizienz" hier vor allem das DMP KHK von Bedeutung, da fast 40% aller KHK-Patienten parallel an Herzinsuffizienz leiden. Zusätzlich wurde vom Gemeinsamen Bundesausschuss im Mai 2006 beschlossen das DMP KHK zu erweitern, indem in das bestehende Programm ein Modul zur Behand-

---

[58] Dies führen die Autoren der Studie auf eine verbesserte Compliance der teilnehmenden Patienten zurück.
[59] „Clinical Pathways (Behandlungspfade) dienen der Optimierung der einzelnen Behandlungsprozesse unter Beachtung ihrer zeitlichen Abfolge und Schnittstellenübergänge." Hierzu werden Vorgaben erarbeitet, durch die die Behandlungsprozesse in der medizinischen und pflegerischen Versorgung standardisiert werden (Schwartz, 2003, S. 711-712).

lung der chronischen Herzinsuffizienz integriert wird. Auch für andere DMPs sind solche Erweiterungen geplant (ebd.) (die Integration des Moduls Herzinsuffizienz wäre demnach auch noch für das DMP Diabetes denkbar).

Eine Einschreibung aller potentiellen chronischen Herzinsuffizienzpatienten (bzw. KHK- oder Diabetes-Patienten) in diese Programme ist für die „Gesundes Kinzigtal" aus zweierlei Hinsicht elementar. Einerseits bieten diese Programme die Möglichkeit auf bereits entwickelte „strukturierte Behandlungsprogramme" zurückzugreifen und so den Herzinsuffizienzerkrankten eine Möglichkeit zu einer effektiveren Versorgung zu geben, ohne dass selbst Investitionen getätigt werden müssen. Zweitens hat die Einschreibung auch einen direkten monetären Effekt für die Gesundes Kinzigtal GmbH aufgrund ihrer Einsparcontractingverträge mit der AOK und LKK Baden Württemberg, da Patienten in strukturierten Behandlungsprogrammen im Risikostrukturausgleich der Krankenkassen stärker finanziell gefördert werden. Eine Neueinschreibung eines Versicherten aus dem Kinzigtal in ein DMP hebt somit den Referenzwert gegen den der „Gesundheitsgewinn" dieses Versicherten gerechnet wird. Anders ausgedrückt heißt das, dass jeder Versicherte der „Gesundes Kinzigtal", der nicht in ein DMP eingeschrieben ist, obwohl er es sein könnte, indirekt Kosten bei der „Gesundes Kinzigtal" verursacht, da dieser in Realität mit einem höheren Referenzwert verglichen werden müsste.

### 4.2.4.2 Wertkettenanalyse (Interne Informationsanalyse)

#### 4.2.4.2.1 Einleitung

Als Hauptdefizit der Gesundheitsversorgung in Deutschland wird die Desintegration der Funktionen der Leistungserbringung betrachtet (Mühlbacher, 2002, S. 52). Mit der GKV-Gesundheitsreform 2000 und den neuen §§ 140ff. SGB-V reagierte der Gesetzgeber auf dieses Defizit der traditionellen Gesundheitsversorgung, in dem er der Integrierten Versorgung einen gesetzlichen Rahmen verlieh und somit die Basis für das IV-Modell „Gesundes Kinzigtal" schuf. Durch die kurze Laufzeit (Start 2005) ist verständlicherweise auch noch das Kinzigtal durch die Mängel der traditionellen Versorgung geprägt. Deshalb erfolgt nachstehend eine Analyse der Defizite der traditionellen Versorgung in Bezug auf die Herzinsuffizienz und parallel dazu eine Diskussion der Optionen, die sich hieraus für die Gesundes Kinzigtal GmbH ergeben um wettbewerbliche Stärken und Schwächen auszubauen/aufzubauen bzw. zu reduzieren/kompensieren. Der Anfang wird mit einer Untersuchung der sekundären Wertschöpfungsaktivitäten gesetzt, da diese die Rahmenbedingungen für die primären Aktivitäten bilden.

#### 4.2.4.2.2 Sekundäre Wertschöpfungsaktivitäten

#### 4.2.4.2.2.1 Kultur und Struktur

Als Hauptdefizit der traditionellen Versorgung im deutschen Gesundheitssystem wird, wie bereits erwähnt, die Desintegration der Funktionen der Leistungserbringung gesehen, d.h. konkret der mangelnde „Austausch von Informationen, Abstimmungsprobleme zwischen einzelnen Versorgungsstufen, zahlreiche Schnittstellen, mangelnde Vernetzung der Leistungsbereiche, Defizite an gemeinsamen Zielvorstellungen und Werthaltungen sowie fehlende Zuordnungen von Funktionen und Positionen im System der Versorgungsprozesse" (Mühlbacher, 2002, S. 52-55).

Besonders stark ist diese Desintegration in der strikten Trennung von ambulanten und stationären Bereich zu erkennen. Vor allem die sektorale Budgetierung im Gesundheitswesen, Zielkonflikte und Konkurrenzdenken führten hier dazu, dass beide Sektoren nur um eine Optimierung ihres Teilbereiches bemüht sind. Eine ganzheitliche Optimierung entlang der Behandlungskette der Patienten ist für beide Seiten nicht von Interesse. Aus dieser mangelnden Kooperation resultieren Ineffizienzen bei der Patientenversorgung, wie z.b. unnötige Diagnostiken, Doppelbefundungen, unnötig mehrfach bzw. falsch erbrachte Leistungen, fehlende Prävention und Nachsorge (ebd.). Respektive also Probleme der Unter-, Über- und Fehlversorgung.

Weiters wird durch die Ausweitung der medizinischen und gesundheitswissenschaftlichen Fachkenntnisse und der damit verbundenen Expansion von Behandlungsmöglichkeiten eine fortschreitende Spezialisierung und Ausdifferenzierung der Medizin notwendig. Die daraus resultierende Arbeitsteilung ermöglicht zwar eine höhere Kompetenz in Teilfragen der Patientenversorgung, führt aber auch zu einer Vielzahl von Schnittstellen, die im Laufe des Behandlungsprozesses überbrückt werden müssen; was mit einem hohen Informationsverlust (Patientendaten, Kosten, Qualität…) verbunden ist. Der Gesamtüberblick über die Behandlungskette und die Transparenz der einzelnen Versorgungsschritte gehen oft verloren. Dies führt häufig zu nicht induzierten medizinischen Leistungen und insbesondere bei der Versorgung von chronisch Kranken zu Ineffizienzen (ebd.).

Die „Gesundes Kinzigtal" weicht von diesem Pfad der desintegrierten Strukturen und der „Kultur des Misstrauens" ab und versucht vor allem bei der klinischen/medizinischen Koordination auf eine Steuerung durch Vertrauen zu bauen. Die Initiatoren der „Gesundes Kinzigtal" haben hierfür sogar einen eigenen Begriff kreiert – „Vertrauensproduktivität". Die „Gesundes Kinzigtal" geht hier von umfangreichen Kontrollkosten in Form von vorab einzuholenden Genehmigungen, Dokumentationsanforderungen etc. aus, die im Rahmen des Vertrages abgebaut werden sollen (Hermann et al., 2006, S. 27) und somit der „Gesundes Kinzigtal einen wesentlichen Wettbewerbsvorteil schaffen könnten. Natürlich muss dieser Wandel vom „Misstrauen" zum „Vertrauen" erst beschritten werden und erst dann kann hier auch von einem Wettbewerbsvorteil für die „Gesundes Kinzigtal" gesprochen werden.

Aber allein durch die spezifische Konzeption des IV-Vertrages, der Qualitätsaspekte und den Gesundheitsgewinn des Patienten und nicht Profit und Einsparungen in den Vordergrund stellt, hat sich die „Gesundes Kinzigtal" einen Vertrauensvorsprung gegenüber ihren Leistungserbringern gesichert. Bedeutungsvoll ist hierbei insbesondere die gesellschaftsrechtliche Beteiligung der Medizinischen Qualitätsnetz-Ärzteinitiative e.V. mit entsprechenden Personenidentitäten an der Gesundes Kinzigtal GmbH. Diese löst von vornherein die traditionell bestehende Widerpartsposition zwischen Kostenträger und Leistungserbringer auf, wodurch Animositäten der Leistungserbringer gegenüber der „Gesundes Kinzigtal" vorgebeugt wird. Die Managementgesellschaft wird so richtigerweise als Supporter (und nicht primär als Finanzierer) von den Ärzten wahrgenommen (Hermann et al., 2006, S. 23).

Diese Konstellation schafft natürlich ein neues gemeinsames (auch finanzielles) Interesse aller Leistungspartner an dem Gesundheitsgewinn ihrer Patienten und an der Überwindung sektoraler Grenzen; was folglich eine wesentlich bessere Ausrichtung an den Bedürfnissen des Kunden – z.B. dem Herzinsuffizienzpatienten – ermöglicht.

#### 4.2.4.2.2.2    Strategische Ressourcen

*Personal und Finanzen*

Die Rahmenbedingungen in der traditionellen Gesundheitsversorgung sind eher „chroniker-feindlich" und setzen sowohl für Krankenkassen, wie auch für Leistungserbringer inadäquate finanzielle Anreize. Dies führt bei chronisch Kranken, wie z.B. Herzinsuffizienzerkrankten, wiederholt zu Behandlungsverweigerungen aus budgetären und nicht aus medizinischen Zwängen (Sachverständigenrat für die Konzertierte Aktion im Gesundheitswesen, 2002, S. 40). Diese Leistungsverweigerung stellt eine komplette Negierung der Bedürfnisse des Kunden dar.

Hier bietet sich der „Gesundes Kinzigtal" demnach wieder eine Option sich positiv gegenüber dem Patienten im Vergleich zur traditionellen Versorgung zu positionieren, indem sie die Rahmenbedingungen ändert und entsprechende Anreize setzt, die eine Leistungsverweigerung aus budgetären Beweggründen ausschließt. Ein erster Anreiz ist durch die oben diskutierte gesellschaftsrechtliche Beteiligung der Ärzte schon gegeben. Ob dieser indirekte monetäre Anreiz genug ist, kann in Frage gestellt werden. Allerdings steht der „Gesundes Kinzigtal" die Möglichkeit offen, Leistungen auch außerbudgetär zu vergüten. Der Gesundes Kinzigtal GmbH stehen durch die Anschubfinanzierung der Krankenkassen (diese endet allerdings mit dem 30.06.2007), sowie durch die zahlreichen Kooperationsanfragen von Seiten der pharma-zeutischen, medizintechnischen, Medizinprodukte-, Labor-, sowie IT- und Disease Manage-ment-Dienstleistungsindustrie hier wesentlich bessere finanzielle Ressourcen zur Versorgung chronisch Kranker und insbesondere der Herzinsuffizienz zur Verfügung als Akteuren der traditionellen Versorgung. Die finanziellen Ressourcen und Kooperationsmöglichkeiten können somit als wesentlicher Wettbewerbsvorteil identifiziert werden.

Ein weiteres Problem in der traditionellen Versorgung ist die unzureichende Qualifikation und Sozialisation der Gesundheitsberufe hinsichtlich der Berücksichtigung der speziellen Versor-gungsbedürfnisse chronisch Kranker (ebd.). Hier birgt vor allem das interdisziplinär aufge-stellte Managementteam der „Gesundes Kinzigtal GmbH" ein großes Potential.

*Information und Technologie*

Wie bereits erwähnt stellt die umfassende Implementierung von IT einen zentralen Erfolgs-faktor für die Integration der Versorgung und somit für eine effektivere und effizientere Versorgung von chronisch Kranken dar. Insbesondere für Herzinsuffizienzpatienten, die weit über dem Durchschnitt das Gesundheitssystem konsultieren, stellt ein funktionierendes IT-System einen wesentlichen Mehrwert dar. Die, durch die vielfältigen Kontakte mit dem Gesundheitssystem sich ergebenden, finanziellen, zeitlichen, und personellen Belastungen und Belästigungen für Patienten, ihre Angehörigen und auch Leistungserbringer und Kosten-träger können reduziert werden (ebd., S.35). Insbesondere telemedizinische Technologien, können, wie unter 4.2.4.1.2 dargestellt, die Lebensqualität des Herzinsuffizienzpatienten erhöhen.

Die „Gesundes Kinzigtal" hat hier ab Mitte des Jahres 2007 einen wesentlichen Wettbe-werbsvorteil in ihrer Hand, denn ab diesem Zeitpunkt wird die IT-Infrastruktur mit zentraler Gesundheitsakte im Kinzigtal vollständig implementiert sein. Diese beinhaltet nicht nur eine einfache Vernetzung der Leistungspartner untereinander, sondern auch spezifische Applikati-onen, die ein IT-unterstütztes Controlling, Disease Management, Predictive Modelling etc. ermöglichen. Auch das telemedizinische Herzinsuffizienz Projekt in Kooperation mit Arzt-Partner almeda wird auf diese Plattform aufsetzen. Zusätzlich zu diesem Mehrwert wird in einer weiteren Ausbaustufe (geplant für 2008/9) auch noch eine „individuelle Gesundheitsakte" für die ins IV-Modell eingeschriebenen Patienten zur Verfügung stehen, die dem Patienten Zugriff auf seine Gesundheitsdaten, in für ihn aufbereiteter Form, ermöglichen.

### 4.2.4.2.3  Primäre Wertschöpfungsaktivitäten

#### 4.2.4.2.3.1  Point-of-Service

##### 4.2.4.2.3.1.1  Klinische Prozeduren

*Dominanz der akutmedizinischen Versorgung*

Im Gutachten 2000/2001 des Sachverständigenrates für die Konzertierte Aktion im Gesundheitswesen (2006) werden zahlreiche Beispiele für Unter-, Über- und Fehlversorgung angeführt, was auf ein Versagen des deutschen Gesundheitssystems bei der Behandlung von chronisch Kranken hindeutet. Ursachen werden hier primär in der Dominanz der akutmedizinischen Leistung und der gleichzeitigen Vernachlässigung von Prävention und Rehabilitation gesehen. Dieser einseitigen kurativen Versorgung in der traditionellen Versorgung liegt das, bereits unter 4.1.2.2.3 kritisierte, „sequentielle" Krankheitsmodell zu Grunde, das der Komplexität von chronischen Erkrankungen, wie z.B. der Herzinsuffizienz, nicht gerecht wird. Dies zeigt z.B. die Beobachtung, dass die in Deutschland im internationalen Vergleich überdurchschnittlich hohe interventionelle kardiologische Leistungsdichte (z.B. Koronarangiographien, PTCA, Bypass-Operationen etc.) sich nicht in entsprechend günstigeren Morbiditäts- und Mortalitätsraten widerspiegelt (ebd., S.35).

In diesem Zusammenhang spielen bei einer chronischen Herzinsuffizienz vor allem akute Dekompensationen eine wesentliche Rolle. Dies sind häufige Ereignisse, die zu einem großen Anteil für die Morbidität und Mortalität der Herzinsuffizienz verantwortlich sind und meistens unverzüglich eine stationäre Einweisung nötig machen (Muth et al., 2006, S. 18-19). Diese Notfälle und stationären Krankenhausaufenthalte könnten meist durch adäquates Monitoring – tägliche Gewichtskontrolle reicht hier in den meisten Fällen aus – und entsprechender Verhaltensschulung des Patienten in Kombination mit anderen Präventionsmaßnahmen (z.B. Salzrestriktion, Flüssigkeitsrestriktion, Bewegungsförderung etc.) verhindert werden (ebd., S. 73-74). Als entscheidend für eine effektive Behandlung der chronischen Herzinsuffizienz, respektive für die Verhinderung von akuten Dekompensationen, wird vor allem auch die Verzögerungszeit, d.h. die Zeit zwischen Auftreten der ersten Symptome und Therapiebeginn betrachtet. Diese ist aufgrund von Fehldeutung und Verdrängung oft zu lange. Durch eine telemedizinische Unterstützung der Monitoringprozesse kann diese verkürzt (Heinen-Kammerer et al., 2005, S. 533-534) und das Monitoring effektiver und patientenfreundlicher gestaltet werden.

Die „Gesundes Kinzigtal" hat sich in ihren direktionalen Strategien der Prävention und Gesundheitsförderung verschrieben; setzt sie diese auch entsprechend in Kombination mit leitliniengerechten Monitoringmaßnahmen um, kann sie, wie oben dargestellt, im Geschäftsfeld „Herzinsuffizienz" Krankenhausfälle und Notfälle verhindern, die Lebensqualität der Patienten steigern und dadurch einen wesentlichen Wettbewerbsvorteil generieren.

*Aktiv-/Passiv-Problematik:*

Das Bild des Patienten als passiven Empfänger von medizinischen Leistungen im Sinne von „Reparatur, Kur und Schonung" ist generell in der traditionellen Versorgung sehr weit verbreitet. Besonders gefährdet durch dieses „Passiv"-Konzept sind vor allem alte, chronisch Kranke, wie z.B. auch Herzinsuffizienzerkrankte, da hier diese Praktiken häufig sogar kontraproduktiv sein können und Unter-, Fehl- und Überversorgung fördern. So werden alte, chronisch kranke Menschen oft aus Gedankenlosigkeit, Bequemlichkeit oder Überlastung der Leistungserbringer zur „Ruhigstellung" und Sedierung bewogen, obwohl eigentlich „aktivierende" Pflege und Mobilisation sinnvoll wären (Sachverständigenrat für die Konzertierte Aktion im Gesundheitswesen, 2002, S. 37-38). So ist auch bei Herzinsuffizienzpatienten mit stabiler Herzinsuffizienz (Ausnahme: akute Myocarditis oder frischer Herzinfarkt) durchaus körperliches Training zu empfehlen (Muth et al., 2006, S. 35).

Die „Gesundes Kinzigtal" versucht auch hier durch das Konzept des „Arztes des Vertrauens" einen neuen Weg zu beschreiten. Der Patient soll als Partner betrachtet werden. Es werden gemeinsam Gesundheitsziele („Shared-Decision-Making") vereinbart, die den Patienten auch aktiv dazu animieren sollen selbst zu seiner Gesundheit beizutragen. Hierbei handelt es sich logischerweise um einen mittelfristigen Prozess der Veränderung. Dieses Bild des Arztes muss auch im Kinzigtal erst verinnerlicht und gelebt werden. Es stellt aber auf jeden Fall großes Potential für eine Wettbewerbsstärke der „Gesundes Kinzigtal" dar.

*Unzureichende Berücksichtigung der sozialen, psychischen, lebensweltlichen und biografischen Bezüge chronisch Kranker und ihrer Angehörigen (somatische Fixierung)*

Neben der Aktiv-/Passiv-Problematik wird bei chronisch Kranken oft auch die psychosoziale Belastung durch die Erkrankung unterschätzt. Die Erkrankten fühlen sich hier teilweise allein gelassen mit ihrer Diagnose (Sachverständigenrat für die Konzertierte Aktion im Gesundheitswesen, 2002, S. 36-37).

Wie schon unter 4.2.4.1.1.3 beschrieben, ist die chronische Herzinsuffizienz durch eine Vielzahl von Komorbiditäten gekennzeichnet. Auch psychische Belastungen, wie etwa Depressionen können beobachtet werden. Europe und Tyni-Lenne´ (2004, S. 227-234) konnten in ihrer Studie neben physischen auch vielfältige Auswirkungen durch die Herzinsuffizienz auf psychische, soziale, emotionale und kognitive Prozesse der erkrankten Männer feststellen. Mitunter sind auch starke Schlafstörungen (Coats, 2005, S. 2) bei Herzinsuffizienzerkrankten zu beobachten.

Wie diese Darstellungen zeigen wird eine eindimensionale, rein somatische Behandlung der Herzinsuffizienz den Bedürfnissen des Patienten keinesfalls gerecht. Durch ein umfassendes, holistisches Behandlungskonzept kann sich hier die „Gesundes Kinzigtal" Wettbewerbsvorteile verschaffen.

*Abweichen von Grundsätzen einer evidenzbasierten Versorgung*

Die Versorgung von chronisch Kranken weicht in der traditionellen Versorgung in Deutschland derzeit in bedeutsamem Ausmaß vom derzeitigen Stand der besten verfügbaren Evidenz bzw. von evidenzbasierten Leitlinien ab. Die Ursache für diese Mängel liegt zu einem beträchtlichen Teil in der unzureichenden, verzögerten oder fehlerhaften Rezeption und Umsetzung wissenschaftlicher Erkenntnisse in die Alltagsversorgung (Sachverständigenrat für die Konzertierte Aktion im Gesundheitswesen, 2002, S. 40).

So hat die europaweite SHAPE-Studie (Remm et al., 2005, 2413-2421) erschreckende Ergebnisse hinsichtlich der evidenzbasierten Versorgung der chronischen Herzinsuffizienz zu Tage gebracht. Vor allem hinsichtlich der Diagnose und Medikation der Herzinsuffizienz in der alltäglichen Praxis konnten wesentliche Abweichungen von einer leitliniengerechten

Behandlung festgestellt werden. 75% aller befragten Ärzte gaben an, dass sie eine Herzinsuffizienz nur auf Basis von klinischen Zeichen und Symptomen diagnostizieren würden (ebd.). In anderen Studien konnte gezeigt werden, dass durch diese nicht leitlinienkonforme Form der Diagnostik lediglich eine Genauigkeit von 22 bis 32 Prozent erreicht werden kann (Angermann, 2003). In Bezug auf die nicht leitlinienkonforme Medikation zeigen sich ähnliche Defizite in der Versorgung (Remm et al., 2005, 2413-2421).

Internationale Studien weisen allerdings auch darauf hin, dass durch Disease Management Programme diese Mängel verringert und die Versorgungsqualität von chronisch Kranken verbessert werden kann. Ob dies auch für die „strukturierten Behandlungsprogramme" (s.a. 4.2.4.1.3) der GKV gilt, kann noch nicht sicher beurteilt werden. Allerdings ist auch unstrittig, dass es ohne die DMP sicherlich keine Verbesserungen geben würde (Bertelsmann Stiftung, Universität Bremen, 2006, S. 34-35). Wie oben erläutert sind hinsichtlich der Herzinsuffizienz vor allem die DMP KHK und Diabetes interessant, sowie das sich in Planung befindliche Herzinsuffizienz-Modul für das DMP KHK.

Im Kinzigtal hat das MQNK bereits eine Herzinsuffizienzleitlinie entwickelt, die einen verbesserten Transfer der evidenzbasierten Medizin in die Praxis sicherstellen soll.

Eine Messung des Umsetzungsgrades kann aus den Daten der Gesundes Kinzigtal GmbH derzeit primär auf Basis der Arzneimitteldaten erfolgen. Im Bereich der empfohlenen Arzneimittel sollte für die Kennziffer ein möglichst hoher Prozentsatz erreicht werden, wohingegen für in den Leitlinien als „Risikoarzneimittel" oder „umstrittene Arzneimittel" deklarierte Medikamente der Prozentsatz möglichst niedrig sein sollte (Nink et al., 2005, S. 107-108).

Bei der Herzinsuffizienz gelten ACE-Hemmer als Mittel erster Wahl zur Mortalitätssenkung und Prognoseverbesserung. „Alle Patienten mit einer nachgewiesenen systolischen Dysfunktion und fehlenden Kontraindikationen sollten ACE-Hemmer (ACEH) erhalten, unabhängig davon, ob sie Symptome einer Herzinsuffizienz aufweisen oder nicht" (Muth, 2006, S. 42). Anhand der „Relative Time Axis" (s.a. 4.2.4.1.1.4) wurde daher pro Praxis untersucht, welcher Anteil der Patienten mit Herzinsuffizienz (n=91) nach einem stationären Krankenhausaufenthalt im Zeitraum 1-299 Tage mit ACE-Hemmern behandelt wurde, s. Abbildung 34. In der Grafik sind nur Praxen dargestellt, die mindestens fünf Herzinsuffizienzerkrankte in diesem Zeitraum betreut haben. Aufgrund der geringen Fallzahl pro Praxis, sowie der möglichen unterschiedlichen Ausprägungen der Herzinsuffizienzsymptomatik je Praxis ist es schwierig gesicherte Ergebnisse aus der Datenanalyse zu erhalten. Allerdings lässt die starke Schwankung zwischen 0 und 71% vermuten, dass die Arzneimittelverordnung in einigen Praxen doch beträchtlich von den Leitlinienempfehlungen abweicht. Zusätzlich wurde ähnlich zu den Auswertungen in der Branchenanalyse (s. 4.2.1) zwischen LP und PLP unterschieden. Es ist zu beobachten, dass der Mittelwert der Praxen, die nicht Leistungspartner der „Gesundes Kinzigtal" sind, sogar einen geringfügig besseren Prozentanteil erreichen als die Leistungspartner, obwohl die LP im Gegensatz zu den PLP eine gemeinsame Leitlinie für ihre Arbeit beschlossen haben.

Anschließend wurde auch noch überprüft, zu welchem Anteil den Herzinsuffizienzpatienten „Risikoarzneimittel" [60] verordnet wurden. Insgesamt wurde bei über 34% der 91 Herzinsuffi-

---

[60] Die Daten der Gesundes Kinzigtal wurden hier entsprechend Muth (2006, S. 65) nach folgenden Verordnungen durchleuchtet: Kalziumantagonisten vom Nifedipin-, Verapamiltyp und Diltiazem, Nichtsteroidale Antirheumatika inkl. Cox-2-Hemmer (Ausnahme: niedrig dosierte Acetylsalicylsäure), Antiarrhythmika Klasse I (Chinidin, Ajmalin, Prajmalium, Procainamid, Disopyramid, Flecainid, Lorcainid, Propafenon) und III (Sotalol)

zienzerkrankten innerhalb von 299 Tagen nach der stationären Diagnose „Herzinsuffizienz" ein „Risikoarzneimittel" verschrieben. Auffällig ist hierbei generell der hohe Prozentsatz (11%) von Verordnungen, der als riskant eingestuften trizyklischen Antidepressiva; was z.B. auf eine mangelhafte Kommunikation zwischen den verschiedenen am Gesundheitsprozess beteiligten Leistungserbringern hindeuten könnte.

Es lässt sich somit zusammenfassen, dass sehr wahrscheinlich auch im Kinzigtal noch beträchtliche Abweichungen von einer evidenzbasierten Versorgung zu beobachten sind. Ohne adäquate Intervention könnte sich dies zu einer Wettbewerbsschwäche für die „Gesundes Kinzigtal" entwickeln.

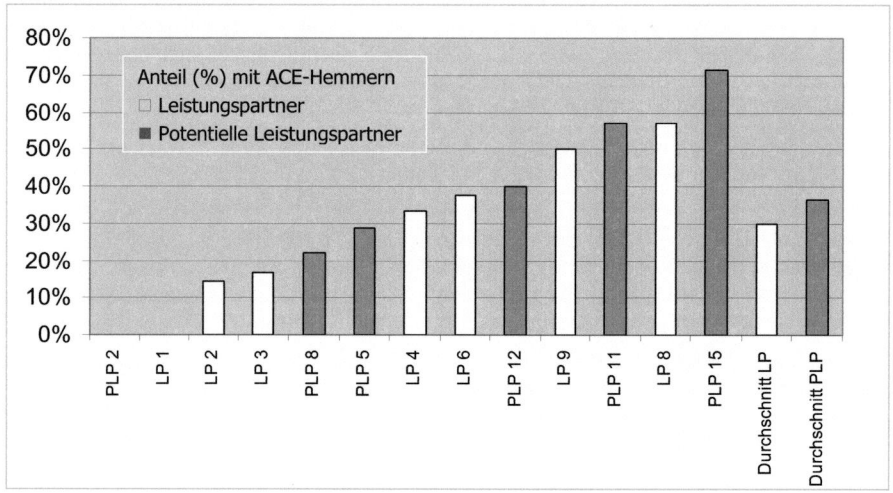

**Abbildung 34: Überprüfung leitlinienkonforme Arzneimittelverordnung (ACE-Hemmer)[61]**

*Variationen in der stationären Versorgung*

Wie bereits mehrfach erwähnt liegt der Hauptkostenblock der Versorgungskosten von Patienten mit Herzinsuffizienz im Krankenhaus. Neben den bisherigen Darstellungen (s. 4.2.4.1.1.4) sollen abschließend die verschiedenen stationären Leistungserbringer im Vergleich dargestellt werden.

Erhebliche Unterschiede sind z.B. in den Verteilungen der Krankenhausverweildauern bei Herzinsuffizienzfällen[62] zu beobachten, siehe Abbildung 35. Interessant wären in diesem

---

Ausnahme Amiodaron), Phosphodiesterasehemmer (z.B. Sildenafil), Cilostazol, Amphetamine Minoxidil, Metformin bei NYHA III – IV; Orale Antidiabetika vom Typ Thiazolidindione (Pioglitazon, Rosiglitazon) bei NYHA III-IV; andere Substanzen mit vorwiegend negativ inotropem Effekt, wie Carbamazepin; trizyklische Antidepressiva (Amitriptylin, Amitriptylinoxid, Clomipramin, Doxepin, Imipramin, Nortriptylin, Trimipramin), Itraconazol
[61] Details s. Anhang C.17
[62] Hier wurde keine der unter 3.2.2.3 beschriebenen Identifikationsmethoden verwendet. Da hier eine Analyse der Krankenhausfälle mit einer Diagnose „Herzinsuffizienz" erfolgt, ist kein direkter Personenbezug nötig. Im Mittelpunkt stehen hier die spezifischen stationären Herzinsuffizienzfälle und nicht alle durch Herzinsuffizienzpatienten verursachten stationären Krankenhausaufenthalte.

Zusammenhang tiefer gehende Untersuchungen, anhand dessen festgestellt werden kann, wodurch deutlich niedrigere Verweildauern, wie z.B. zwischen dem Krankenhaus 9 und den übrigen Standardkrankenhäusern oder die unterschiedlichen Entwicklungen in der beobachteten Periode (Verweildaueranstieg/-rückgang) bedingt sind: durch Unterschiede im Patientenmix, des durchschnittlichen Schweregrades oder durch unterschiedliches Fallmanagement im Krankenhaus (Swart, 2005a, S. 249-250). So könnten Prioritäten für zukünftige Kooperationsanstrengungen zielgerichtet gesetzt, sowie Benchmarking-Modelle entwickelt werden. Hierzu fehlt der „Gesundes Kinzigtal" derzeit noch die Datenlage.

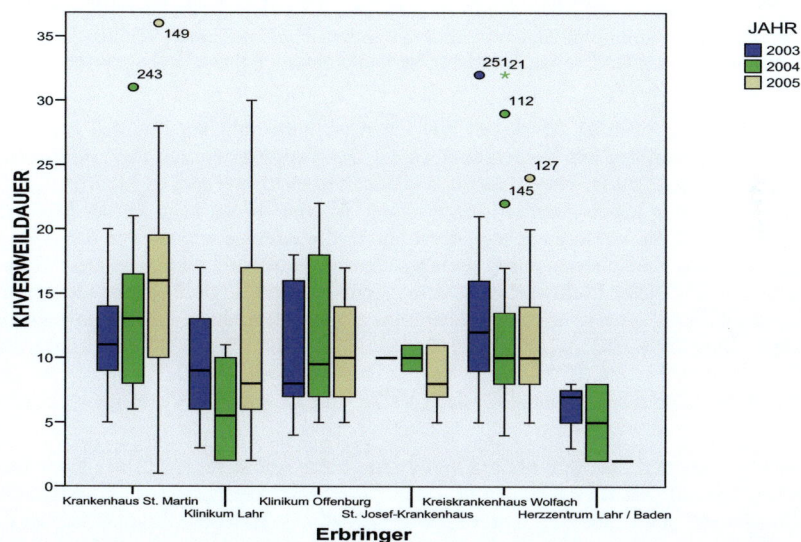

**Abbildung 35: Krankenhausverweildauer nach Leistungserbringern bei Herzinsuffizienzfällen (ICD 10: I50, I11.0-, I13.0-, I13.2-/ n= 206)[63]**

Zusätzlich wäre es wichtig Informationen zur Qualität der stationären Versorgung für die Strategieentwicklung zur Verfügung zu haben. Dies ist in Bezug auf die Herzinsuffizienz aus zweierlei Gründen schwierig. Erstens ist eine Bewertung der Qualität auf Basis des Indikators „stationäre Wiederaufnahme", wie Mosafer (2005, S. 264-267) diese empfiehlt, bei kardiovaskulären Erkrankungen generell schwierig, da hier das Wiederaufnahmerisiko stark von der Qualität der ambulanten Versorgung beeinflusst wird (Swart, 2005b, S. 275). Zweitens fehlen in den Daten der „Gesundes Kinzigtal" Informationen zum Entgeltschlüssel. Diese werden aber benötigt, um das (vollstationäre) Rehospitalisierungsrisiko sauber ermitteln zu können, da nur so verfälschende Behandlungsfälle in einem Prozess der Qualitätssicherung bei der Datenaufbereitung herausgefiltert werden können (Mosafer, 2005, S. 264-267).

---

[63] Details s. Anhang C.18

#### 4.2.4.2.3.1.2 Marketing

Neben den Aspekten des „Values" (des Wertes und der Qualität) der faktischen Erbringung von Gesundheitsleistungen, sind im Kontext der „Gesundes Kinzigtal" besonders auch Marketingaktivitäten ein elementarer Erfolgsfaktor. Dies lässt sich dadurch begründen, dass eine Einschreibung in das Integrierte Versorgungsmodell „Gesundes Kinzigtal" und somit der Austritt aus der traditionellen Versorgung generell hinsichtlich der Bedeutung mit einem Krankenkassenwechsel gleichgesetzt werden kann. Bisher war hier primäres Wechselmotiv aus Sicht der Versicherten die Höhe des Beitragssatzes. Allerdings kann beobachtet werden, dass der Versorgungs- und Qualitätswettbewerb zwischen Krankenkassen wächst. Vor allem neue Versorgungsformen finden zunehmend höhere Akzeptanz bei den Versicherten (Andersen, Grabka, 2006, S. 26-27).

Prinzipiell[64] hat die „Gesundes Kinzigtal" hier einen wettbewerblichen Nachteil gegenüber den Akteuren der traditionellen Versorgung, da sie die Versicherten aus der traditionellen Versorgung „abwerben" muss. Nur wenn die Versicherten einen wirklichen Mehrwert in der integrierten Versorgung sehen, werden sie zu einem Wechsel bereit sein. Dieser Mehrwert kann nur die Qualität der Versorgung sein, denn finanzielle Anreize werden von der „Gesundes Kinzigtal" für die Versicherten nur in geringem Ausmaße indirekt gesetzt – „mehr Nutzen für gleich viel Geld". Dieser Mehrwert muss dem „Konsumenten" Patient aber erst kommuniziert und „schmackhaft" gemacht werden. Hier wird aktives Handeln der „Gesundes Kinzigtal" benötigt. Das Informationsdefizit des Patienten, das in allen Gesundheitssystemen beobachtbar ist (Bertelsmann Stiftung, Universität Bremen, 2006, S. 50-51), muss reduziert werden, damit der Patient sich rational für den „Value" der Integrierten Versorgung entscheiden kann.

Die „Gesundes Kinzigtal" genießt ohne Zweifel eine hohe Anerkennung in der Fachpresse und beim wissenschaftlichen Fachpublikum. Nach Ansicht der Leistungspartner besteht aber noch Nachholbedarf beim Branding in der lokalen Öffentlichkeit, da die Bekanntheit bei den Versicherten noch zu gering sei. Auch die bis jetzt hinter den Erwartungen zurückgebliebene Einschreibquote (5,1% von 29.917 AOK-Versicherten) könnte ein Indikator für eine fehlende örtliche Präsenz sein. Genaue Informationen liegen hierzu aber nicht vor.

#### 4.2.4.2.3.2    Pre-Service und After-Service

*Unzureichende Schulung, Information und Partizipation des Patienten und seiner Bezugspersonen*

Die Qualität der Versorgung von chronisch Kranken hängt in großem Ausmaß, davon ab wie gut es funktioniert den Patienten und seine Angehörigen als selbstverantwortliche, informierte und kompetente „Nutzer" in die Gesundheitsversorgung mit einzubeziehen. Um dies zu Erreichen ist einerseits, wie bereits skizziert, ein partnerschaftliches Verhältnis zwischen Arzt und Patient anzuvisieren (im Sinne des „Arzt des Vertrauens"), andererseits muss der Patient hierzu auch „empowered" werden, d.h. entsprechend informiert, geschult und sein Partizipationswille gestärkt werden. Diese Maßnahmen sind prinzipiell in allen Phasen (Pre-Service, Point-of-Service; After-Service) elementar. Besonders aber im After-Service kommt ihnen besondere Bedeutung zu, denn durch sie kann bestmöglich ein Wirksamkeitsverlust an sich

---

[64] Relativiert wird dieser Nachteil durch die starke Marktmacht im ambulanten Bereich. Hier kann über den „Arzt des Vertrauens" stark Einfluss auf das Konsumentenverhalten des Patienten genommen werden.

effektiver und indizierter präventiver oder kurativer Maßnahmen infolge mangelnder Compliance und/oder fehlerhafter Anwendung durch den Patienten verhindert werden (Sachverständigenrat für die Konzertierte Aktion im Gesundheitswesen, 2002, S. 39). Bei der Herzinsuffizienz ist dies z.b. vor allem im Bereich der Tertiärprävention bzw. des Monitorings zur Verhinderung von unnötigen, kostspieligen und für den Patienten belastenden Krankenhausaufenthalten essentiell.

Diese „Patientenschulungsmaßnahmen" sollten verstärkt auch wohnortnah durchgeführt werden. Besonders hier ist in der traditionellen Versorgung ein starkes Defizit zu verzeichnen (ebd.); was der „Gesundes Kinzigtal" allerdings wieder potentielle Ansatzpunkte zur Differenzierung von Ihren Mitbewerbern bietet.

*Mangel an interdisziplinären und flexiblen Versorgungsstrukturen*

Wie auch bereits unter 4.2.4.2.2.1 dargestellt, liegt in der Desintegration des Gesundheitsversorgungsprozesses ein Hauptproblem der traditionellen Versorgung; was vor allem für die Behandlung von chronisch Kranken, wie z.B. Herzinsuffizienzerkrankten mit beträchtlichen negativen Effekten verbunden ist (ebd.). Genau hier – in der Integration der Versorgung, in der optimalen Abstimmung der Verknüpfungen der einzelnen Versorgungsprozesse durch effektive und effizientes Pre-Service und After-Service – liegt das Kerngeschäft der „Gesundes Kinzigtal". Folglich muss die Gesundes Kinzigtal GmbH besonders in diesem Bereich in den Ausbau dieser Wettbewerbsstärke investieren.

## 4.2.5 Entwicklung von adaptiven, Markteintritts- und Wettbewerbsstrategien für das Geschäftsfeld „Herzinsuffizienz"

### 4.2.5.1 Kostenwachstum - prozentueller Marktanteil Matrix

#### 4.2.5.1.1 Entwicklung und Ergebnisse der Kostenwachstum - prozentueller Marktanteil Matrix

Wie unter 4.1.3.2.1 kurz dargestellt, soll zur Formulierung der adaptiven Strategien, die Portfoliotechnik zur Anwendung kommen. Zur Bildung der Geschäftsfelder in folgend dargestellten Portfolios wurde Identifikationsmethode IV (s. 3.2.2.3) herangezogen.

Die Kostenwachstum - prozentueller Marktanteil Matrix stellt eine Kombination der umweltbezogenen Grunddimension „Kostenwachstum" und der unternehmensbezogenen Variable „prozentueller Marktanteil" dar.

Die unternehmensbezogene Größe „prozentueller Marktanteil" errechnet sich für jedes Geschäftsfeld wie folgt:

$$\frac{\text{Patientenkontakte bei Vertragsärzten + Krankenhausaufenthalte bei LP der GK}}{\text{(Patientenkontakte bei Vertragsärzten + Krankenhausaufenthalte bei LP der GK + Patientenkontakte bei Vertragsärzten + Krankenhausaufenthalte bei PLP der GK)}}$$

Wie aus der Berechnung ersichtlich, wird nur der Marktanteil unter den Leistungsanbietern in der Region „Gesundes Kinzigtal" ermittelt. Sämtliche Leistungen die außerhalb der Region Kinzigtal erbracht werden fließen nicht in die Kalkulation mit ein. Die Leistungserbringer im Kinzigtal werden hier, wie bereits erwähnt, in Leistungspartner (LP) und potentielle Leistungspartner (PLP) unterteilt.

Die Dimension „prozentueller Markanteil" (im ambulanten Bereich) wurde gewählt, da angenommen werden kann, dass diese die derzeitigen Einflussnahmemöglichkeiten der Gesundes Kinzigtal GmbH auf das jeweilige Geschäftsfeld (und seine Patienten) widerspiegelt.[65] Wie schon mehrfach erwähnt, sind der wichtigste Zugang zum Patienten die Leistungserbringer. Die entscheidende Rolle spielen hierbei die Hausärzte; bzw. in „Gesundes Kinzigtal" der „Arzt des Vertrauens". Über diese können Patienten am effektivsten für Gesundheitsprojekte rekrutiert werden. Aus diesem Grund muss bei der Strategiewahl auch berücksichtigt werden, wie groß derzeit im jeweiligen Geschäftsfeld der Marktanteil (primär im ambulanten Bereich), respektive die Einflussnahmemöglichkeiten sind, um abschätzen zu können ob überhaupt für etwaige Programme zur Verbesserung der Versorgung dieser „medical conditions" genug Patienten rekrutiert werden können. Oder ob nicht vorher andere Strategien verfolgt werden müssen, um größere Einflussnahmemöglichkeiten zu erlangen.

Als umweltbezogene Dimension wurde das „Kostenwachstum" definiert. Dies soll helfen Geschäftsfelder zu identifizieren, die langfristig mit hoher Morbidität und Kosten in Verbindung stehen. Geschäftsfelder mit hoher oder überdurchschnittlicher Morbidität und Kosten rechtfertigen eine stärkere Ressourcenzuwendung.

Für die Berechnung der umweltbezogenen Dimension „Kostenwachstum" wurde analog zur Kostenwachstum – Kosten pro Kopf Matrix das morbiditätsadjustierte Risikostratifizierungsverfahren DxCG© verwendet (s. 4.2.4.1.1.4 und Anhang B.2 ).

Als dritte Variable wird der prozentuelle Kostenanteil des jeweiligen Geschäftsfelds an den Gesamtkosten im Portfolio berücksichtigt. Dieser wird durch den Durchmesser der Kreise repräsentiert. Er signalisiert die derzeitige Kostenrelevanz für die Gesundes Kinzigtal GmbH.

Im nächsten Schritt erfolgt bei der Portfoliokonzeption generell eine Dichotomisierung (hoch – niedrig) der Unternehmens- und Umweltvariablen (Macharzina, 1995, S. 290). In der Kostenwachstum – prozentueller Marktanteil Matrix dieser Arbeit wurde für die Dimension „prozentueller Marktanteil" als Grenzwert zwischen hoch und niedrig ein Grenzwert von 50% und für die Variable Kostenwachstum ein Grenzwert von 1 definiert.

Durch diese Dichotomisierung entsteht eine Vier-Felder-Matrix. Für jedes dieser vier Felder müsste nun eine Normstrategie definiert werden. Von dieser Vorgehensweise wurde in dieser Arbeit allerdings Abstand genommen, da sich schon für den traditionellen Wirtschaftssektor vielfach weder theoretisch noch empirisch nachweisen lässt, dass die Bearbeitung von strategischen Geschäftsfeldern im gleichen Feld einer Matrix mit ähnlichen Normstrategien zwingend Erfolg bringt (ebd., S. 324). Es kann angenommen werden, dass dies auch für den weitaus komplexeren Gesundheitssektor zutrifft. Die Portfoliodarstellung dient daher in dieser Arbeit primär der freien Diskussion von strategischen Optionen für das Geschäftsfeld „Herzinsuffizienz". Abbildung 36 und Abbildung 37 zeigen zwei IST-Portfolios, die aus den Daten der „Gesundes Kinzigtal" generiert werden konnten.

Abbildung 36 berücksichtigt die Gesamtpopulation, während Abbildung 37 nur die Verteilung der Geschäftsfelder unter den „Hochnutzern" darstellt. Generell lässt sich beobachten, dass in Abbildung 37 bei den „Hochnutzern" das Niveau des Morbiditäts- und Kostenrisikos generell, wie auch zu erwarten war, höher liegt als in der Gesamtpopulation in Abbildung 36. Auch findet sich eine stärkere Konzentration des DxCG© Riskscores bei den „Hochnutzern".

---

[65] Das Erfahrungskurvenkonzept, das der Variable „relativer Marktanteil" der BCG-Matrix zu Grunde liegt kann zur Begründung der Variablenauswahl nicht herangezogen werden, da es im Zusammenhang mit der spezifischen Marktsituation der Gesundes Kinzigtal GmbH keine Relevanz hat.

Während die zentralen 50% der ICD-Gruppen-Mittelwerte hier in einem Bereich von 1,24 bis 1,49 (IQR 0,25) liegen, streuen diese in der Gesamtpopulation zwischen 0,79 und 1,24 (IQR 0,45). Hinsichtlich des prozentuellen Marktanteils sind sämtliche Geschäftsfelder bei etwas unter 50% konzentriert, stärkere Abweichungen sind nur in Einzelfällen (XVII; XVI, III) zu beobachten.

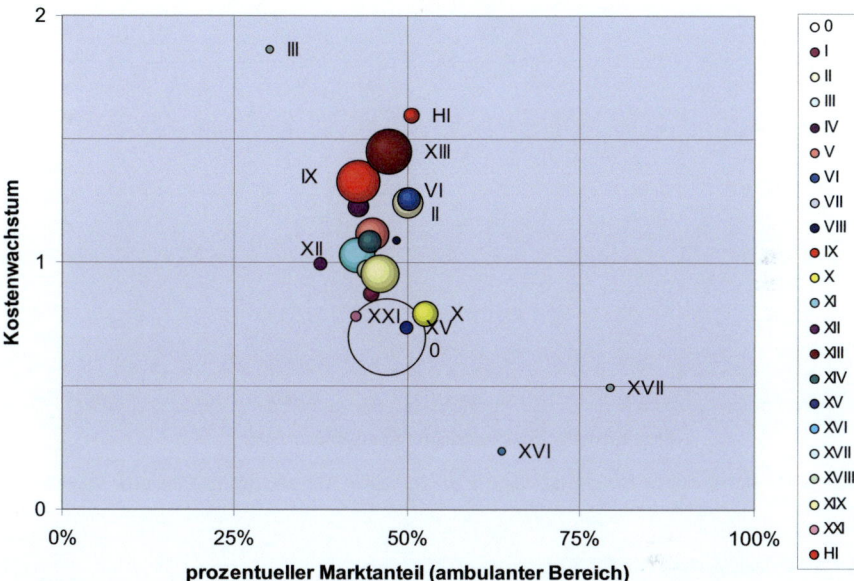

**Abbildung 36: IST-Portfolio Kostenwachstum / prozentueller Marktanteil (ambulanter Bereich) der Gesamtpopulation[66]**

Das Geschäftsfeld „Herzinsuffizienz" befindet sich in der Mitte der Marktanteils-Achse und im oberen Bereich der Kostenwachstums-Achse, weist also ein hohes Kostenwachstum (1,69) und eine mittleren prozentuellen Marktanteil (51%) aus. Sowohl der prozentuelle Marktanteil, sowie das wahrscheinliche Kostenwachstum liegen über dem Durchschnitt ihrer zugehörigen ICD-Gruppe der Herzkreislauferkrankungen (IX).

---

[66] Details s. Anhang C.19

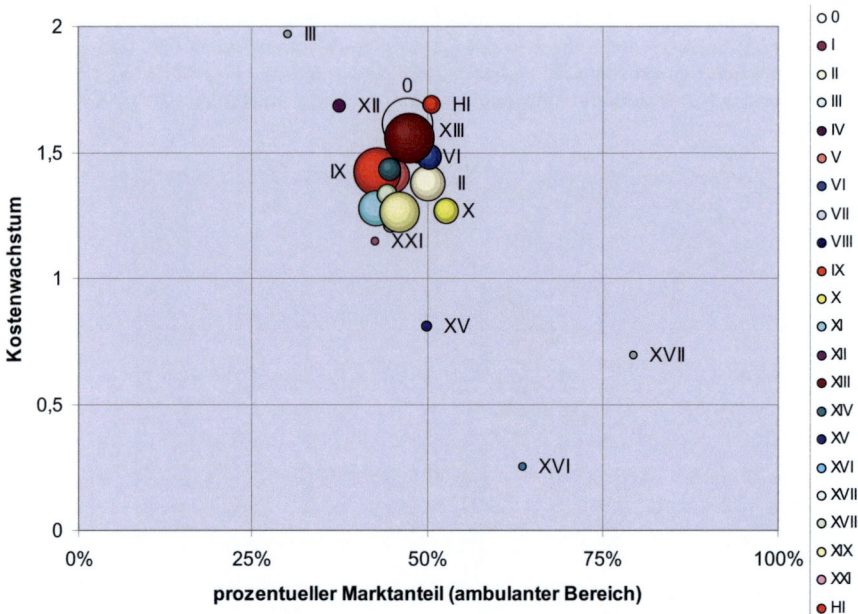

**Abbildung 37: IST-Portfolio Kostenwachstum / prozentueller Marktanteil (ambulanter Bereich) der Hochnutzer**[67]

#### 4.2.5.1.2 Erkenntnisse für die Strategieentwicklung

Welche Rückschlüsse können nun aus den obigen Darstellungen für die Strategieentwicklung abgeleitet werden? Generell fällt eine Ableitung von konkreten Strategien für einzelne Geschäftsfelder durch die starke Komprimierung der Werte bei beiden Variablen, vor allem bei den „Hochnutzern", mit wenigen Ausnahmen (XVII, XVI, XV, III) eher schwer. Grundsätzlich lässt sich aus der Dimension „prozentueller Marktanteil" erkennen, dass zum Aufbau eines virtuell integrierten Versorgungssystems noch weitere Expansionsstrategien zu verfolgen sind. Bei einem Großteil der Geschäftsfelder sind zukünftig noch verstärkt horizontale Integrationsstrategien zu verfolgen um ein umfassendes Integriertes Versorgungssystem aufzubauen. Dies gilt auch für vertikale Integrationsstrategien, da z.B. im stationären Bereich der prozentuelle Marktanteil der „Gesundes Kinzigtal" im Mittel erst bei 6% liegt[68].

Diese Empfehlungen gelten analog auch für das Geschäftsfeld „Herzinsuffizienz" mit einem prozentuellen Marktanteil im ambulanten Sektor von 51% und im stationären Sektor von 3%. Tiefer gehende Empfehlungen lassen sich aus der Matrix nicht gewinnen. Der Nutzen für die Strategieentwicklung ist daher sehr beschränkt.

---

[67] Details s. Anhang C.20.
[68] Wie bereits erwähnt, ist aber die Marktmacht der „Gesundes Kinzigtal" im ambulanten Sektor das entscheidende Erfolgskriterium.

## 4.2.5.2 SWOT-Analyse

Da anhand der Portfoliotechnik nur sehr begrenzt strategische Empfehlungen für das Geschäftsfeld „Herzinsuffizienz" abgeleitet werden konnten, wurden im Folgenden unter Nutzung einer SWOT-Analyse die Ergebnisse der externen und internen Informationsanalyse kombiniert und strategische Stoßrichtungen abgeleitet.

### 4.2.5.2.1  SWOT-Matrix

| Stärken/Strengths (S) | | Schwächen/Weaknesses(W) |
|---|---|---|
| ■ Kultur des Vertrauens (gesellschaftsrechtliche Beteiligung des MQNK an der Managementgesellschaft)<br>■ Arzt+Patient = partnerschaftliche Beziehung („Shared-Decision-Making"+„Arzt des Vertrauens")<br>■ „Value"-Ansatz + ökonomische und medizinische Orientierung am Gesundheitsgewinn des Patienten<br>■ Ablehnung von Risikoselektion<br>■ Möglichkeit der Motivationssteigerung der LP durch finanzielle Anreize<br>■ IT-Infrastruktur mit zentraler Patientenakte (multiapplikative Plattform)<br>■ Verankerung der Forcierung von Prävention und Gesundheitsförderung in den direktionalen Strategien<br>■ Ausreichend finanzielle Ressourcen für Interventionsprojekte<br>■ Interdisziplinäres Managementteam<br>■ Vorreiterrolle in der populationsbezogenen Integrierten Versorgung<br>■ große Marktmacht im ambulanten Bereich<br>■ hohe Verhandlungsstärke als Einkäufer bei sekundären Leistungserbringern, sowie als Lieferant gegenüber Krankenhäusern<br>■ hohe Anerkennung der „Gesundes Kinzigtal" in der Fachpresse (Markencharakter) | | ■ Dominanz der akutmedizinischen Versorgung<br>■ Desintegration der Versorgung (derzeit noch niedriger Integrationsgrad)<br>■ Häufig noch Bild des Patienten als passiver Empfänger von Gesundheitsleistungen<br>■ Abweichung von Grundsätzen der evidenzbasierten Medizin<br>■ Fehlende Informationen zu Ergebnisqualität<br>■ Unzureichende Schulung, Information und Partizipation des Patienten und seiner Bezugspersonen<br>■ Fehlende Markenpräsenz im Kinzigtal<br>■ Unzureichende Berücksichtigung der sozialen, psychischen, lebensweltlichen und biografischen Bezüge chronisch Kranker und ihrer Angehörigen (somatische Fixierung) |
| Chancen/Opportunities (O) | | |
| ■ „strukturierte Behandlungsprogramme" der GKV (Modul „Herzinsuffizienz")<br>■ DMP + Case Management Programme<br>■ Telemedizin<br>■ Behandlungspfade<br>■ Großes Interesse der Pharma- und Diseasemanagementindustrie an RLVF-Studien<br>■ Chronisch Kranke wollen besser informiert werden | **Future Quadrant**<br><br>Mit welchen Stärken können welche Chancen genützt werden? | **Internal Fix-It Quadrant**<br><br>Welche Schwächen hindern uns bestimmte Chancen zu nutzen? |
| Bedrohungen/Threats (T) | | |
| ■ hohe + wachsende sozioökonomische Bedeutung (steigende Inzidenz + Prävalenz, hohe Letalität/Mortalität, hohes medianes Alter der Patienten, chronische Erkrankung + Multimorbidität → insb. KHK, Hypertonie, Diabetes, Depression)<br>■ insgesamt hohe Kosten/Herzinsuffizienzerkrankten (insbes. hohe Krankenhauskosten aufgrund langer Krankenhausverweildauer + hoher Rehospitalisierungsrate und hohe Arzneimittelkosten)<br>■ steigender Anteil an den Gesamtversorgungskosten<br>■ hohes zukünftiges Morbiditäts-/und Kostenrisiko<br>■ Konsolidierung der PLP<br>■ Teilweise noch unklare Studienergebnisse | **External Fix-It Quadrant**<br><br>Mit welchen Stärken können welche Gefahren abgewendet werden? | **Survival Quadrant**<br><br>Welche Schwächen stellen zusammen mit Gefahren Risiken dar? |

**Abbildung 38: SWOT-Matrix für das Geschäftsfeld "Herzinsuffizienz"**

## 4.2.5.2.2 Internal Fix-It Quadrant

Wie bereits erwähnt, ist ein telemedizinisches Projekt zur Verbesserung der Versorgung in Kooperation mit einem Disease Management Anbieter bereits in Planung (s. 4.2.4.1.2). Hierbei wurde prinzipiell eine Enhancement-Strategie (adaptive Stabilisierungsstrategie) durch Kooperationsvertrag (Markteintrittsstrategie: „Joint Venture") entwickelt. Daneben spielen auch Expansionsziele eine gewisse Rolle. Hierzu kommen zwei verschiedene Typen von Expansionsstrategien zum Einsatz. Einerseits wird ein neues Produkt (Behandlung von Herzinsuffizienzpatienten unter Nutzung der Telemedizin) auf dem bestehenden Herzinsuffizienzmarkt des Kinzigtals angeboten (Produkterweiterung), um Kunden/Patienten von den Konkurrenten abzuwerben und somit die Marktmacht der „Gesundes Kinzigtal" auszubauen. Andererseits soll das Projekt auch die vertikale Integration vorantreiben, respektive den Integrationsgrad der Versorgung erhöhen. In beiden Fällen steht als Markteintrittsstrategie die Allianzbildung im Vordergrund[69].

Auf der Ebene der Wettbewerbsstrategien steuert die „Gesundes Kinzigtal" mit diesem Projekt eine marktweite Differenzierung über die Qualität der Versorgung und das Service an.

Diese Strategien versuchen mehrere Schwächen der „Gesundes Kinzigtal" durch eine Kombination der externen Chancen Disease Management/Case Management und Telemedizin zu reduzieren. Es erfolgt eine stärkere Ausrichtung auf eine evidenzbasierte Medizin. Der Fokus wird vermehrt auf präventive und rehabilitative Versorgungsaspekte gelegt und, wie auch vom Sachverständigenrat für die Konzertierte Aktion im Gesundheitswesen (2002, S. 34) gefordert, die Dominanz der akutmedizinischen Versorgung abgebaut. Zusätzlich erfolgt eine verbesserte Orientierung an sozialen, psychischen, lebensweltlichen und biografischen Bezügen des Herzinsuffizienzerkrankten und eine umfangreiche Schulung und Information des Patienten und seiner Bezugspersonen; was die Partizipation und Compliance fördert. Diese Aufgaben werden vorrangig vom Disease Managementanbieter, respektive durch dessen Call-Center, wahrgenommen. Es handelt sich hier um wesentliche Elemente, die abseits der Telemedizin, sowie den medizinischen und pharmazeutischen Therapien für den Erfolg des Managementkonzepts verantwortlich sind (Coats, 2005, S. 1-2). Das Call-Center tritt somit als „Patientenberatungs/Schulungs- und Monitoring- Supporter" des Arztes auf. Dadurch sind einerseits eine Entlastung des Arztes und andererseits eine viel intensivere Betreuung des Herzinsuffizienzpatienten möglich. Der Arzt verliert aber nicht die „Behandlungshoheit".

D.h. allerdings auch, dass durch den Disease Management Dienstleister primär Einfluss auf das Pre- und After-Service genommen wird. Für die evidenzbasierte Behandlung am Point-of-Service bleibt der Arzt verantwortlich. Dementsprechend sind im Rahmen des Projektes auch Maßnahmen zu treffen, die eine evidenzbasierte Behandlung am Point-of-Service sicherstellen. Eine Aktualisierung der bestehenden Herzinsuffizienzleitlinien wird hier zu wenig sein, da, wie in der internen Informationsanalyse (s. 4.2.4.2.3.1.1) gezeigt werden konnte, zwar gemeinsame Leitlinien bestehen, bei der Implementierung aber Unterschiede feststellbar sind. Als erster Ansatzpunkt könnten hier die, in Abbildung 34 dargestellten, Unterschiede in der Medikation genutzt werden. In Arbeitszirkeln könnte durch die teilnehmervergleichende Aufbereitung der Daten ein Austausch der Handlungsrationalen und –optionen der Ärzte

---

[69] Es wird grundsätzlich der Aufbau einer hybriden Organisation angestrebt. Es soll ein virtuell integriertes Versorgungsmodell durch die Bildung von Netzwerken und Allianzen per Kooperationsvertrag und über gemeinsame Informationssysteme aufgebaut werden (s. 4.2.2)

angeregt werden (Nink et al., 2005, S. 107-108). Zu beachten ist, dass diese Daten lediglich als Basis für Diskussionen zur Verbesserung der kollektiven Qualität der Versorgung und nicht zur Bewertung der individuellen Behandlungsqualität des Arztes verwendet werden können bzw. sollten. Diese würde einerseits dem Aufbau der angestrebten „Kultur des Vertrauens" schaden. Andererseits ist die Qualität der derzeit zur Verfügung stehenden Daten nicht ausreichend, um solche Aussagen überhaupt treffen zu dürfen.

Neben den bisher diskutierten Punkten bringt das telemedizinische Projekt auch Ansatzpunkte für eine bessere Integration der Versorgung. Durch die ständige Betreuung des Herzinsuffizienzpatienten werden Übergänge zwischen den verschiedenen Behandlungssektoren besser gemanagt und Reibungsverluste durch schlechtes bzw. fehlendes Pre-Service und After-Service reduziert. Zudem wird der Druck zur Integration in das IV-Modell auf stationäre Leistungserbringer erhöht, da die, durch das bessere Krankheitsmanagement erwartete, Reduktion von Krankenhausfällen logischerweise beim Krankenhaus mit Einnahmeverlusten einhergeht[70]. Die vertikale Integration der Versorgung ist überdies Voraussetzung dafür, dass eine weitere externe Chance – die Clinical Pathways – zur effektiveren und effizienteren stationären Behandlung im Krankenhaus prinzipiell genutzt werden könnte, da bisher aufgrund der geringen Marktmacht im stationären Bereich Einflussmöglichkeiten auf die stationären Leistungserbringer weitestgehend fehlen.

Ein weiterer positiver Effekt des telemedizinischen Projektes ist, dass auch das Informationsdefizit im Bereich der Ergebnisqualität verbessert wird, da das gesamte Projekt wissenschaftlich evaluiert wird. Die Evaluation erfolgt hier auf mehreren Ebenen. Es werden drei Gruppen von Herzinsuffizienzpatienten miteinander verglichen: in Gruppe 1 erfolgt keine Intervention, Gruppe 2 wird leitliniengerecht und evidenzbasiert durch Leistungspartner der Gesundes Kinzigtal GmbH (unter Ausschöpfung einer Vielzahl von Interventionsmöglichkeiten mit Ausnahme von telemedizinischen Services) betreut und Gruppe 3 wird in Kooperation mit dem Disease Management Dienstleister leitliniengerecht und unter Nutzung telemedizinischer Technologie behandelt. Die Ergebnisse aus allen drei Gruppen werden nach einer definierten Projektlaufzeit gegeneinander verglichen, was eine Erfolgsmessung der telemedizinischen Intervention + Leitlinieneinsatz im Vergleich zur (alleinigen) leitliniengerechten Therapie und zur traditionellen Behandlungsmethodik ermöglicht.

Es erfolgt sowohl eine Untersuchung der Auswirkungen auf die Versorgungsqualität, sowie auch der gesundheitsökonomischen Effekte. Das Projekt beschränkt sich zwar auf den vertragsärztlichen Bereich, die Evaluation der Ergebnisqualität erfolgt aber über den gesamten Versorgungszyklus. Dies ermöglicht in Folge ein „Competing on results", wie es nach Porter und Olmsted Teisberg (2006, S. 6-9) anzustreben ist, was wiederum Chancen für ein verbessertes Branding der Marke „Gesundes Kinzigtal" im Geschäftsfeld „Herzinsuffizienz" eröffnet. Die „Gesundes Kinzigtal" kann sich somit in der Gesundheitsversorgung der „medical condition" Herzinsuffizienz über die Qualität ihrer Versorgung gegenüber der traditionellen Versorgung in Hinblick auf den „Konsumenten" Patient differenzieren. Vorausgesetzt, es lassen sich positive Effekte für Herzinsuffizienzerkrankte durch die Interventionen erzielen. Dies ist aber aufgrund der vorliegenden Studienergebnisse zu erwarten. Diese Marketingchance sollte einerseits gemeinsam in Kooperation mit dem Disease Management Anbieter und wenn möglich auch noch mit dem Kooperationspartner aus der pharmazeutischen Industrie wahrgenommen werden, da so die Investitionskosten niedrig gehalten werden

---

[70] Gewissermaßen wird im Bereich der stationären Versorgung somit eine Reduktionsstrategie durch Ausgabenkürzung verfolgt.

können. Aufgrund des wahrgenommenen Defizits der örtlichen Markenpräsenz sollte aber, dem vorausgestellt, eine Marketing- und Informationskampagne durch interne Entwicklung (=Markteintrittsstrategie) auf Unternehmensebene erfolgen. Die primäre Rekrutierungsarbeit für Gesundheitsprogramme liegt zwar, wie bereits erwähnt, in den Händen des „Arztes des Vertrauens". Durch eine vorausgeschickte Marketingkampagne, die die Grundideen, Ziele, Werte, Visionen – also im Prinzip die direktionalen Strategien – der „Gesundes Kinzigtal" zu den Versicherten transportiert, könnte dem Arzt aber hier viel an grundlegender „Aufklärungsarbeit" erspart und der Praxisalltag, sowie die zusätzliche Belastung durch die Rekrutierungsarbeit erleichtert werden.

Zuletzt ist im Rahmen des telemedizinischen Interventionsprojektes noch beabsichtigt parallel zu den bisher genannten Gelegenheiten eine weitere externe Chance zu nützen. So soll im Rahmen des Rekrutierungsprozesses für das telemedizinische Projekt zugleich eine Einschreibung in die „strukturierten Behandlungsprogramme" der GKV, insbesondere in das DMP KHK erfolgen. Hier sind Synergieeffekte sowohl für die Herzinsuffizienz- als auch für die KHK-Patienten zu erwarten.

### 4.2.5.2.3 Future Quadrant

Das geplante telemedizinische Herzinsuffizienzprojekt setzt nicht nur bei den Schwächen der „Gesundes Kinzigtal" an, sondern versucht auch auf bestehende Wettbewerbsstärken aufzubauen und diese noch zu erweitern.

Die ideologische Selbstverpflichtung zur Prävention und Gesundheitsförderung wird in der Praxis demonstriert, das Know-how des interdisziplinären Managementteams durch die Projektarbeit weiter ausgebaut, das Bild des Arztes als (einer von vielen) Partner(n) des Patienten im Prozess der Gesundheitsgenerierung weiter gestärkt, das Ansehen in der Fachöffentlichkeit zusätzlich gesteigert, sowie der „Value"-Ansatz offenkundig demonstriert. Zu beachten ist hier, dass in der Kommunikation vor allem hin zu den Leistungserbringern und Patienten die Erhöhung der Qualität/des „Values" im Versorgungsprozess in den Vordergrund gestellt wird und nicht die möglichen Kosteneinsparungen (Janus, Amelung, 2005, S. 26-27). Sonst könnte das Projekt bald als reines „Einsparungspaket" diffamiert werden, was folglich negative Effekte auf das „Value"-Image der „Gesundes Kinzigtal" haben könnte.

Durch die Implementierung einer herzinsuffizienzspezifischen elektronischen Zusatzdokumentation werden auch die IT-Infrastruktur und dessen Nutzen weiter ausgebaut. Zusätzliche Bürokratie und Papierwirtschaft wird weitestgehend vermieden.

Die finanziellen Ressourcen der „Gesundes Kinzigtal" werden nur geringfügig belastet, was sicherlich zu einem wesentlichen Teil der hohen Verhandlungsstärke gegenüber sekundären Leistungserbringern zu verdanken ist. Erstens wurde hier mit dem Disease Management Anbieter ein Kooperationsvertrag (Joint Venture) geschlossen, der einen wesentlichen Teil des unternehmerischen Entwicklungs-, Implementierungs- und Erfolgsrisikos auf den Anbieter abschiebt und das finanzielle Risiko dementsprechend bei der „Gesundes Kinzigtal" minimiert. Weiters besteht bereits ein Rabattvertrag mit einem Generikaunternehmen, der auch für das Geschäftsfeld „Herzinsuffizienz" sehr vorteilhaft ist und letztlich hat sich die „Gesundes Kinzigtal" auch das Interesse der Pharmaindustrie an der Möglichkeit zur „Real Life"-Versorgungsforschung im Rahmen des Projektes zu Nütze gemacht und bereits Kooperationsangebote eines Pharmaunternehmens vorliegen, die weitere Kosteneinsparungen ermöglichen würden.

Schlussendlich kann durch das Projekt auch die Verhandlungsstärke hinsichtlich der Krankenhäuser vergrößert werden, da, wie bereits beschrieben, durch die telemedizinischen Interventionen im ambulanten Bereich Einfluss auf das, durch die Herzinsuffizienz verursachte, Leistungsgeschehen im stationären Bereich genommen werden kann. Auch die Marktmacht im ambulanten Bereich kann weiter gesteigert werden, da der Wettbewerbsdruck auf die anderen Vertragsärzte erhöht wird. Diesen bleiben im Großen und Ganzen drei Reaktionsoptionen, entweder sie schließen sich dem Programm der „Gesundes Kinzigtal" an oder sie entwickeln selbst ein konkurrenzfähiges Herzinsuffizienzmanagementprogramm oder sie unternehmen nichts und müssen fürchten, dass ihnen ihre Kunden/Patienten aufgrund der „schlechteren" Behandlungsqualität verloren gehen[71]. Alle drei Optionen brächten der „Gesundes Kinzigtal" grundsätzlich einen Vorteil, da in allen drei Fällen von einer Verbesserung der Qualität der Versorgung für Patienten mit Herzinsuffizienz zu rechnen ist. Zu präferieren ist Option 1.

### 4.2.5.2.4 External Fix-It Quadrant

Die externen Bedrohungen, insbesondere die hohe und wachsende sozioökonomische Relevanz der Herzinsuffizienz, waren der primäre Anlass dafür in Kooperation mit dem Disease Management Dienstleister ein Krankheitsmanagementprojekt für die chronische Herzinsuffizienz in Angriff zu nehmen. Geht man davon aus, dass sich die Ergebnisse der unter 4.2.4.1.2 dargestellten Studien auf das Kinzigtal übertragen lassen, kann von einer Erhöhung der Qualität der Versorgung (Senkung der Mortalität, Steigerung der Lebensqualität), sowie einem Einsparungspotential von durchschnittlich 39,5%[72] pro Herzinsuffizienzpatient und Jahr gerechnet werden. Je nach Prävalenzschätzung resultieren daraus Einsparungen von insgesamt zwischen 600.000 € und 2,5 Mio. € p.a., siehe Tabelle 5.

Tabelle 5: Managementpotential im Geschäftsfeld „Herzinsuffizienz"

| Identifikations-methode | Anzahl HI-Patienten | Derzeitige Kosten (durchschnittliche Kosten/HI-Patient nach Abbildung 29 hochgerechnet auf 365 Tage x Anzahl HI-Patienten) | Einsparungspotential ohne Planungs- und Implementierungskosten (durchschnittlich 39,5% je Versicherten p.a.) |
|---|---|---|---|
| I | 159 | 2.127.950 € | 840.540 € |
| II | 176 | 2.355.467 € | 930.409 € |
| III | 481 | 6.437.383 € | 2.542.766 € |
| IV | 109 | 1.458.783 € | 576.219 € |

Wobei hier das Maximum von 2,5 Mio. € sicherlich nicht erreicht werden kann, da dies schon lediglich unter Berücksichtigung der Zugriffsmöglichkeiten der „Gesundes Kinzigtal" (s. 4.2.5.1.1) unrealistisch scheint. Die hier dargestellten Resultate dürfen auch generell aufgrund der derzeitigen Mängel in der Vollständigkeit und Validität der Kostendaten nur als grobe Schätzungen betrachtet werden. Zusätzlich muss die einfache Übertragung des Einsparungs-potentials von 39,5% pro Versicherten und Jahr aus der „Herzensgut"-Studie auf die Popula-tion der Herzinsuffizienzversicherten als rein pragmatischer Ansatz betrachtet werden, der eine erste Schätzung ermöglichen soll. Abgesehen von diesen methodischen Mängeln lässt sich aber dennoch generell ein beachtliches Potential der telemedizinischen Intervention feststellen.

---

[71] Voraussetzung für Option 3 ist logischerweise, dass die Herzinsuffizienzpatienten ausreichend informiert sind, um sich rational für die „bessere" Gesundheitsversorgung der „Gesundes Kinzigtal" entscheiden zu können.
[72] „Herzensgut" Studie (ArztPartner almeda AG, 2007)

Eine Bedrohung, die primär nicht durch das telemedizinische Maßnahmenpaket angesprochen wird, aber auch nicht außer Acht gelassen werden sollte ist die Gefahr der Konsolidierung der Nicht-Leistungspartner der Gesundes Kinzigtal GmbH. Hierbei handelt sich es allerdings um kein spezifisches Problem des Geschäftsfelds „Herzinsuffizienz" sondern um eines, das alle Geschäftsfelder betrifft. Das geplante Krankheitsmanagementprogramm bietet allerdings eine Möglichkeit, die Wahrscheinlichkeit dieses Szenarios zu verhindern. Indem auch Nicht-Leistungspartnern die Möglichkeit eingeräumt wird unter bestimmten Bedingungen am Programm der „Gesundes Kinzigtal" teilzunehmen, wird eine offene, kooperationsbereite Haltung signalisiert und das Bild des bedrohlichen Konkurrenten gemildert. Indirekt steigt dadurch aber auch der Rechtfertigungsdruck des nicht-teilnehmenden Arztes gegenüber seinen Patienten[73], da dieser nicht die „bessere" Behandlungsmethodik anbietet, obwohl er dazu die Möglichkeit hätte. Im Endeffekt könnte dies die Integrationsbestrebungen der „Gesundes Kinzigtal" vorantreiben.

### 4.2.5.2.5 Survival Quadrant

Die in diesem Quadranten typischen Diversifikations- und Reduktionsstrategien, wie z.B. Desinvestition (Divesture), Liquidation, Abschöpfung oder Ausgabenkürzung (Retrenchment) (Ginter et al., 2002, S. 269-271) sind im Kontext der „Gesundes Kinzigtal" nur begrenzt umsetzbar. Sie stammen aus dem traditionellen Wirtschaftssektor und widersprechen den direktionalen Strategien der „Gesundes Kinzigtal", sowie ihrer sozialen und gesellschaftlichen Verpflichtung für alle Versicherten der AOK und LKK im Kinzigtal eine adäquate Gesundheitsversorgung sicherzustellen. Davon sind auch chronisch Kranke und insbesondere Herzinsuffizienzpatienten nicht ausgeschlossen. Reduktionsstrategien, im Sinne eines Abbaus von Kapazitäten, sind insofern nur bei einer identifizierten Über- oder Fehlversorgung denkbar. Von einer Überversorgung kann hinsichtlich der Herzinsuffizienz primär im akut-medizinischen Bereich ausgegangen werden, weshalb hier eine Reduktionsstrategie durch Ausgabenkürzung (Retrenchment) angestrebt werden kann. Das telemedizinische Projekt der „Gesundes Kinzigtal" setzt hier an und zielt primär auf eine Reduktion der Krankenhausfälle und infolgedessen auf Ausgabenkürzungen im stationären Sektor ab.

In den anderen Bereichen sind prinzipiell keine Reduktionsstrategien entsprechend Ginter et al. (2002, S. 269-271) zu empfehlen. Da gerade die Versorgung chronisch Kranker für eine Fehl- und insbesondere auch für eine Unterversorgung anfällig ist (s. 4.2.4.1. und 4.2.4.2). Aus diesem Grunde wäre eine Vernachlässigung dieser Gruppe der „Hochnutzer" im Sinne einer verminderten Ressourcenallokation auch aus ökonomischer Perspektive nicht sinnvoll, da zielgerechte Interventionen gerade bei den „Hochnutzern" einen hohen Return on Investment versprechen.

Die einzige strategische Option, die demnach der „Gesundes Kinzigtal" bleibt, ist somit der gezielte Einsatz von Strategien zur Reduzierung der externen Bedrohungen und internen Schwächen. Die hier bestehenden Möglichkeiten wurden unter 4.2.5.2.2 bis 4.2.5.2.4 bereits ausführlich diskutiert.

---

[73] Voraussetzung ist hier wiederum, dass die Herzinsuffizienzpatienten ausreichend informiert sind um sich rational für die „bessere" Gesundheitsversorgung der „Gesundes Kinzigtal" entscheiden zu können.

### 4.2.5.3 Zusammenfassung der Ergebnisse der Strategieentwicklung

Wie die Ausführungen unter 4.2.5.2.2 bis 4.2.5.2.5 zeigen, werden durch das telemedizinische Maßnahmenbündel beinahe alle angeführten Stärken, Schwächen, Chancen und Bedrohungen im Geschäftsfeld „Herzinsuffizienz" angesprochen.

Durch die Strategieentwicklung wird in erster Instanz eine Umdefinition des Geschäftsfelds „Herzinsuffizienz" bewirkt, siehe Abbildung 39 (vgl. 3.2.2.3, Abbildung 4). So erfolgt eine Verschiebung auf der technologischen Achse weg von der Standardtechnologie hin zu Technologie A und Technologie B entlang der gesamten Behandlungskette. Tech A repräsentiert hier den Einstieg in die telemedizinische Betreuung der Herzinsuffizienzpatienten und Tech B zeigt die Intention einen stärkeren Fokus auf die „strukturierten Behandlungsprogramme" der GKV zu legen.

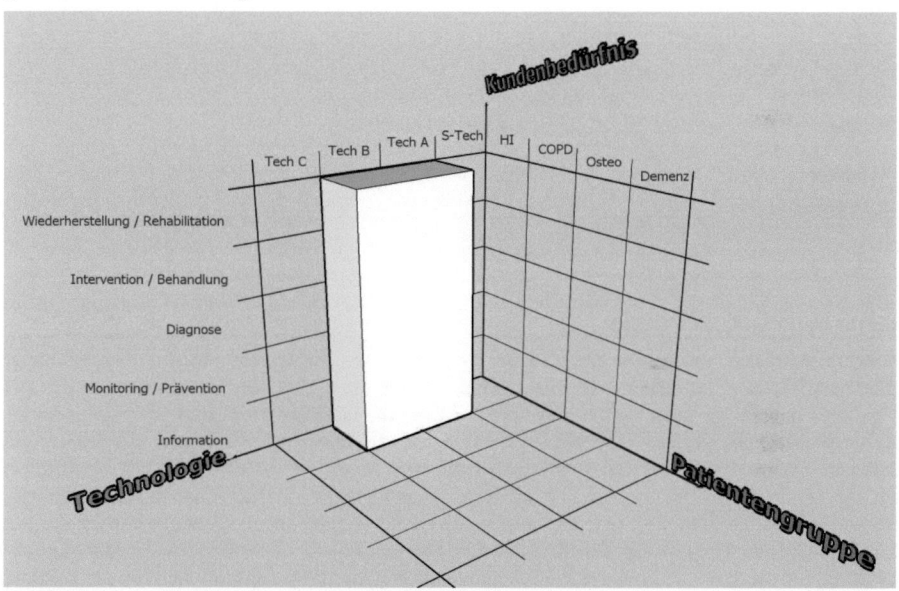

**Abbildung 39: Veränderung der Geschäftsfelddefinition „Herzinsuffizienz" durch die entwickelten Strategien (in Anlehnung an Abell, 1980, S. 17-18, 29-31)**

Abbildung 40 fasst die zu Grunde liegenden generischen adaptiven, Markteintritts- und Wettbewerbsstrategien, die hiermit in Beziehung stehen zusammen. Wie aus der Grafik ersichtlich, wurden sowohl adaptive Expansions-, Stabilisierungs- und Reduktionsstrategien entwickelt. Zur Expansion wird auf eine horizontale und vertikale Integrations- sowie Produkterweiterungsstrategie zurückgegriffen. Die Stabilisierungsstrategie wird über Enhancement- (Verbesserungs-)strategien und die Reduktionsstrategie durch eine Ausgabenkürzungsstrategie im stationären Bereich verwirklicht. Als Markteintrittsstrategie wurde bei der vertikalen und horizontalen Integrationsstrategie die Kooperation durch Allianz gewählt, da hier gemäß den direktionalen Strategien auf eine langfristige virtuelle Integration der Marktteilnehmer in einer hybriden Organisation abgezielt wird. Alle weiteren adaptiven Strategien setzen auf ein Joint Venture. Hauptgrund für diese Vorgehensweise ist vor allem die dadurch bewirkte Verteilung des unternehmerischen Risikos auf mehrere Kooperationspartner (und somit die Minimierung des Risikos für die „Gesundes Kinzigtal"). Bei den Enhancementstrategien soll ergänzend zum Joint Venture auch durch interne Entwicklung das Branding der „Gesundes Kinzigtal" verbessert werden. Als Wettbewerbsstrategie wird hier entsprechend dem „Value"-Ansatz der „Gesundes Kinzigtal" und getreu dem Organisationsslogan „mehr Nutzen für gleich viel Geld" eine marktweite Differenzierungsstrategie über Qualität und Service angestrebt. Die Wettbewerbsstrategie ergibt sich somit direkt aus den direktionalen Strategien.

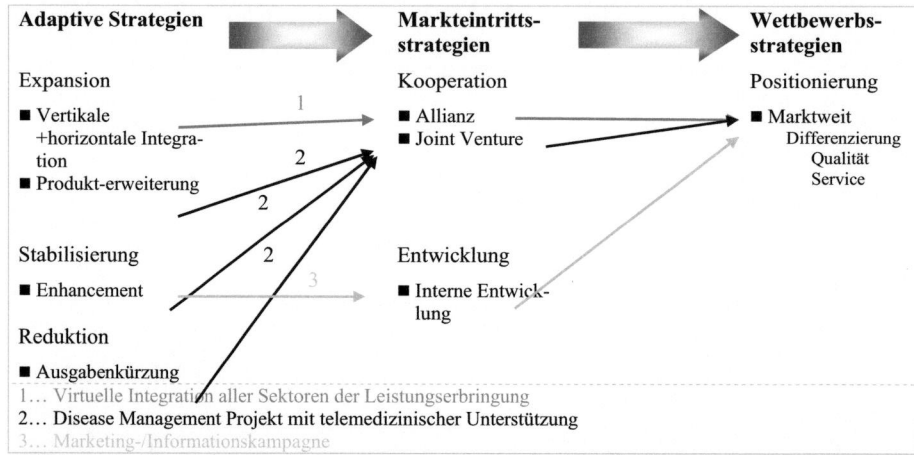

**Abbildung 40: Mappe der entwickelten Strategien für das Geschäftsfeld "Herzinsuffizienz" (in Anlehnung an Ginter et al., 2002, S. 308)**

Zusammenfassend gilt, dass für die Entwicklung von Strategien für das Geschäftsfeld „Herzinsuffizienz" aufgrund der Organisationsstrategien und der Konzeption des IV-Vertrages nur ein geringer Spielraum bleibt. Adaptive, Markteintritts- und Wettbewerbsstrategien werden im Großen und Ganzen durch die direktionalen Strategien dominiert und definiert. Diese orientieren sich wiederum an den von Janus und Amelung (2005) identifizierten Erfolgsfaktoren für virtuell Integrierte Versorgungsmodelle. Das telemedizinische Herzinsuffizienzprojekt fügt sich hier passgenau in die vorgegebenen strategischen Strukturen ein und trägt zur Umsetzung der direktionalen Strategien bei. Unter entsprechender Berücksichtigung der unter 4.2.5.2.2 bis 4.2.5.2.5 diskutierten spezifischen Problematiken im Kontext der „Gesundes Kinzigtal", müsste ein Transfer der unter 4.2.4.1.2 diskutierten Studienergebnisse auf das Kinzigtal daher möglich sein. Ein medizinischer und ökonomischer Erfolg der „Gesundes Kinzigtal" im Geschäftsfeld „Herzinsuffizienz" ist daher zu erwarten, hängt allerdings auch stark vom Erfolg der direktionalen Strategien der Gesamtorganisation „Gesundes Kinzigtal" ab. Zusätzlich müssen entsprechend dem Konzept des strategischen Managements noch detaillierte Implementierungsstrategien und Aktionspläne für die einzelnen Teileinheiten definiert, sowie Vorkehrungen für ein strategisches Controlling getroffen werden, damit beim Auftreten von Umsetzungsproblemen oder entsprechenden neuen Gefahren oder Chancen rasch reagiert werden kann. Strategische Lernprozesse müssen ermöglicht werden.

# 5 KRITIK – SCHLUSSBETRACHTUNG

## 5.1 Kritische Bewertung des strategischen Ansatzes

### 5.1.1 Kritik des analytischen Modells des strategischen Managements

Wie Eingangs unter 2.3 dargestellt, kann prinzipiell zwischen zwei Grundansätzen des strategischen Managements unterschieden werden: 1. analytischer oder rationaler Ansatz und 2. emergent (sich herausbildender) Ansatz. Diese Arbeit orientiert sich primär am analytischen Modell (s. 4.1), das auf den Prämissen der Design-, Planungs- und Positionierungsschule basiert (s. 2.3.1). Mit Ausnahme der SWOT-Analyse (Planungsschule) können alle anderen strategischen Instrumente, die in dieser Arbeit eingesetzt wurden der Positionierungsschule zugerechnet werden. Aus diesem Grunde und da die Positionierungsschule prinzipiell als Weiterentwicklung der Ansätze der Design- und Planungsschule verstanden werden kann, konzentriert sich die Kritik auch primär auf die Ansätze dieser Schule.

Eine erste Kritik die vorgebracht werden muss ist, dass eine zu starke Konzentration auf harte, quantifizierbare Daten erfolgt und der Prozess der Strategieentwicklung übertrieben formal gestaltet wird. Zudem wird durch eine Trennung von Denken (Strategieformulierung) und Handeln (Strategieimplementierung), wie dies auch in dieser Arbeit durch die Phasenteilung des skizzierten analytischen Modells (s. 4.1) vollzogen wurde, die Perspektive zu sehr auf die Strategie als beabsichtigten Plan fixiert; was strategisches Lernen verhindern kann (Mintzberg, 2002, S. 133-134). Zusätzlich besteht bei den Ansätzen der Positionierungsschule die Gefahr, dass bei der Trennung von Denken und Handeln die Mitarbeiter/Ärzte zu reinen „Implementierern" degradiert werden, die strategischen Pläne, welche nicht von nuancierten Einschätzungen eines komplexen, vielschichtigen Unternehmens bestimmt, sondern von nüchternen, numerischen Analysen und Kalkulationen diktiert werden, in die Realität umsetzen müssen. Dies zerstört jegliches Potential auf innovative Strategien, sowie das Engagement und die Motivation der „Implementierer". Gefährlich ist auch, dass in diesen Analysen meist stabile Bedingungen angenommen werden und Trends der Gegenwart einfach auf die Zukunft extrapoliert werden. Genau diese Stabilität ist in vielen Branchen allerdings nicht gegeben (ebd., S. 134-138). Besonders auch im Gesundheitsmarkt sind komplexe und sich stark verändernde Umweltbedingungen zu beobachten (Janus, Amelung, 2005, S. 2-4).

Wie obige Darstellungen zeigen, schränkt der analytische Ansatz die strategische Sicht in einigen Punkten wesentlich ein. Deshalb muss hier noch einmal klar herausgestellt werden, dass sich diese Arbeit zwar aufgrund ihrer Zielsetzung den Modellen und Instrumenten des analytischen Ansatzes und insbesondere der Positionierungsschule bedient, da hierdurch eine strukturierte und systematische Vorgehensweise zur Strategieentwicklung ermöglicht wird. Allerdings wurden zur Abschwächung der Defizite der Positionierungsschule einige Adaptionen vorgenommen. So wurde etwa versucht neben harten Fakten auch weiche Faktoren in die Analysen einfließen zu lassen. Zudem werden objektive Ergebnisse, wenn möglich, im Kontext subjektiver Einflussfaktoren diskutiert und tiefer gehende Hintergründe beleuchtet. In diesem Kontext ist jedoch auch zu bedenken, dass bis vor kurzem Organisationen im Gesundheitswesen eher im „Blindflug" gesteuert wurden bzw. werden mussten, da adäquate quantifizierbare Informationen nicht vorhanden waren. Vor allem für das Management von komplexen Systemen, wie z.B. Integrierten Versorgungsmodellen eröffnet hier insbesondere die kostengünstige Analyse von GKV-Routinedaten erhebliche neue Optionen des Informationsgewinns. Welches Potential hier speziell für die Strategieentwicklung besteht, wurde in dieser Arbeit gezeigt und wird unter 5.2 kritisch diskutiert.

Zusätzlich zur Berücksichtigung von qualitativen Daten wird in dieser Arbeit im Gegensatz zu Vertretern der Positionierungsschule auch nicht der Anspruch gestellt, dass durch den Einsatz von strategischen Instrumenten bzw. anhand der Ergebnisse dieser Arbeit Strategien an sich entwickelt werden können; denn Analyse kann nie zu Synthese führen (ebd., S. 134). Die Ergebnisse dieser Arbeit bilden demnach lediglich einen ersten Beitrag zur Strategieentwicklung in der unternehmerischen Realität. Sie sind eine Informationsquelle, die den Prozess der Strategieentwicklung speist[74].

Abschließend muss konstatiert werden, dass auch in dieser Arbeit generell in den Analysen nur die derzeitigen Entwicklungen analysiert werden konnten und daher von relativ stabilen Umweltbedingungen/-veränderungen ausgegangen werden musste. Ob nun im weiteren Prozess des strategischen Managements Adaptionen und strategisches Lernen zugelassen wird, liegt jedoch nun in den Händen der „Gesundes Kinzigtal". Unter Rückblick auf die erläuterten direktionalen Strategien und die Grundkonzeption des Modells darf aber angenommen werden, dass dies der Fall sein wird.

Anschließend findet sich noch eine kurze Bewertung der einzelnen eingesetzten Instrumente. Ziel ist es, zu zeigen welche Begrenzungen der Aussagekraft bei der Interpretation, der durch den Einsatz der Instrumente generierten Ergebnisse unter 4.2 zu beachten sind. Die Bewertung beschränkt sich auf die wesentlichen Kritikpunkte der jeweiligen Technik und ist als Ergänzung zur hier dargestellten allgemeinen Kritik des analytischen Ansatzes zu verstehen.

### 5.1.2 Kritik der eingesetzten strategischen Instrumente

#### 5.1.2.1 Branchenstruktur- und Wertkettenanalyse nach Porter

Die Branchenstruktur- sowie die Wertkettenanalyse nach Porter (s. 4.1.2.2) wenden sich in ihren Ansätzen von der Methodik traditioneller Umwelt- und Unternehmensanalysen, die in einer isolierten Vorgehensweise externe und interne Einflussfaktoren anhand einfacher Checklisten abarbeiten, ab, da diese traditionellen Methodiken kaum mehr der heutigen Grundkonzeption der Unternehmens-Umwelt-Koordination gerecht werden können. Eine Beurteilung von Umweltentwicklungen ohne Bezug auf unternehmensinterne Stärken ist unzureichend, ebenso wie eine Bewertung unternehmensinterner Faktoren ohne eine relativierende Berücksichtigung von externen Einflussvariablen (Macharzina, 1995, S. 245).

Die Fokussierung auf eine interdependente Umwelt- und Unternehmensanalyse stellt daher eine wesentliche Stärke der Branchenstruktur- und Wertkettenanalyse dar. Insbesondere ist im Kontext der Zielsetzungen der „Gesundes Kinzigtal" der in der Wertkettenanalyse im Zentrum stehende „Value"-Ansatz, also die Suche nach Möglichkeiten einen Mehrwert für den

---

[74] Besser gesagt wird der bereits stattgefundene bzw. aktuell laufende Strategieentwicklungsprozess der „Gesundes Kinzigtal" sowohl auf Organisations- wie auch auf Geschäftsfeldebene der „Herzinsuffizienz" systematisch und strukturiert durch die Verknüpfung von harten Fakten, insbesondere aus den Sekundärdaten der „Gesundes Kinzigtal", mit anderen primären und sekundären Daten, sowie weichen Faktoren analysiert und in formaler Weise dargestellt. Bereits getroffene strategische Entscheidungen für das Geschäftsfeld „Herzinsuffizienz" werden demnach im Kontext der Ergebnisse der formalen Analyse dieser Arbeit diskutiert, sowie zusätzliche strategische Optionen, die sich aus den getätigten Analysen ableiten lassen, aufgezeigt.

Kunden zu generieren, zu begrüßen. Zudem ist, wie generell bei analytischen Instrumenten der Strategieentwicklung die strukturiert-systematische Vorgehensweise sehr nützlich.

Abseits davon sind mit dem Einsatz dieser Techniken auch einige Defizite verbunden. Ein erster wesentlicher Kritikpunkt ist die Konzentration beider Instrumente auf die Einflüsse der Branche bei der Strategieentwicklung. Inwieweit bzw. ob der Erfolg eines Unternehmens durch die Branche definiert wird ist strittig. Mintzberg et al. (2002, S. 137) konstatieren, dass durch den Branchenfokus von Porter auf jeden Fall der Blickwinkel der Strategieentwicklung zu stark verengt wird. Zudem muss bedacht werden, dass die „Branche" an sich nur ein Begriffskonstrukt ist, das von außen definiert wird und deshalb oft auch weit ab von der Realität liegen kann.

Besonders in der Gesundheitsbranche kommen auch viele Einflüsse nicht aus dem direkten Branchenumfeld, deshalb wurde in dieser Arbeit versucht, neben den Einflussfaktoren der Branche, auch die vielfältigen Einflüsse aus anderen Bereichen in Bezug auf die Herzinsuffizienz möglichst adäquat zu berücksichtigen. Zusätzlich wurden beide Instrumente auch an die Besonderheiten des Gesundheitsmarktes adaptiert.

So war einerseits eine Umdefinition der einzelnen Prozesse der Wertkette nötig um die Versorgungskette von Gesundheitsleistungen besser abbilden zu können (4.1.2.2.3.2). Hier wurde auf ein Modell von Ginter et al. (2002, S. 141) zurückgegriffen. Überdies wurde der eher sequentiell orientierte Prozessansatz der Wertkette in ein holistisches „Modell der Gleichzeitigkeit und Verzahnung bei nicht-sequentiellen Verläufen" integriert (Abbildung 13). Diese Verknüpfung wurde gewählt, um den besonderen Bedürfnissen, speziell von multimorbiden Patienten, wie z.B. Herzinsuffizienzpatienten, in der Informationsanalyse gerecht werden zu können. Die Versorgung von (multimorbiden) Patienten lässt sich zwar generell auch in einzelne Wertketten untergliedern, allerdings sind diese einzelnen Wertketten im Wertkettensystem nicht generell sequentiell hintereinander geschalten. Oft laufen Versorgungsprozesse im Gesundheitssystem auch gleichzeitig (und zum Teil reversibel) ab.

Andererseits musste auch die Branchenstrukturanalyse an die Verhältnisse im Gesundheitswesen angepasst werden (s. 4.1.2.2.1). Insbesondere war die Integration des Staates, als sechsten wesentlichen Einflussfaktor, in das Five-Forces Modell von Porter nötig. Zusätzlich wurden die einzelnen Kräfte entsprechend der Gegebenheiten im Gesundheitsmarkt adaptiert (Abbildung 10).

Trotz aller Adaptionen waren einige grundlegende Problematiken beim Einsatz hinderlich. So geben beide Instrumente zwar einen logischen, strukturierten Rahmen vor, die Abgrenzung der einzelnen Einflussfaktoren war aber nicht immer leicht und ist daher teilweise auch etwas „künstlich". Zudem werden zwar ausführlich einzelne Variablen beschrieben, eine detaillierte Darstellung der methodischen Vorgehensweise fehlt allerdings, was die praktische Anwendung der Instrumente erschwert (ebd., S.250, 253).

### 5.1.2.2 Portfoliotechnik

Ein wesentlicher Vorteil der Portfoliotechniken ist grundsätzlich, dass diese einen anschaulichen, einfach Überblick über das Leistungs-/Produktportfolio von Organisationen mit einer größeren Angebotspalette geben (Macharzina, 1995, S. 322-323). Aufgrund der Komprimierung der Geschäftsfelder im mittleren Bereich des Portfolios ergibt sich bei der „Gesundes Kinzigtal" ein relativ gedrängtes Bild des Unternehmensportfolios (s. 4.2.5.1.1). Zusätzlich sind die drei Variablen – Kostenwachstum, prozentueller Marktanteil, prozentueller Anteil an den Gesamtkosten – die aus den Daten gebildet werden konnten in ihrer Aussagefähigkeit hinsichtlich der Formulierung von Strategien nur sehr beschränkt hilfreich. So lassen sich keine Aussagen über Unter-, Über- oder Fehlversorgung aus der Kombination dieser Variablen ableiten. Dies sind aber die Faktoren, die ausschlaggebend für den Unternehmenserfolg der Gesundes Kinzigtal GmbH sind, da sie auf die Versorgungsqualität in den verschiedenen Geschäftsfeldern Rückschlüsse zulassen.

Ein vermehrter Ressourcenaufwand ist vor allem für die Geschäftsfelder gerechtfertigt, in denen aufgrund einer schlechten Versorgungsqualität hohe Kosten verursacht werden. Dies konnte für die Herzinsuffizienz aufgrund der internen und externen Informationsanalyse bereits bestätigt werden. Die Kostenwachstum – prozentueller Marktanteil Matrix bringt hier nicht wirklich neue Erkenntnisse für die Strategieentwicklung.

Sinnvoll könnte die Matrix eher im Prozess der Informationsanalyse sowie zur Verlaufsbeobachtung und zum strategischen Controlling eingesetzt werden. So könnte nach getätigten Interventionen überprüft werden, inwieweit dadurch die Position der einzelnen Geschäftsfelder verändert werden konnte. Wie hat sich das Spektrum der Morbiditäts-/Kostenwahrscheinlichkeit verändert? Wie die Verteilung des prozentuellen Marktanteils? Etc.

### 5.1.2.3 SWOT-Analyse

Ein wesentlicher Vorteil der SWOT-Analyse ist, die schematische, integrierte Darstellungsweise, die notwendige Komplexitätsreduktion auf die wesentlichen Einflussfaktoren, sowie die relativ einfache Verknüpfung von externen und internen Kriterien zur Bestimmung der strategischen Stoßrichtung. Demgegenüber steht vor allem, dass die Auswahl der Einflussfaktoren stark der persönlichen Schwerpunktsetzung unterliegt und dass eine Abstimmung der einzelnen strategischen Optionen teilweise sehr problematisch ist, da Wechselwirkungen und Abhängigkeiten in der Matrix nur ungenügend berücksichtigt werden. So kann es prinzipiell auch zu Widersprüchen zwischen den strategischen Stoßrichtungen kommen. Zudem erfolgt innerhalb der SWOT-Analyse auch keine Prioritätensetzung bei den strategischen Optionen (Müller-Stewens, 2004, S. 56-57). Bei der Betrachtung der in dieser Arbeit dargestellten Ergebnisse, muss daher berücksichtigt werden, dass die erarbeiteten Strategien verständlicherweise stark subjektiv geprägt sind.

### 5.1.2.4 Porter's Matrix der generischen Strategien

Das Modell der generischen Strategien stellt prinzipiell einen wesentlichen Kritikpunkt der Positionierungsschule dar. Einerseits ermöglicht es zwar eine einfache Auswahl von Wettbewerbsstrategien. Andererseits wird nach Mintzberg et al. (2002, S. 139) durch die Beschränkung auf generische Strategien das Gesichtsfeld hinsichtlich der Strategieentwicklung stark eingeengt, da Strategie nur als generische Position und nicht als einzigartige Perspektive begriffen wird. Es wird somit das „Denken in Kategorien" gefördert und die kreative Strategiegestaltung stark eingeschränkt. Oft genug hat sich aber schon gezeigt, dass gerade die Unternehmen, die abseits der getretenen Pfade marschieren große Erfolge erzielen können (ebd.).

Besondere Kritik erfuhr auch die Behauptung Porter's (1985, S. 12), dass eine Organisation sich auf eine generische Strategie – Kostenführerschaft, Differenzierung oder eine Fokusstrategie – festlegen müsse, da sie sich sonst im Mittelmaß verliere, was letztendlich in unterdurchschnittlicher Leistung resultiere. Diese These wurde bereits von mehreren Autoren in Frage gestellt. So konnte gezeigt werden, dass der Fokus auf eine Strategie zu Inflexibilität und einer eingeschränkten Perspektive führen kann, was negative Effekte auf den Unternehmenserfolg mit sich bringen kann. Einige Autoren sind deshalb der Ansicht, dass der Schlüssel zum Erfolg in einer intelligenten Auflösung des „Dilemmas der Gegensätze" (der generischen Strategien) liegt (Mintzberg et al., 2002, S. 124-125). Dies gilt auch für die „Gesundes Kinzigtal". Prinzipiell hat sich diese einer Differenzierungsstrategie über die Qualität der Versorgung verschrieben, allerdings dürfen dabei auch Kostenaspekte nicht aus den Augen verloren werden. Wie das Beispiel der telemedizinischen Intervention bei Herzinsuffizienzerkrankten zeigt, sind durch intelligente Organisations- und Prozessinnovationen durchaus Qualitätssteigerungen bei gleichzeitiger Kostensenkung zu erreichen (bzw. können erwartet werden).

### 5.1.3 Fazit

Der analytische Ansatz der Strategieentwicklung ermöglicht eine strukturierte und systematische Auseinandersetzung mit verschiedensten internen und externen Einflussfaktoren des Unternehmens. Im Anschluss können diese Informationen komprimiert, analysiert und darauf aufbauend Strategien entwickelt werden. Hier bieten vor allem die GKV-Routinedaten in Kombination mit anderen primären und sekundären quantitativen und qualitativen Daten bisher ungenutzte, neue Möglichkeiten für das strategische Management, respektive die Strategieentwicklung in Organisationen im Gesundheitswesen.

Einschränkend muss allerdings festgehalten werden, dass diese Ergebnisse nur als ein Teilprozess der Strategieentwicklung in der Wirklichkeit betrachtet werden können, denn in der Realität ist es nicht möglich zuerst eine Analyse abzuschließen, eine Strategie zu entwickeln und diese im Anschluss zu implementieren, denn die Welt steht nicht still und ist keine stabile Einheit, die zu einem endgültigen Bild zusammengefasst werden kann (Mintzberg et al., 2002, 227-228). Dementsprechend können auch die hier in dieser Arbeit generierten Strategien für die Herzinsuffizienz nur als auf einer Momentaufnahme passierende strategische Empfehlungen betrachtet werden, die einen – von mehreren möglichen – Inputs bzw. Kriterien für die „reale" Strategieentwicklung in der unternehmerischen Praxis der „Gesundes Kinzigtal" bieten.

## 5.2 Kritische Bewertung der Nutzbarkeit der GKV-Routinedaten für die Strategieentwicklung

Unabhängig von den Einschränkungen, die mit dem analytischen Modell des strategischen Managements verbunden sind, muss auch die generelle Nutzbarkeit von GKV-Routinedaten für das strategische Management bewertet werden. Im Prozess der Strategieentwicklung – von der Informationsanalyse bis zur Strategieformulierung – hat sich gezeigt, dass GKV-Routinedaten insbesondere folgende Nutzungsmöglichkeiten für die Entwicklung von Strategien in Integ bieten:

- Bestimmung der Krankheitslast in der Bevölkerung/Prioritätensetzung
  - o Gesundheitliche Bedeutung
  - o Ökonomische Bedeutung (Kostendaten+Riskscore)

- Vergleichende Untersuchung und Darstellung (Benchmarking) von Strukturen, Prozessen und Ergebnissen der Gesundheitsversorgung

Eine Bewertung der einzelnen Nutzungsmöglichkeiten und Einschränkungen erfolgt nachstehend. Zuvor wird noch eine kurze allgemeine Charakterisierung der Nutzungsmöglichkeiten durchgeführt.

### 5.2.1 Allgemeine Bewertung der Nutzungsmöglichkeiten von GKV-Routinedaten

Die Sekundärdatenanalyse von Sozialdaten kann grundsätzlich als besondere Form der Dokumentenanalyse eingestuft werden. Die GKV-Routinedaten der „Gesundes Kinzigtal" basieren hier auf abrechungsorientierten Versorgungsdaten; sind daher „prozessproduzierte" und routinemäßig erhobene Daten (Pfaff et al., 2005, S. 333-334).

Hieraus ergeben sich einige Vorteile für eine Nutzung dieser Daten: So sind diese relativ schnell und kostengünstig (auch für relativ große Stichproben) verfügbar, wegen der Generierung im Zuge der Leistungserbringung bzw. zur Kostenerstattung aktueller als viele anderen routinemäßig erhobenen Daten (Swart, Ihle, 2005, S. 12), eine prospektive sowie retrospektive Erschließbarkeit für längere Beobachtungszeiträume ist möglich und bei Analysen für die keine Einverständniserklärung der Versicherten nötig ist, besteht kein Non-Response-Problem, was damit eine relativ exakte Hochrechnung der Stichprobe auf die Grundgesamtheit erlaubt. Überdies bieten die Daten eine leistungserbringerübergreifende Perspektive und ermöglichen dadurch Analysen über den gesamten Behandlungsprozess eines Krankheitsbildes hinweg (Holle et al., 2005, S. 303); was in dieser Arbeit vor allem auch für die Darstellung des Krankheitsbildes Herzinsuffizienz von Bedeutung war.

Einschränkend gilt, dass durch Sekundärdatenanalysen lediglich Verhaltensspuren untersucht werden. „Weder das tatsächliche Verhalten noch die dahinter stehenden tatsächlichen Kognitionen und Emotionen stehen im Mittelpunkt". Eine erste Grenze der Aussagekraft von GKV-Routinedaten ist daher, dass keine Erkenntnis über spurenloses Verhalten (nicht dokumentierte Leistungen, also sämtliche nicht bei der GKV abgerechneten Gesundheitsleistungen, wie z.B. IGeL- oder sonstige "Out-of-Pocket"-Leistungen) gewonnen werden kann. Als zweite Grenze kann angeführt werden, dass durch Sozialdaten das gegenwärtige Verhalten prinzipiell nicht erforscht werden kann, sondern primär dass vergangene. Als dritte Einschränkung gilt, dass lediglich objektive, offizielle, formale Handlungen des Gesundheitssystems und seiner Akteure analysiert werden können. In die subjektive Welt der Akteure (des Arztes, Patienten, Kostenträgers etc.) ist durch die Routinedatenanalyse nur bedingt und indirekt Einblick möglich. Die Untersuchung von gesundheitsrelevanten Einstellungen und Wissensbeständen, stressvollen Lebensereignissen, Patientenzufriedenheit, Stresssituationen, subjektiven Eigenschaften und Gesundheitszuständen kann hier durch qualitative Forschungsmethoden, wie z.B. Befragungen wesentlich valider erfolgen. Hier kann dementsprechend von einer kognitiven oder emotionalen Grenze der Dokumentenanalyse gesprochen werden (Pfaff et al., 2005, S. 334-340).

Hinsichtlich der Qualität der Sekundärdaten muss auch festgehalten werden, dass die der „Gesundes Kinzigtal" zur Verfügung stehenden Daten das Resultat einer bereits abgeschlossenen primären Datenerhebung sind. Da diese von „methodischen Laien", meist von Ärzten, und zum Zwecke der Leistungsabrechnung durchgeführt wurde, muss davon ausgegangen werden, dass im Prozess der Datengewinnung nur bedingt sämtliche wissenschaftlichen Anforderungen, wie Objektivität, Reliabilität und Validität erfüllt wurden. Andererseits ist durch diese Konstruktion auch keine Verfälschung der Ergebnisse der Datengewinnung durch den Forscher möglich (ebd.; S. 334-335).

Zusätzlich muss die Qualität der verfügbaren Stichprobe der AOK-Versicherten im Kinzigtal derzeit in gewissem Maße in Frage gestellt werden. Wie bereits an mehreren Stellen dieser Arbeit dargestellt (s. u.a. 3.3.1.1), kann die Stichprobe nur eingeschränkt als repräsentativ betrachtet werden. Es ist anzunehmen, dass aufgrund der spezifischen Stichprobenziehung vor allem Personen mit schwereren Erkrankungen, insbesondere mit hoher Letalität, in der Stichprobe im Vergleich zur Grundgesamtheit leicht unterrepräsentiert sind. Dies trifft im Besonderen auch auf die Herzinsuffizienz zu. Außerdem ist zu beachten, dass auch die gewählten Identifikationsmethoden (s. 3.2.2.3) einen nicht unbeträchtlichen Einfluss auf die Ergebnisse haben können.

## 5.2.2 Bestimmung der Krankheitslast in der Bevölkerung/Prioritätensetzung

Ein wesentlicher Nutzen von GKV-Routinedaten ist, dass epidemiologische Daten zur Prävalenz und Inzidenz von Krankheitsbildern um tatsächliche Inanspruchnahme- und Kostendaten ergänzt werden können. Diese Informationen ermöglichen eine Priorisierung der Krankheitsthemen (Perleth et al., 2005, S. 344) bzw. im Sinne des strategischen Managements, eine Schwerpunktsetzung bei den Geschäftsfeldern und erlauben so eine bessere Allokation der begrenzten Ressourcen. In dieser Arbeit wurden für die Bestimmung der Krankheitslast aus den Sekundärdaten der „Gesundes Kinzigtal" primär folgende zwei Kriterienkomplexe zur Prioritätensetzung herangezogen:

### 5.2.2.1 Gesundheitliche Bedeutung

Zur Bestimmung der Gesundheitliche Bedeutung wurde vor allem das genaue Inanspruchnahmeverhalten des Herzinsuffizienzpatienten, sowie dessen strukturellen Determinanten (soziodemografische Faktoren, Ätiologie etc.) untersucht (s. 4.2.4.1.1). Hier ergibt sich auch schon ein erstes Problem, das insbesondere bei multimorbiden Patienten, wie z.B. Herzinsuffizienzpatienten, auftritt. Da ambulante und stationäre Diagnose- wie Leistungsdaten nur fall- und nicht personenbezogen vorliegen ist eine eindeutige Zuordnung von Patienten zu Krankheitsbildern speziell bei Multimorbiden nur sehr schwer bzw. gar nicht möglich (Holle et al., 2005, S. 307). Aus diesem Grunde wurden in dieser Arbeit mehrere Ansätze zur eindeutigen Zuordnung von Erkrankungen zu Personen gewählt, die abhängig von der jeweiligen Untersuchungsfrage zum Einsatz kamen (s. u.a. 3.2.2.3). Die durch die jeweilige Zuordnungsmethode bedingten Einschränkungen müssen bei der Betrachtung der einzelnen Auswertungsergebnisse dementsprechend beachtet werden.

Weiters muss konstatiert werden, dass die Aussagekraft der dargestellten Ergebnisse sich auf die innerhalb des Leistungskataloges der GKV abrechenbaren Leistungen beschränkt. IGeL- und sonstige Leistungen, die außerhalb der Schulmedizin erbracht werden, konnten daher nicht berücksichtigt werden (Pfaff et al., 2005, S. 337-338). Im Kontext der „Gesundes Kinzigtal" schränkt dies die Aussagekraft der dargestellten Ergebnisse aber nur geringfügig für die Strategieentwicklung ein, da primär die Leistungen für die „Gesundes Kinzigtal" interessant sind, für die sie die Versorgungsverantwortung im IV-Vertrag übernommen hat. Eine vollständige Darstellung im Sinne einer wissenschaftlichen Versorgungsforschung ist daher zur Strategieentwicklung nicht von herausragender Bedeutung. Allerdings dürfen Effekte auf die „Out-of-pocket"-Ausgaben für Patienten durch strategische Interventionen nicht ganz außer Acht gelassen werden, da diese den „Value" der angebotenen Gesundheitsleistung der „Gesundes Kinzigtal" schmälern könnten. Eine Messung dieser Auswirkungen ist, wie beschrieben, auf Basis der GKV-Routinedaten jedoch nicht möglich.

## 5.2.2.2 Ökonomische Bedeutung

Zur Bewertung der ökonomischen Relevanz der Herzinsuffizienz wurden die Kosten, die durch Patienten mit Herzinsuffizienz bei der „Gesundes Kinzigtal" verursacht wurden anhand der zur Verfügung stehenden Routinedaten umfassend untersucht. Auch hier gilt, analog zu den Inanspruchnahmedaten, dass grundsätzlich in den Routinedaten der GKV nur Kosteninformationen über von der GKV finanzierte Leistungen vorhanden sind (Holle et al., 2005, S. 303). Daneben sind bei der Nutzung von Kostendaten allerdings auch noch zahlreiche andere Faktoren zu berücksichtigen.

Spezifische Aspekte der allgemeinen Validität und Vollständigkeit wurden einzeln zu den verschiedenen Kostengruppen bereits diskutiert. Hier konnten in einigen Teilbereichen Einschränkungen hinsichtlich der Datenqualität bestimmt werden (ausführlich hierzu 3.3.1.2 bis 3.3.1.7). Abseits der dargestellten Einzelproblematiken muss ergänzend festgehalten werden, dass generell festgestellt werden konnte, dass sich derzeit die gesamten Kostendaten in der Datenbank der „Gesundes Kinzigtal" lediglich auf 80% der zu erwartenden Gesamtkosten aufaddieren lassen. Zudem zeigten Analysen, dass die Genauigkeit der enthaltenen Kostendaten zwischen den Einzelsektoren stark schwankt. So findet sich eine Bandbreite der Übereinstimmung zwischen den Kosten in der Datenbank der „Gesundes Kinzigtal" und den zu erwartenden Kosten von ca. 5-10% bei den Heil- und Hilfsmitteln bis zu ca. 90% bei den Arzneimitteln. Hieraus ergibt sich, dass derzeit nur im Bereich der Arzneimittelversorgung relativ verlässliche Aussagen hinsichtlich der Kostendaten getroffen werden können (Gesundes Kinzigtal GmbH, 2007b). Sämtliche Einzelbetrachtungen der Kostenstrukturen und -effekte der Herzinsuffizienz in dieser Arbeit müssen daher von ihrer Aussagekraft her sehr kritisch beurteilt werden. Hinsichtlich der dargestellten Gruppenvergleiche sind die festgestellten Abweichungen aufgrund des fehlenden absoluten Kostenbezugs eher tolerierbar.

Neben diesen spezifischen Problemen der „Gesundes Kinzigtal" hinsichtlich der Validität und Vollständigkeit – diese sollten aber mit der Lieferung der Gesamtdaten der AOK-Versicherten bis 01.07.2007 reduziert werden können – ergeben sich aber auch noch weitere Aspekte, die bei der Auswertung von GKV-Kostendaten zu beachten sind.

Zwei Themen, die allerdings im Kontext der „Gesundes Kinzigtal" bei der Strategieentwicklung für die Herzinsuffizienz eine eher untergeordnete Rolle spielen, sind die Generalisierbarkeit und unterjährige Versicherungszeiten. Hinsichtlich der Generalisierbarkeit, muss konstatiert werden, dass Ergebnisse von einzelkassenbasierten Studien nicht immer verallgemeinert werden können, d.h. die dargestellten Auswertungen für die Herzinsuffizienz im Kinzigtal können nur begrenzt auf alle Herzinsuffizienzerkrankten in Deutschland übertragen werden (Holle et al., 2005, S. 307-309). Prinzipiell ist dies im Rahmen dieser Arbeit unwesentlich, da nur Erkenntnisse für die Strategieentwicklung der Population Kinzigtal gewonnen werden sollten. Allerdings ist dies zu beachten, wenn, wie z.B. im Fall der Schätzung des Einsparungspotentials durch telemedizinische Interventionen, Ergebnisse, die in einer anderen Krankenkasse erzielt wurden, auf das Kinzigtal übertragen werden sollen (s. 4.2.5.2.4). Die Problematik der unterjährigen Versicherungszeiten wurde bereits unter 3.3.1.2 thematisiert. Aufgrund der spezifischen Stichprobenziehung, sowie der Zielsetzung dieser Arbeit – also des Einsatzes von GKV-Routinedaten als ergänzende Informationsquelle für die Strategieentwicklung (und nicht der Generierung von allgemeinwissenschaftlich verwertbaren Ergebnissen für die Versorgungsforschung) – wäre der mit einer genauen Erhebung der Versicherungszeiten verbundene Mehraufwand nicht gerechtfertigt gewesen. Zudem ist anzunehmen, dass aufgrund der derzeit bestehenden beträchtlichen Qualitätsdefizite hinsichtlich der Validität und Vollständigkeit der Kostendaten, ohnedies keine wirkliche Verbesserung der

Aussagekraft der Ergebnisse durch eine Berücksichtigung der unterjährigen Versicherungszeiten erzielt hätte werden können.

Abschließend sind generell bei der Betrachtung von Kosteninformationen in den sekundären Daten der GKV auch noch regionale und zeitliche Einflussfaktoren zu berücksichtigen, die einen verzerrenden Einfluss auf die Auswertungsergebnisse haben könnten. Dies ist bei GKV-Daten besonders wichtig, da bei der Datenerhebung, im Gegensatz zu primär für wissenschaftliche Zwecke gesammelten Daten, weniger Wert auf die Gleichheit der Erhebungsbedingungen gelegt wird. So können insbesondere aktuelle gesundheitspolitische Entscheidungen und die dadurch verursachten direkten und indirekten Effekte zu zeitlichen Trends und Sprungstellen bei Leistungs- und Kostendaten führen. Solche Inhomogenitäten sind vor allem bei der Interpretation von längeren zeitlichen Verläufen zu berücksichtigen (ebd., S. 311). Da solche Auswertungen nur begrenzt für die Region Kinzigtal durchgeführt wurden und zeitliche Verlaufsbeobachtungen primär nicht im Blickfeld der Arbeit standen, sind Verzerrungen der Auswertungen im Hinblick auf die Strategieentwicklung für das Geschäftsfeld „Herzinsuffizienz" der „Gesundes Kinzigtal" grundsätzlich nicht zu erwarten. Eine verstärkte Berücksichtigung dieser Aspekte ist erst im Rahmen des strategischen Controllings, wo Auswirkungen der strategischen Interventionen auf die Leistungs- und Kostendaten der Patienten mit Herzinsuffizienz gemessen werden sollen, von Relevanz.

Die bisher charakterisierten Faktoren, die bei der Betrachtung von Kosteninformationen zu berücksichtigen sind, beziehen sich generell auf Kosteninformationen der Vergangenheit. Im Kontext dieser Arbeit wurde aber im Rahmen des Prozesses der Strategieentwicklung mehrmals auch auf das morbiditätsadjustierte Risikostratifizierungsverfahren DxCG© zurückgegriffen, um eine Prädiktion der zukünftig zu erwartenden Kosten/Morbidität der Herzinsuffizienz zu ermöglichen. Hierbei ist zu berücksichtigen, dass zur Berechnung des zukünftigen Kosten-/Morbiditätsrisikos Daten der Vergangenheit genutzt werden (s. Anhang B.2 ). Dementsprechend kann der berechnete DxCG©-Riskscore auch nur so gut sein, wie die ihm zu Grunde gelegten Daten. Zweitens ist der primäre Zweck des DxCG©-Riskscores, eine Vorhersage für das Folgejahr zu treffen. Bei der Prädiktion von längerfristigen Entwicklungen, wie hier im Rahmen der Strategieformulierung benötigt, muss daher von einer eingeschränkten Aussagekraft ausgegangen werden.

Zusammenfassend gilt, dass die Vorteile der relativ leichten Verfügbarkeit und kostengünstigen Nutzung von GKV-Routinedaten für Kostenanalysen derzeit für die „Gesundes Kinzigtal" vor allem durch die beträchtlichen Mängel hinsichtlich Validität und Vollständigkeit relativiert werden. Hier ist gemeinsam mit der AOK noch viel Arbeit zu leisten, um die diskutierten Qualitätsprobleme zu reduzieren. Diese Erläuterungen stellen jedoch klar heraus, dass die Ergebnisse, die aus dem Datenpool der „Gesundes Kinzigtal" generiert werden konnten, im Prozess der Strategieentwicklung für das Geschäftsfeld „Herzinsuffizienz" nur eine ergänzende Rolle zu Resultaten externer Herzinsuffizienzstudien einnehmen können, was in dieser Arbeit auch dementsprechend berücksichtigt wurde.

### 5.2.3 Vergleichende Untersuchung und Darstellung (Benchmarking) von Strukturen, Prozessen und Ergebnissen der Gesundheitsversorgung

Eine weitere Einsatzmöglichkeit, die auch im Rahmen dieser Arbeit gezeigt werden konnte, ist die Nutzung von GKV-Routinedaten für Benchmarkinganalysen. Auf diesem Wege konnten wichtige Informationen über die Struktur des Gesundheitsmarktes im Kinzigtal, Kennzahlen der Versorgung, sowie teilweise auch qualitative Aspekte der Leistungserbringung untersucht werden (s. 4.2.1 und 4.2.4.2). Eine Besonderheit ist hier, dass die „Gesundes

Kinzigtal" auch umfangreiche Informationen zur Leistungserbringung ihrer Konkurrenten vorliegen hat und so die Strukturen, Prozesse und Ergebnisse der Integrierten Versorgung mit der der traditionellen vergleichen kann. So konnte eine ergänzende Informationsbasis für die Identifizierung von wettbewerblichen Stärken und Schwächen der „Gesundes Kinzigtal" für die Strategieentwicklung generiert werden.

Die Möglichkeiten der Ergebnisevaluation auf Basis von GKV-Routinedaten beschränken sich hier aber logischerweise wieder auf rein objektive Inanspruchnahme-, Kosten- und Leistungsdaten. Der subjektive Gesundheitszustand sowie die Zufriedenheit der Patienten kann nicht gemessen werden (Pfaff et al., 2005, S. 338). Hinsichtlich der Aussagekraft der Untersuchungsergebnisse gelten ansonsten die gleichen Einschränkungen wie zuvor unter 5.2.1 und 5.2.2 beschrieben.

### 5.2.4 Fazit

Die Analyse von GKV-Routinedaten stellt zusammenfassend gesehen eine wichtige Erkenntnisquelle für die Strategieentwicklung dar. Der wesentliche Nutzen dieser Daten liegt hierbei in der Bestimmung der gesundheitlichen und ökonomischen Krankheitslast in der Bevölkerung, wodurch eine Prioritätensetzung der Krankheitsbilder/Geschäftsfelder für die zukünftige Ressourcenallokation im Rahmen des Strategieentwicklungsprozesses generiert bzw. gerechtfertigt werden kann. Zusätzlich sind vergleichende Untersuchungen und Darstellungen von Strukturen, Prozessen und Ergebnissen der Gesundheitsversorgung (Benchmarking) möglich, was die Identifizierung von internen Schwächen und Stärken unterstützt.

Ein wesentlicher Vorteil ist auch die relativ leichte und schnelle Verfügbarkeit und kostengünstige Nutzungsmöglichkeit für vielfältige Analysezwecke. Relativiert wird diese Stärke derzeit für die „Gesundes Kinzigtal" insbesondere durch die beträchtlichen Mängel hinsichtlich der Validität und Vollständigkeit der Daten.

Weiters besteht generell die Einschränkung, dass die subjektive Sicht der Nutzer und anderen Akteure der Gesundheitsversorgung durch GKV-Routinedaten nicht beleuchtet werden kann. Die tieferen Beweggründe und Hintergründe bleiben im Dunkeln.

Zur Reduzierung der genannten Begrenzungen der Aussagekraft von GKV-Routinedatenanalysen, sollten diese im Prozess der Strategieentwicklung um Auswertungen von zusätzlichen quantitativen, sowie auch qualitativen Primär- und Sekundärdaten ergänzt werden, wie dies auch in dieser Arbeit getan wurde.

Dieser Methodenmix stellt eine wesentlich bessere und vollständigere Abbildung der Gesundheitsversorgung sicher (Pfaff et al., 2005, S. 339-340).

# 6 ZUSAMMENFASSUNG UND SCHLUSSFOLGERUNG

„Strategy means choice"(Lorange, 1992 zit. nach Krogh, 2004, S. 391). Die Möglichkeit strategische Entscheidungen zu treffen wurde im Gesundheitswesen allerdings lange Zeit unterbunden, weshalb das Thema Strategie auch im Vergleich zu anderen Wirtschaftssektoren eine untergeordnete Rolle spielte. Im Laufe der letzten zehn Jahre hat sich das Gesundheitswesen in Deutschland jedoch aufgrund zahlreicher Reformen stark gewandelt. Der Wettbewerb unter den Kostenträger und Leistungserbringern wurde verschärft und der strategische Handlungsspielraum erweitert. Um das langfristige Überleben am Markt sicherstellen zu können, treten daher neben das operative Management zunehmend auch strategische Aspekte.

Besondere Bedeutung kommt dem strategischen Management zum Aufbau von langfristigen Erfolgspotentialen bei Integrierten Versorgungssystemen zu, da, wie etwa in dieser Arbeit am Beispiel der „Gesundes Kinzigtal" dargestellt werden konnte, diese sich in einem komplexen Wettbewerbsumfeld bewegen und sich mit ihrem Produkt „Integrierte Versorgung" als neuer Marktteilnehmer erst gegenüber der traditionellen Versorgung profilieren muss. Um erfolgreich in diesem Wettbewerb um den „Kunden" Patient bestehen zu können, ist ein genereller Perspektivenwechsel nötig, der den Focus neben den operationalen Fragestellungen vermehrt auf die strategische Ausrichtung der Organisation und ihrer Geschäftsfelder lenkt.

In dieser Arbeit wurde an dieser Entwicklung angesetzt und exemplarisch am Beispiel des Integrierten Versorgungssystems „Gesundes Kinzigtal" für das Geschäftsfeld „Herzinsuffizienz" Strategien entwickelt. Problematisch hierbei war vor allem, dass nur marginal deutschsprachige Publikationen zum Thema „strategisches Management von Organisationen (und insbesondere von Integrierten Versorgungssystemen) im Gesundheitswesen" gefunden werden konnten. Aus diesem Grunde musste vielfach auf Schriftgut aus dem „klassischen" Wirtschaftssektor oder dem Gesundheitssektor der U.S.A. zurückgegriffen werden.

Zur Entwicklung der Strategien wurde ein analytisches Modell der Strategieentwicklung gewählt, da dieses eine Einordnung der verschiedenen Analysen und Tools in einen systematischen Bezugsrahmen erlaubte und so eine strukturierte Vorgehensweise ermöglichte. Auf diese Weise wurden dann unter Nutzung einer traditionellen Umfeldanalyse und einer adaptierten Branchenstruktur- und Wertkettenanalyse nach Porter externe und interne Einflussfaktoren auf die „Gesundes Kinzigtal" und das Geschäftsfeld „Herzinsuffizienz" interdependent untersucht. Anschließend wurden darauf aufbauend mit Hilfe einer Portfolio- und einer SWOT-Analyse Strategien formuliert. So ließ sich ein Mix von Expansions-, Stabilisierungs- und Reduktionsstrategien für das Geschäftsfeld „Herzinsuffizienz" entwickeln.

In diesem Zusammenhang ergab sich auch eine wesentliche Fragestellung, die im Rahmen der Zielsetzung dieser Arbeit beantwortet wurde. So konnte gezeigt werden, dass prinzipiell Strategien unter Einsatz von „klassischen" strategischen Instrumenten formuliert werden können. Allerdings waren abhängig von Instrument und Fragestellung Adaptionen in unterschiedlichem Ausmaße notwendig. Ausschlaggebend waren hierfür vor allem die divergierenden Zielsetzungen der „Gesundes Kinzigtal" und „klassischer" Unternehmen in einem Wettbewerbsmarkt. Während es der „Gesundes Kinzigtal" primär darum geht durch eine „intelligentere" Versorgung einen möglichst großen Gesundheitsgewinn (d.h. eine möglichst große Kostensenkung über die Zeit bei gleichzeitig möglichst großer Steigerung der langfristigen medizinischen Gesundheit) bei möglichst vielen (ihrer) Versicherten zu produzieren, steht im Fokus „klassischer" Wirtschaftsunternehmen primär der Verkauf möglichst vieler

Leistungen bzw. die Erzielung einer möglichst hohen Gewinnspanne beim Verkauf dieser Leistungen.

Abgesehen von diesen Unterschieden bestehen bei der Anwendung von strategischen Instrumenten des analytischen Modells aber ähnliche Problematiken bei der Strategieentwicklung. Zentrales Problem ist hierbei nach Mintzberg (2002, S. 134), dass Analyse nie zu Synthese führen kann, d.h. mittels analytischer Techniken können keine Strategien entwickelt werden. Strategien können nicht einfach am Papier entwickelt und dann zur Implementierung freigegeben werden. Analytische Techniken bieten demnach lediglich Möglichkeiten Informationen in den Strategieentwicklungsprozess einzuspeisen. Deshalb dürfen die hier formulierten Strategien auch nicht als das Ende des Strategieentwicklungsprozesses, sondern nur als erster Denkanstoß, als ein Aufzeigen von möglichen Optionen, betrachtet werden.

Daneben stand auch noch eine weitere Fragestellung im Zentrum dieser Arbeit. So wurden die routinemäßig von der Gesetzlichen Krankenversicherung erfassten Versorgungsdaten auf ihre Nutzungspotentiale im Prozess der Strategieentwicklung analysiert. Es konnte festgestellt werden, dass diese Daten vor allem zur Bestimmung der gesundheitlichen und ökonomischen Krankheitslast und einer darauf aufbauenden Prioritätensetzung verwendet werden können. Überdies ergeben sich Nutzungsmöglichkeiten im Rahmen vergleichender Untersuchungen (Benchmarking) von Strukturen, Prozessen und Ergebnissen der Gesundheitsversorgung. Diese Analysen liefern wichtige Hinweise um eigene wettbewerbliche Stärken und Schwächen in Relation zu den konkurrierenden Unternehmen für die Strategieentwicklung identifizieren zu können.

Einschränkungen ergeben sich hinsichtlich der Aussagekraft derzeit primär aufgrund der eingeschränkten Vollständigkeit und Validität der zur Verfügung stehenden Daten. Hier besteht noch Nachbesserungsbedarf. Abgesehen von diesen Schwächen ist hinsichtlich der Nutzungsmöglichkeiten von GKV-Routinedaten für die Strategieentwicklung prinzipiell festzuhalten, dass generell immer ein Methoden- und Datenmix anzustreben ist, da nur auf diese Weise sowohl die harten Faktoren, sowie die subjektiven Empfindungswelten der Akteure im Gesundheitssektor, die mindestens genauso wichtig für eine erfolgreiche Strategieentwicklung sind, berücksichtigt werden können. Deshalb sollte die Analyse der GKV-Routinedaten, analog zu dieser Arbeit, um zusätzliche quantitative, sowie insbesondere qualitative Primär- und Sekundärdaten ergänzt werden. So kann ein wesentlich besseres und vollständigeres Abbild der Gesundheitsversorgung sichergestellt werden.

Zusammenfassend kann festgehalten werden, dass diese Arbeit primär Optionen aufzeigt mittels welcher Techniken und (Daten-)Analysen der Prozess der Strategieentwicklung sinnvoll unterstützt werden kann und welche Begrenzungen bei der Betrachtung der Ergebnisse zu beachten sind. Neben dieser planmäßigen Strategieentwicklung am Papier wird aber die Bereitschaft zum strategischen Lernen und das Anpassen der entwickelten Strategien an die Unternehmensrealität, sowie auch ein gewisses Vertrauen auf die unternehmerische Intuition, die oft die Logik der analytischen Dimension ergänzt bzw. übersteigt, der entscheidende Faktor für ein erfolgreiches Management der „Gesundes Kinzigtal" und ihres Geschäftsfeldes „Herzinsuffizienz" sein.

# 7 VERZEICHNISSE

## 7.1 Literaturverzeichnis

AOK Baden-Württemberg (2007): Geschäftsbericht 2005: Marktanteile in der gesetzlichen Krankenversicherung in Baden-Württemberg, Stuttgart, In: http://www.aok.de/bawue/rd/media/2005_marktanteile.zip (letzter Zugriff: 30.04.2007)

Abell, D.F. (1980): Defining the Business: The Starting Point of Strategic Planning, Englewood Cliffs, Prentice Hall

Amelung, V. E., Meyer-Lutterloh, K., Schmid, E., Seiler, R., Weatherly, J. N. (2006): Integrierte Versorgung und Medizinische Versorgungszentren: Von der Idee zur Umsetzung, Schriftenreihe des Bundesverbandes Managed Care, 1. Auflage, Berlin, Medizinisch Wissenschaftliche Verlagsgesellschaft

Andersen, H. H., Grabka, M. M. (2006): 10 Jahre freie Kassenwahl: Sozio-ökonomische Profile, Mehrfachwechsel, Präferenzen, In: Gesundheits- und Sozialpolitik, 60. Jahrgang, Heft 7/8, S. 19-28

Angermann, C.E. (2003): Herzinsuffizienz in der Praxis - Die Diagnose ist nicht immer leicht, In: Cardio News, Heft 12, In: http://www.knhi.de/pdf/HI_Diagnose_Cardio_News_2003_12.pdf (letzter Zugriff: 27.04.07)

ArztPartner almeda AG (2007): Einfluss einer telemedizinisch unterstützten Betreuung auf Gesamtbehandlungskosten und Mortalität bei chronischer Herzinsuffizienz, In: http://www.arztpartner.de/abstract_SonderdruckDMW.pdf (letzter Zugriff: 23.04.07)

Bermann, A., Bulitta, C. (2003): Das Potenzial einer integrierten Lösung für die Kardiologie – eine Analyse des finanziellen und qualitativen Nutzen; In: electromedica, 1. Jahrgang, Heft 1, S. 11-19

Bödecker, W. (2005): Gesundheitsberichterstattung und Gesundheitsforschung mit Arbeitsunfähigkeitsdaten der Krankenkassen, In: Swart, E., Ihle, P. (Hrsg.): Routinedaten im Gesundheitswesen, Bern, S. 57-79

Breyer, F., Zweifel, P., Klifmann, M. (2004): Gesundheitsökonomik, 5. überarbeitete Auflage, Berlin – Heidelberg – New York, Springer Verlag

Busse, R., Riesberg, A. (2005): Gesundheitssysteme im Wandel: Deutschland, Kopenhagen, WHO Regionalbüro für Europa im Auftrag des Europäischen Observatoriums für Gesundheitssysteme und Gesundheitspolitik, In: http://www.euro.who.int/document/e85472g.pdf (letzter Zugriff: 08.05.07)

Bertelsmann Stiftung, Universität Bremen (Hrsg.) (2006): Chartbook: Anreize zur Verhaltenssteuerung im Gesundheitswesen: Effekte bei Versicherten und Leistungserbringern, 1. Auflage, Günthersloh, Media Copy

Cleland, J. G. F.; Louis, A. A; Rigby, A. S.; Janssens, U.; Balk, A. H. M. M. (2005): Noninvasive Home Telemonitoring for Patients With Heart Failure at High Risk of Recurrent Admission and Death: The Trans-European Network-Home-Care Management System (TEN-HMS) Study, In: Journal of the American College of Cardiology, Vol. 45, No. 10, pp. 1654-1664.

Coats, A.J.S. (2005): Advances in the non-drug, non-surgical, non-device management of chronic heart failure, In: International Journal of Cardiology, Vol. 100, No. 1, pp. 1–4

Dierks, M.-L., Schwartz, F. W. (2003): Patienten, Versicherte, Bürger – die Nutzer des Gesundheitswesens, In: Schwartz, F. W., Badura, B., Busse, R., Leidl, R., Raspe, H., Siegrist, J., Walter, U. (Hrsg.): Public Health – Gesundheit und Gesundheitswesen, 2. Auflage, München – Jena, Urban & Fischer Verlag, S. 314-321

DGK (Deutsche Gesellschaft für Kardiologie – Herz- und Kreislaufforschung e.V.) (2001) (Hrsg.): Leitlinien zur Therapie der chronischen Herzinsuffizienz, In: http://www.dgk.org/leitlinien/LeitlinienHerzinsuffizienz.pdf (letzter Zugriff: 28.03.07)

Europe, E., Tyni-Lenne´, R. (2004): Qualitative analysis of the male experience of heart failure, In: HEART & LUNG, Vol. 33, No. 4, pp. 227-234

G-BA (Der Gemeinsame Bundesausschuss) (2007a): Glossar: Disease-Management-Programme, In: http://www.g-ba.de/institution/sys/glossar/143/ (letzter Zugriff: 28.03.07)

G-BA (Der Gemeinsame Bundesausschuss) (2007b): Glossar: Me-Too-Präparate, In: http://www.g-ba.de/institution/sys/glossar/95/ (letzter Zugriff: 29.04.07)

GEK (Gmünder ErsatzKasse) (2003) (Hrsg.): GEK-Gesundheitsreport 2003: Auswertungen der GEK-Gesundheitsberichterstattung – Schwerpunkt: Charakterisierung von Hochnutzern im Gesundheitssystem – präventive Potentiale?, In: Schriftenreihe zur Gesundheitsanalyse, Band XXIV, St. Augustin, Asgard Verlag

Gesundes Kinzigtal GmbH (2007a): Firmenhomepage, Haslach, In: http://www.gesundes-kinzigtal.de/gk-allgemein/hauptmenu/...fur-aok-versicherte.html (letzter Zugriff: 14.03.2007)

Gesundes Kinzigtal GmbH (2007b): Ergebnisprotokoll des 2. Controlling-Workshops vom 08.02.2007, Haslach

Geyer, S. (2005): Die Bestimmung der sozioökonomischen Position in Prozessdaten und ihre Verwendung in Sekundärdatenanalysen, In: Swart, E., Ihle, P. (Hrsg.): Routinedaten im Gesundheitswesen, Bern, S. 202-213

Ginter, P. M., Swayne, L. E., Duncan, J. W. (2002): Strategic management of health care organizations, 4th Edition, Malden, Blackwell Publishing

Glaeske, G. (2006): Arzneimitteldaten: Ein Thema für die Gesundheitsberichterstattung, In: Müller, R., Braun, B. (Hrsg.): Vom Quer- zum Längsschnitt mit GKV-Daten, St. Augustin, Asgard-Verlag, S. 23-31

Gleissner, W. (2004): Future Value: 12 Module für eine strategische wertorientierte Unternehmensführung, Wiesbaden, Gabler Verlag

Graf von Stillfried, D. (2006): Das Ende der Budgets rückt näher, In: Deutsches Ärzteblatt, PP, Heft 4, S. 155-157

Grobe, T. G. (2005): Stationäre Versorgung – Krankenhausbehandlungen, In: Swart, E., Ihle, P. (Hrsg.): Routinedaten im Gesundheitswesen, Bern, S. 79-98

Grobe, T. G., Ihle, P. (2005): Versichertenstammdaten und sektorübergreifende Analyse, In: Swart, E., Ihle, P. (Hrsg.): Routinedaten im Gesundheitswesen, Bern, S. 17-34

Gwadry-Sridhar, F. H., Flintoft, V., Lee, D. S., Lee, H. Guyatt, . H. (2004): A systematic review and meta-analysis of studies comparing readmission rates and mortality rates in patients with heart failure, In: Archives of Internal Medicine, Vol. 164, No. 21, pp. 2315-2320

Heinen-Kammerer, T., Kiencke, P., Motzkat, K., Liecker, B., Petereit, F., Hecke, T., Müller, H., Rychlik, R. (2005): Telemedizin in der Tertiärprävention: Wirtschaftlichkeitsanalyse des Telemedizin-Projektes Zertiva bei Herzinsuffizienz-Patienten der Techniker Krankenkasse; In: Kirch, W., Badura, B. (Hrsg.): Prävention - Ausgewählte Beiträge des Nationalen Präventionskongresses, Dresden; S. 531-49

Heinen-Kammerer, T., Wiosna, W., Nelles, S., Rychlik, R. (2006): Monitoring von Herzfunktionen mit Telemetrie; In: gms Health Technology Assessment –Deutsche Agentur für Health Technology Assessment des Deutschen Instituts für Medizinische Dokumentation und Information (DMDI) (Hrsg.): Schriftenreihe Health Technology Assessment (HTA) in der Bundesrepublik Deutschland, in: http://www.telekor.de/downloads/publikationen/p010_hta125_bericht_de1.pdf (letzter Zugriff: 15.08.06)

Heinzen, F. (2002): Strategien für ein zukunftsfähiges Versorgungssystem der gesetzlichen Krankenversicherung, Dissertation, School of Public Health der Universität Bielefeld, Fakultät für Gesundheitswissenschaften, In: http://deposit.ddb.de/cgi-bin/dokserv?idn=96749298x&dok_var=d1&dok_ext=pdf&filename=96749298x.pdf (letzter Zugriff: 28.04.07)

Hermann, C., Hildebrandt, H., Richter-Reichhelm, M., Schwartz, F. W., Witzenrath, W. (2006): Das Modell „Gesundes Kinzigtal": Managementgesellschaft organisiert Integrierte Versorgung einer definierten Population auf Basis eines Einsparcontractings, In: Gesundheits- und Sozialpolitik, 5-6, S. 11-29

Hildebrandt GesundheitsConsult GmbH (2007): Arzneimittelbezogene Versorgungsforschung in übergreifenden Modellen der Integrierten Versorgung: Gutachten für den Verband der Forschenden Arzneimittelhersteller e. V.; Hamburg

Hofmarcher, M. M., Riedel, M. (2001): Gesundheitsausgaben in der EU: Ohne Privat kein Staat: Schwerpunktthema: Das österreichische Krankenanstaltenwesen – eines oder neun Systeme?, In: Health System Watch (Beilage zur Fachzeitschrift Soziale Sicherheit), Heft Nr. 1/2001

Holle, R., Behrend, C., Reitmeir, P., John. J. (2005): Methodenfragen der Nutzung von GKV-Routinedaten für Kostenanalysen, In: Swart, E., Ihle, P. (Hrsg.): Routinedaten im Gesundheitswesen, Bern, S. 301-317

Janus, K., Amelung, V.E. (2005): Integrated Health Care Delivery Based on Transaction Cost Economics – Experiences from California and Cross-National Implications, in: Savage, G.; Powell, M.: International Health Care Management: Advances in Health Care Management, Volume 5

John, J., Krauth, C. (2005): Verknüpfung von Primärdaten mit Daten der Gesetzlichen Krankenversicherung in gesundheitsökonomischen Evaluationsstudien: Erfahrungen aus zwei KORA-Studien, In: Swart, E., Ihle, P. (Hrsg.): Routinedaten im Gesundheitswesen, Bern, S. 215-234

Kompetenznetz Herzinsuffizienz (2004): Fact Sheet Herzinsuffizienz, In: http://www.knhi.de/pdf/TP04-FactSheet.pdf (letzter Zugriff 28.03.07)

Kracht, P. J. (2000): Unternehmensmanagement aus funktioneller Sicht, In: Eichhorn, P., Seelos, H. J., Von der Schulenburg, M. (Hrsg.): Krankenhausmanagement, München, Urban & Fischer Verlag, S. 128-141

Krogh, G. (2004): Strategie als Ordnungsmoment, In: Dubs, R., Euler, D., Rüegg-Stürm, J.; Wyss, C. E. (Hrsg.): Einführung in die Managementlehre, Band I, Bern – Stuttgart – Wien, Haupt Verlag, S. 387-427

KV Baden-Württemberg (2007): Gesamtübersicht über den vertragsärztlichen Versorgungsgrad in % je Kreis im Regierungsbezirk Freiburg, In: http://www.kvsb.de/html/arztinfo/bedarfsplan/je_Kreis_im_Regierungsbezirk_Freib urg.pdf (letzter Zugriff 10.04.07)

Leidl, R. (2003): Die Ausgaben für Gesundheit und ihre Finanzierung, In: Schwartz, F.W., Badura, B., Busse, R., Leidl, R., Raspe, H., Siegrist, J., Walter, U. (Hrsg.): Public Health – Gesundheit und Gesundheitswesen, 2. Auflage, München – Jena, Urban & Fischer Verlag, S. 349-366

Lohmann, H., Seidel-Kwem, B. (1999): Das Konzept des strategischen Marketing und der strategischen Planung, In: Braun, G. E. (Hrsg.): Handbuch Krankenhausmanagement - Baustein für eine moderne Krankenhausführung, Stuttgart, Schäffer-Poeschel Verlag, S. 367-385

Macharzina, K. (1995): Unternehmensführung: Das internationale Managementwissen: Konzepte – Methoden – Praxis, 2. aktualisierte und erweiterte Auflage, Wiesbaden, Gabler Verlag

Merschbächer, G. (1999): Instrumente der strategischen Planung, In: Braun, G. E. (Hrsg.): Handbuch Krankenhausmanagement - Baustein für eine moderne Krankenhausführung, Stuttgart, Schäffer-Poeschel Verlag, S. 387-417

Mintzberg, H., Ahlstrand, B., Lampel, J. (2002): Strategy Safari: Eine Reise durch die Wildnis des strategischen Managements, Frankfurt – Wien, Redline Wirtschaft bei Ueberreuter Verlag

Mosafer, M. (2005): Stationäre Wiederaufnahme als Indikator zur Messung der Ergebnisqualität im stationären Bereich, In: Swart, E., Ihle, P. (Hrsg.): Routinedaten im Gesundheitswesen, Bern, S. 263-270

Mühlbacher, A. (2002): Integrierte Versorgung: Management und Organisation - eine wirtschaftswissenschaftliche Analyse von Unternehmensnetzwerken der Gesundheitsversorgung, 1. Auflage, Bern – Göttingen – Toronto – Seattle, Huber Verlag

Müller-Stewens, G. (2002): Vorlesung Allgemeine Managementlehre II, Skriptum zur gleichnamigen Vorlesung im Sommersemester 2002, In: http://www.strategylab.ch/org/IfB/strategy.nsf/SysWebRessources/AM2-SS02-1-Handout2/$FILE/AM2-SS02-1-handout2.PDF (letzter Zugriff: 13.03. 07)

Müller-Stewens, G. (2004): Strategische Entwicklungsprozesse, In: Dubs, R., Euler, D., Rüegg-Stürm, J.; Wyss, C. E. (Hrsg.): Einführung in die Managementlehre, Band II, Bern – Stuttgart – Wien, Haupt Verlag, S. 39-83

Muth, C., Gensichen, J., Butzlaff, M. (2006): DEGAM Leitlinie Nr. 9: Herzinsuffizienz, Langversion, Teil 1, Düsseldorf, Verlag omikron publishing

Nagel, K. (2000): Praktische Unternehmensführung – Analysen - Instrumente - Methoden, 32. Nachlieferung , Landsberg – Lech, moderne industrie Verlag

Nink, K.; Schröder, H. & Schubert, I. (2005): Arzneimittel, In: Swart, E., Ihle, P. (Hrsg.): Routinedaten im Gesundheitswesen, Bern, S. 99-122

Perleth, M., Antes, G., Busse, R., Gibis, B., Lühmann, D., Meyer, V.P., Rüther, A. (2005): Sekundärdatennutzung im Health Technology Assessment (HTA), In: Swart, E., Ihle, P. (Hrsg.): Routinedaten im Gesundheitswesen, Bern, S. 341-352

Pfaff, H., von Pritzbuer, E., Kramer, M., Driller, E. (2005): Sozialdatenanalyse als Instrument der Versorgungsforschung, In: Swart, E., Ihle, P. (Hrsg.): Routinedaten im Gesundheitswesen, Bern, S. 331-340

Porter, M. E. (1980): Industry Structure and Competitive Strategy: Keys to Profitability, In: Financial Analysts Journal, Vol. 36, No. 4, pp. 30-41

Porter, M. E. (1985): Competitive Advantage: creating and sustaining superior performance, New York, Free Press

Porter, M. E., Olmsted Teisberg. E. (2006): Redefining Health Care: Creating Value-Based Competition on Results, Boston, Harvard Business School Press

Ranjan, A., Tarigopula, L., Srivastava, R. K., Obasanjo, O.O., Obah, E. (2003): Effectiveness of the Clinical Pathway in the Management of Congestive Heart Failure, In: Southern Medical Journal, Vol. 96, No. 7, pp. 661-663

Remme, W.J., McMurray, J.J.V., Rauch, B., Zannad, F., Keukelaar, K., Cohen-Solal, A., Lopez-Sendon, J., Hobbs, R.F.D., Grobbee, D.E., Boccanelli, A., Cline, C., Macarie, C., Dietz, R., Ruzyllo, W. (2005): Public awareness of heart failure in Europe: first results from SHAPE, In: European Heart Journal, Vol. 26, No. 22, pp. 2413-2421

Rotter, T., Kugler, J., Koch, R., Gothe, H. (2006): Behandlungspfade senken Verweildauer und Kosten: Zwischenergebnisse einer weltweiten Metastudie weisen positive Effekte nach, In: f&w, 23. Jahrgang, Heft 6, S. 656-659

Sachverständigenrat für die Konzertierte Aktion im Gesundheitswesen (2002): Gutachten 2000/2001, Bedarfsgerechtigkeit und Wirtschaftlichkeit: Über-, Unter- und Fehlversorgung, Band III, Baden-Baden, Nomos Verlag

Scheucher, R. (2002): Strategische Geschäftsfeldanalyse, In: Simon, H., Von der Gathen, A. (Hrsg.): Das große Handbuch der Strategieinstrumente: Alle Werkzeuge für eine erfolgreiche Unternehmensführung, 1. Auflage, Frankfurt – New York, Campus-Verlag,                    S.                    183-193,                    In: www.mainland.at/kompetenz/publikationen/files/strategischegeschaeftsfeld-analyse.pdf (letzter Zugriff: 28.03.2007)

Schwartz, F. W., Wismar, M., Amelung, V. (2003): Planung und Management, In: Schwartz, F.W., Badura, B., Busse, R., Leidl, R., Raspe, H., Siegrist, J., Walter, U. (Hrsg.): Public Health – Gesundheit und Gesundheitswesen, 2. Auflage, München – Jena, Urban & Fischer Verlag, S. 695-713

Sozialgesetzbuch Fünftes Buch (SGB V), BGBl. I 1988 S. 2477, 2482, zuletzt geändert durch Artikel 5 des Gesetzes vom 20. April 2007, BGBl. I 2007 S. 554

Statistisches Bundesamt Deutschland (2006a): Todesursachenstatistik 2005, Wiesbaden

Statistisches Bundesamt Deutschland (2006b): Krankheitskostenrechnung 2004, Zweigstelle Bonn

Statistisches Landesamt Baden-Württemberg (2007): Gestorbene seit 2003 nach Altersgruppen, Stuttgart

Störk, S., Angermann, Ch. E. (2007): Das Interdisziplinäre Netzwerk Herzinsuffizienz: Versorgungsforschung und Krankheitsmanagement, In: GGW, 7. Jahrgang, Heft 1, S. 14-22

Strauß, M.-R. (2006): Erfolgsfaktoren von Banken im Firmenkundengeschäft: Empirische Analyse und konzeptionelle Anwendung, 1. Auflage, Wiesbaden, Deutscher Universitäts-Verlag / GWV Fachverlage GmbH

Swart, E. (2005a): Kleinräumige Versorgungsforschung mit GKV-Routinedaten, In: Swart, E., Ihle, P. (Hrsg.): Routinedaten im Gesundheitswesen, Bern, S. 243-252

Swart, E. (2005b): Können uns GKV-Prozessdaten Informationen über die Qualität der stationären Versorgung liefern?, In: Swart, E., Ihle, P. (Hrsg.): Routinedaten im Gesundheitswesen, Bern, S. 271-279

Swart, E., Ihle, P. (2005): Sekundärdatenanalyse: Aufgaben und Ziele, In: Swart, E., Ihle, P. (Hrsg.): Routinedaten im Gesundheitswesen, Bern, S. 11-14

Trojan, A. (2003): Der Patient im Versorgungsgeschehen: Laienpotential und Gesundheitsselbsthilfe, In: Schwartz, F.W., Badura, B., Busse, R., Leidl, R., Raspe, H., Siegrist, J., Walter, U. (Hrsg.): Public Health – Gesundheit und Gesundheitswesen, 2. Auflage, München – Jena, Urban & Fischer Verlag, S. 321-339

Van Lente, E. J., Willenborg, P. (2006): Volkskrankheiten fest im Griff; In: AOK Gesundheit und Gesellschaft SPEZIAL, 9. Jahrgang, Heft 10, S. 4-15

VDE (Verband der Elektrotechnik Elektronik Informationstechnik e.V.) (Hrsg.) (2006): VDE-Positionspapier, TeleMonitioring in der Prävention von Herz-Kreislauf-Erkrankungen, In: http://www.vde.com/NR/rdonlyres/9874EC78-C2EC-4DE3-B0A2-213977435EEB/14569/DGBMT_Pos_Papier_Telemonitor.pdf (letzter Zugriff: 28.03.07)

Vera, A., Warnebier, P. (2006): Strategisches Management in deutschen Krankenhäusern - Ergebnisse einer empirischen Trendstudie, In: Gesundheitsökonomie und Qualitätsmanagement, 11. Jahrgang, Heft 5, S. 285-291

Walter, U, Schwartz, F. W. (2003): Prävention: Institutionen und Strukturen, In: Schwartz, F.W., Badura, B., Busse, R., Leidl, R., Raspe, H., Siegrist, J., Walter, U. (Hrsg.): Public Health – Gesundheit und Gesundheitswesen, 2. Auflage, München – Jena, Urban & Fischer Verlag, S. 254-268

## 7.2 Abkürzungsverzeichnis

| | |
|---|---|
| Abb. | Abbildung |
| ACE | Angiotensin Converting Enzyme |
| AMG | Arzneimittelgesetz |
| AOK | Allgemeine Ortskrankenkasse |
| ATC | Anatomisch-Therapeutisch-Chemisches Klassifikationssystem |
| AU | Arbeitsunfähigkeit im Sinne von Krankschreibung |
| AVP | Apothekenverkaufspreis |
| BCG | Boston Consulting Group |
| bzw. | beziehungsweise |
| ca. | circa |
| COPD | Chronisch Obstruktive Lungenerkrankung |
| DDD | Defined daily doses |
| d.h. | das heißt |
| DIMDI | Medizinisches Institut für medizinische Dokumentation und Information |
| DKG | Deutsche Gesellschaft für Kardiologie – Herz- und Kreislaufforschung e.V. |
| DM(P) | Disease Management (Programme) |
| DRG | Diagnosis Related Group |
| € | Euro |
| ebd. | Ebenda |
| EBM | Einheitlicher Bewertungsmaßstab |
| et al. | und andere |
| Etc. | et cetera |
| ff. | fortfolgende |
| G-BA | Gemeinsamer Bundesausschuss |
| GEK | Gmündner ErsatzKasse |
| GKV | Gesetzliche Krankenversicherung |
| HAP | Herstellerabgabepreis |
| HI | Herzinsuffizienz |
| Hrsg. | Herausgeber |
| HTA | Health Technology Assessment |
| ICD 10 | International Code of Diseases, 10. Revision |
| IFA | Informationsstelle für Arzneispezialitäten |
| IGeL | Individuelle Gesundheitsleistungen |
| IK-Nummer | Institutskennzeichen |
| inkl. | inklusive |
| IQR | Interquartilsrange |
| IT | Informationstechnologie |
| IV | Integrierte Versorgung |
| IX | Herz-Kreislauferkrankungen |
| LKK | Landwirtschaftliche Krankenkasse |
| LP | Leistungspartner |
| KH | Krankenhaus |
| KHK | Koronare Herzerkrankung |
| KK(en) | Krankenkasse(n) |
| KV | Kassenärztliche Vereinigung |
| m | männlich |

| | |
|---|---|
| Mio. | Million |
| MQNK | Medizinisches Qualitätsnetz Ärzteinitiative Kinzigtal e.V. |
| Mrd. | Milliarde |
| MW | Mittelwert |
| n | Umfang der Stichprobe |
| No. | Number |
| OTC | Over the Counter ("Über die Ladentheke" = frei verkäufliche Medikamente) |
| p | p-Wert (Irrtumswahrscheinlichkeit) |
| p.a. | per anno |
| PDI | Portable Database Images |
| PKV | Private Krankenversicherung S. |
| PLP | potentieller Leistungspartner |
| pp. | pages |
| PZN | Pharmazentralnummer |
| RLVF | „Real Life"-Versorgungsforschung |
| RS | Riskscore |
| RSA | Risikostrukturausgleich der Krankenkassen |
| s. | siehe |
| s.a. | siehe auch |
| s.u. | siehe unten |
| S. | Seite |
| SGB V | Sozialgesetzbuch Fünftes Buch |
| SPSS | Statistical Product and Service Solutions (Statistik-Software) |
| SWOT-Analyse | Strengths-Weaknesses-Opportunities-Threats-Analyse |
| u.a. | unter anderem |
| v.a. | vor allem |
| VDE | Verband der Elektrotechnik Elektronik Informationstechnik e.V. |
| vgl. | vergleiche |
| Vol. | Volume |
| VW | Verweildauer |
| $\overline{x}$ | Arithmetischer Mittelwert |
| w | weiblich |
| WHO | World Health Organization |
| z.B. | zum Beispiel |
| zit. | zitiert |

# 7.3 Abbildungsverzeichnis

## 7.4 Tabellenverzeichnisse

### 7.4.1 Tabellenverzeichnis - Hauptdokument

### 7.4.2 Tabellenverzeichnis – Anlagen

# ANHANG

## A Klassifikationen

### A.1 ICD 10 – Diagnosen – Herzinsuffizienz

I50 Herzinsuffizienz

    I50.- Herzinsuffizienz

    I50.0- Rechtsherzinsuffizienz

    I50.00 Primäre Rechtsherzinsuffizienz

    I50.01 Sekundäre Rechtsherzinsuffizienz

    I50.1- Linksherzinsuffizienz

    I50.11 Linksherzinsuffizienz: Ohne Beschwerden

    I50.12 Linksherzinsuffizienz: Mit Beschwerden bei stärkerer Belastung

    I50.13 Linksherzinsuffizienz: Mit Beschwerden bei leichterer Belastung

    I50.14 Linksherzinsuffizienz: Mit Beschwerden in Ruhe

    I50.19 Linksherzinsuffizienz: Nicht näher bezeichnet

    I50.9 Herzinsuffizienz, nicht näher bezeichnet

I11 Hypertensive Herzkrankheit

    I11.0- Hypertensive Herzkrankheit mit (kongestiver) Herzinsuffizienz

    I11.00 Hypertensive Herzkrankheit mit (kongestiver) Herzinsuffizienz: Ohne Angabe einer hypertensiven Krise

    I11.01 Hypertensive Herzkrankheit mit (kongestiver) Herzinsuffizienz: Mit Angabe einer hypertensiven Krise

I13 Hypertensive Herz- und Nierenkrankheit

    I13.- Hypertensive Herz- und Nierenkrankheit

    I13.0- Hypertensive Herz- und Nierenkrankheit mit (kongestiver) Herzinsuffizienz

    I13.00 Hypertensive Herz- und Nierenkrankheit mit (kongestiver) Herzinsuffizienz: Ohne Angabe einer hypertensiven Krise

    I13.01 Hypertensive Herz- und Nierenkrankheit mit (kongestiver) Herzinsuffizienz: Mit Angabe einer hypertensiven Krise

    I13.2- Hypertensive Herz- und Nierenkrankheit mit (kongestiver) Herzinsuffizienz und Niereninsuffizienz

    I13.20 Hypertensive Herz- und Nierenkrankheit mit (kongestiver) Herzinsuffizienz und Niereninsuffizienz: Ohne Angabe einer hypertensiven Krise

    I13.21 Hypertensive Herz- und Nierenkrankheit mit (kongestiver) Herzinsuffizienz und Niereninsuffizienz: Mit Angabe einer hypertensiven Krise

## A.2 ICD 10-Diagnosekapitel

| Kapitel ICD 10 | ICD 10-Ziffern | Beschreibung |
|---|---|---|
| I | A00-B99 | Bestimmte infektiöse und parasitäre Krankheiten |
| II | C00-D48 | Neubildungen |
| III | D50-D89 | Krankheiten des Blutes und der blutbildenden Organe sowie bestimmte Störungen mit Beteiligung des Immunsystems |
| IV | E00-E90 | Endokrine, Ernährungs- und Stoffwechselkrankheiten |
| V | F00-F99 | Psychische und Verhaltensstörungen |
| VI | G00-G99 | Krankheiten des Nervensystems |
| VII | H00-H59 | Krankheiten des Auges und der Augenanhangsgebilde |
| VIII | H60-H95 | Krankheiten des Ohres und des Warzenfortsatzes |
| IX | I00-I99 | Krankheiten des Kreislaufsystems |
| X | J00-J99 | Krankheiten des Atmungssystems |
| XI | K00-K93 | Krankheiten des Verdauungssystems |
| XII | L00-L99 | Krankheiten der Haut und der Unterhaut |
| XIII | M00-M99 | Krankheiten des Muskel-Skelett-Systems und des Bindegewebes |
| XIV | Q00-Q99 | Krankheiten des Urogenitalsystems |
| XV | O00-O99 | Schwangerschaft, Geburt und Wochenbett |
| XVI | P00-P96 | Bestimmte Zustände, die ihren Ursprung in der Perinatalperiode haben |
| XVII | Q00-Q99 | Angeborene Fehlbildungen, Deformitäten und Chromosomenanomalien |
| XVIII | R00-R99 | Symptome und abnorme klinische und Laborbefunde, die anderenorts nicht klassifiziert sind |
| XIX | S00-T98 | Verletzungen, Vergiftungen und bestimmte andere Folgen äußerer Ursachen |
| XX | V01-Y98 | Äußere Ursachen von Morbidität und Mortalität |
| XXI | Z00-Z99 | Faktoren, die den Gesundheitszustand beeinflussen und zur Inanspruchnahme des Gesundheitswesens führen |

# B  Ergänzende Informationen

## B.1  Komponenten der Wertkette

**Tabelle I: Kurzdarstellung der einzelnen Komponenten der Wertkette**

| Komponente der Wertkette | Beschreibung |
|---|---|
| *Primäre Wertschöpfungsaktivitäten* | |
| Aktivitäten der Wertkette, die direkt an der Erbringung von Gesundheitsdienstleistungen beteiligt sind. | |
| **Pre-Service** | Aktivitäten, die vor der eigentlichen Erbringung der Gesundheitsleistung stattfinden und einen Wert für den Patienten/Konsumenten erzeugen. |
| ■ Markt/Marketinganalyse | Zur Bestimmung des Zielmarktes |
| ■ Angebotene Dienstleistungen/Branding | Öffentlichkeitsarbeit zur Information über den Umfang und die Besonderheiten der angebotenen Services. Schaffung einer Markenidentität. |
| ■ Preisgestaltung | |
| ■ Promotion | Kosten der angebotenen Leistungen |
| ■ Distribution/Logistik | Aktivitäten die sicherstellen, dass zur Erbringung der Dienstleistung benötigte Elemente zum richtigen Ort und zur richtigen Zeit verfügbar sind. |
| | Aktivitäten und Systeme, die Patienten/Konsumenten den Zugang zur Gesundheitsversorgung erleichtern z.B. Terminvereinbarungen, Einschreibung etc. |
| **Point-of-Service** | Aktivitäten, die bei der Erbringung der eigentlichen Gesundheitsleistung einen Wert für den Patienten/Konsumenten generieren. |
| ■ Klinische Prozeduren | Aktivitäten, durch die menschliche und andere Ressourcen zu Gesundheitsleistungen umgewandelt werden |
| ▪ Qualität | Die eigentliche Erbringung der Leistung am Patienten |
| ▪ Prozess Innovation | Aktivitäten und Aktivätenbündel zur Verbesserung der Qualität und/oder Quantität der Gesundheitsleistungen |
| ■ Marketing | |
| ▪ Patientenzufriedenheit | Aktivitäten um zusätzlich Produkte an bestehende Kunden zu verkaufen |
| ▪ Produkterweiterung | Aktivitäten um neue Kunden zu erreichen |
| ▪ Markterweiterung | Aktivitäten zur Verbesserung der Leistungserbringung |
| ▪ Marktdurchdringung | Aktivitäten zur besseren Abgrenzung der eigenen Produkte von den Wettbewerbern |
| ▪ Enhancement | |
| ▪ Differenzierung | |
| **After-Service** | Aktivitäten, die nach der eigentlichen Erbringung der Gesundheitsleistung stattfinden und einen Wert für den Patienten/Konsumenten erzeugen. |
| ■ Follow-up | Aktivitäten zur Messung der Effektivität eingesetzter medizinischer Technologien, sowie zur Messung der Patientenzufriedenheit |
| ▪ klinisch | Aktivitäten zur Feststellung des Bedarfs an zusätzlichen Leistungen |
| ▪ Marketing | Aktivitäten zur übersichtlicheren und verständlicheren Darstellung der Abrechnungsmodalitäten |
| ■ Abrechung | |
| ■ Follow-on | Aktivitäten, die den Übertritt zu einer anderen Wertkette (z.B. vom ambulanten zum stationären Bereich) verbessern und erleichtern |
| ▪ klinisch | |
| ▪ Marketing | |

| *Sekundäre Wertschöpfungsaktivitäten* | |
|---|---|
| Aktivitäten, die die primären Wertschöpfungsaktivitäten unterstützen und damit auch wesentlich zur Effektivität und Effizienz der Erbringung der Gesundheitsleistungen beitragen. | |
| **Kultur** | Die organisatorische Kultur, innerhalb der die Gesundheitsleistungen erbracht werden. |
| ■ Gemeinsame Vorstellungen<br><br>■ Gemeinsame Werte | Die Vorstellungen hinsichtlich aller Aspekte der Leistungserbringung, die gemeinsam von den Mitarbeitern und anderen Personen der Organisation getragen werden |
| ■ Verhaltensnormen | Die Leitsätze der Organisation und ihrer Mitarbeiter. Das gemeinsame Verständnis von organisatorischen Werte und Begriffen wie Excellence, Qualität, Verantwortung |
| **Struktur** | Aspekte der Organisationskultur, die es ermöglichen beim Patienten/Kunden einen Wert zu bilden. |
| ■ Funktion<br><br>■ Division<br><br>■ Matrix | Teile der Organisationskultur, die je nach Organisation unterschiedlich ausgeformt sein können und Einfluss auf die Gesundheitsleistungserbringung haben. |
| **Strategische Ressourcen** | Wertbildende finanzielle, personelle, informations- und technologiebezogene Ressourcen |
| ■ Finanzen<br><br>■ Personal | Die finanziellen Ressourcen, die benötigt werden um Einrichtungen, Anlagen, Personal etc. für die Erbringung von Gesundheitsleistungen bereitstellen zu können. |
| ■ Information<br><br>■ Technologie | Die Humanressourcen die aufgrund ihrer Ausbildung und ihrer persönlichen Fähigkeiten Gesundheitsleistungen für den Patienten erbringen. |
| | Hardware, Software und sonstige IT-Prozesse, die zur Erbringung der Gesundheitsdienstleistungen beitragen. |
| | Die Einrichtungen, Anlagen und Ausrüstung die benötigt wird um Gesundheitsleistungen zu erbringen. |

## B.2 *Das morbiditätsorientierte* Risikostratifizierungsverfahren *DxCG©*

Bei dem von DxCG© entwickelten Verfahren werden zur Schätzung des individuellen Morbiditätsrisikos eine demographische Komponente (Alter und Geschlecht), sowie additiv eine Morbiditätskomponente (Behandlungsdiagnosen des Patienten nach ICD-Gruppen) herangezogen. Die demographische Komponente bildet hierbei die Basis. Hier werden parallel Kosten für die Behandlung von Krankheiten abgebildet, die entweder zum Großteil zufällig auftreten oder generell sehr unscharf abgegrenzt werden können. (Graf von Stillfried, 2006, S. 155, 156).

Zur Kalkulation der Morbiditätskomponente werden Behandlungsdiagnosegruppen nach der ICD-Klassifikation herangezogen, die einen sehr hohen oder langfristigen Behandlungsbedarf nach sich ziehen. Für jede einzelne Diagnosegruppe wird ein Zuschlag berechnet. Dieser Zuschlag entspricht dem Erwartungswert der Kosten, die bei Vorliegen mindestens einer Diagnose aus dieser Diagnosegruppe verursacht werden (ebd.).

Dieser Zuschlag wird aber nicht generell ausgelöst. Es werden Hierarchien und Interaktionen berücksichtigt. Dementsprechend führen nicht alle dokumentierten Behandlungsdiagnosen je Patient automatisch zu einer einfachen Addition von Zuschlägen. So verdrängen z.B. Zuschläge für spezifische Diagnosen, wie z.B. „Diabetes mit renalen Komplikationen", Zuschläge für verwandte unspezifische Diagnosen, wie z.B. „nicht näher bez. Diabetes mellitus" (Hierarchie der Krankheitskostenkategorien). Diese Hierarchisierung bewirkt, dass immer nur die ICD-Gruppe berücksichtigt wird, die den größten Handlungsbedarf auslöst. In einigen wenigen Fällen führt das Vorliegen zweier sich gegenseitig verstärkender Behandlungsnotwendigkeiten auch dazu, dass weitere Zuschlägen hinzuaddiert werden (Interaktionsterm). Diese Systematik der Hierarchisierung von Zuschlägen wird deshalb auch als HCC-Verfahren (HCC = Hierarchical Condition Categories) bezeichnet. Die Anzahl der Zuschläge variiert je nach HCC-Verfahren zwischen ca. 70-200. (ebd.).

Das Morbiditätsrisiko errechnet sich im Ergebnis dann individuell für jeden Versicherten aus dem jeweilig adäquaten Sockelbetrag abhängig von Alter und Geschlecht zuzüglich etwaiger Zuschläge abhängig von den dokumentierten Behandlungsdiagnosen (ebd.).

Weiterführende Informationen finden sich auf der Website des Entwicklers, unter: www.dxcg.com.

# C  Auswertungstabellen

## C.1  Allgemeine Charakterisierung der verschiedenen Vergleichsgruppen

**Tabelle II:** Allgemeine Charakterisierung der Vergleichsgruppen („Restpopulation", „Hochnutzer", "IX", „HI")

| | | | Geschlecht | | | Alter | | | |
|---|---|---|---|---|---|---|---|---|---|
| | | Gesamt | w | m | | | Standardfehler des Mittelwertes | Perzentil 25 | Perzentil 75 |
| | | Anzahl | Anzahl der Zeilen (%) | Anzahl der Zeilen (%) | Mittelwert | Median | | | |
| Diagnoseklasse | Restpopulation | 23651 | 50,4% | 49,6% | 38,2 | 37,1 | ,1 | 17,0 | 56,8 |
| | Hochnutzer | 5183 | 59,9% | 40,1% | 60,8 | 67,0 | ,3 | 46,9 | 76,9 |
| | IX | 974 | 52,0% | 48,0% | 67,6 | 71,8 | ,5 | 56,8 | 76,9 |
| | HI | 109 | 58,7% | 41,3% | 77,6 | 76,9 | ,9 | 71,8 | 86,2 |
| | Gesamt | 29917 | 52,2% | 47,8% | 43,2 | 42,0 | ,1 | 21,9 | 62,1 |

**Tabelle III:** Allgemeine Charakterisierung der Vergleichsgruppen „Geschäftsfelder" nach ICD 10 Kapitel

| | | | Geschlecht | | | Alter | | | |
|---|---|---|---|---|---|---|---|---|---|
| | | Gesamt | w | m | | | Standardfehler des Mittelwertes | Perzentil 25 | Perzentil 75 |
| | | Anzahl | Anzahl der Zeilen (%) | Anzahl der Zeilen (%) | Mittelwert | Median | | | |
| Diagnoseklasse | 0* | 22142 | 50,7% | 49,3% | 39,4 | 37,1 | ,2 | 21,9 | 56,8 |
| | I | 239 | 54,8% | 45,2% | 40,5 | 42,0 | 1,9 | 12,0 | 71,8 |
| | II | 479 | 68,7% | 31,3% | 60,2 | 62,1 | ,8 | 46,9 | 71,8 |
| | III | 36 | 52,8% | 47,2% | 68,0 | 71,8 | 3,1 | 56,8 | 81,8 |
| | IV | 218 | 64,2% | 35,8% | 61,4 | 67,0 | 1,3 | 46,9 | 76,9 |
| | V | 551 | 53,2% | 46,8% | 45,4 | 46,9 | ,8 | 32,1 | 56,8 |
| | VI | 294 | 53,1% | 46,9% | 58,0 | 62,1 | 1,3 | 42,0 | 76,9 |
| | VII | 136 | 56,6% | 43,4% | 64,9 | 67,0 | 1,8 | 56,8 | 81,8 |
| | VIII | 88 | 45,5% | 54,5% | 51,7 | 52,0 | 2,2 | 42,0 | 67,0 |
| | IX | 974 | 52,0% | 48,0% | 67,6 | 71,8 | ,5 | 56,8 | 76,9 |
| | X | 598 | 48,7% | 51,3% | 38,9 | 37,1 | 1,2 | 12,0 | 67,0 |
| | XI | 924 | 49,9% | 50,1% | 55,7 | 62,1 | ,7 | 42,0 | 71,8 |
| | XII | 113 | 48,7% | 51,3% | 43,6 | 42,0 | 2,5 | 21,9 | 67,0 |
| | XIII | 917 | 57,8% | 42,2% | 61,7 | 67,0 | ,5 | 52,0 | 71,8 |
| | XIV | 452 | 66,6% | 33,4% | 53,0 | 52,0 | ,9 | 37,1 | 67,0 |
| | XV | 173 | 100,0% | ,0% | 31,4 | 32,1 | ,5 | 26,9 | 37,1 |
| | XVI | 59 | 45,8% | 54,2% | 2,2 | 2,2 | ,0 | 2,2 | 2,2 |
| | XVII | 52 | 44,2% | 55,8% | 16,7 | 7,0 | 2,7 | 2,2 | 17,0 |
| | XVIII | 386 | 59,6% | 40,4% | 50,5 | 52,0 | 1,3 | 26,9 | 71,8 |
| | XIX | 862 | 51,7% | 48,3% | 51,9 | 56,8 | ,9 | 26,9 | 76,9 |
| | XXI | 115 | 64,3% | 35,7% | 40,2 | 42,0 | 2,2 | 26,9 | 52,0 |
| | HI | 109 | 58,7% | 41,3% | 77,6 | 76,9 | ,9 | 71,8 | 86,2 |
| | Gesamt | 29917 | 52,2% | 47,8% | 43,2 | 42,0 | ,1 | 21,9 | 62,1 |

\* bei dem Geschäftsfeld „0" handelt es sich um kein Diagnosekapitel nach ICD 10. In der Gruppe „0" sind alle Versicherten zusammengefasst, denen im Zeitraum 2003-2005 keine Diagnose nach Identifikationsmethode IV zugeteilt werden konnte.

**Tabelle IV: Allgemeine Charakterisierung der Vergleichsgruppen „Referenzgruppe HI" und „HI"**

| | | Gesamt | Geschlecht | | | | Alter | | |
| | | | w | m | | | Stan-dardfeh-ler des | | |
| | | Anzahl | Anzahl der Zeilen (%) | Anzahl der Zeilen (%) | Mit-telwert | Medi-an | Mittel-wertes | Perzen til 25 | Perzen til 75 |
|---|---|---|---|---|---|---|---|---|---|
| Diagnose-klasse | Referenz-gruppe HI | 994 | 60,5% | 39,5% | 77,5 | 76,9 | ,3 | 71,8 | 86,2 |
| | HI | 109 | 58,7% | 41,3% | 77,6 | 76,9 | ,9 | 71,8 | 86,2 |
| | Gesamt | 1103 | 60,3% | 39,7% | 77,5 | 76,9 | ,3 | 71,8 | 86,2 |

## C.2 Tabelle zu Abbildung 6: Verteilung der Leistungsausgaben AOK 2005 auf Versicherte der Gesundes Kinzigtal GmbH (in Anlehnung an GEK, 2003, S. 96)

**Tabelle V: Verteilung der Leistungsausgaben AOK 2005 auf Versicherte der Gesundes Kinzigtal GmbH**

| Anteil Versicherte | Ausgaben 2005 bis maximal (in €) | Anteil an den Gesamtausgaben | Anteil Versicherte mit Ausgaben über genanntem Wert | deren Anteil an den Gesamtkosten |
|---|---|---|---|---|
| 10,1% | 0 | 0,00% | 89,9% | 100,0% |
| 50,0% | 346,79 | 5,28% | 50,0% | 94,7% |
| 75,0% | 1087,01 | 18,68% | 25,0% | 81,3% |
| 80,0% | 1441,85 | 23,95% | 20,0% | 76,0% |
| 85,0% | 2009,37 | 31,14% | 15,0% | 68,9% |
| 90,0% | 3013,77 | 41,52% | 10,0% | 58,5% |
| 95,0% | 5415,74 | 58,33% | 5,0% | 41,7% |
| 97,5% | 8918,63 | 73,08% | 2,5% | 26,9% |
| 99,0% | 12958,69 | 86,52% | 1,0% | 13,5% |
| 99,5% | 15592,55 | 92,50% | 0,5% | 7,5% |

## C.3 Tabellen zu Abbildung 19: Marktanteile der vertragsärztlichen Versorgung

**Tabelle VI: Marktanteile der vertragsärztlichen Versorgung (gesamt)**

| | | Events | |
| | | Anzahl | Anzahl der Spalten (%) |
|---|---|---|---|
| Vertragsärztliche Leistungserbringer | PLP | 405033 | 47,43% |
| | GK | 367592 | 43,04% |
| | Leistungserbringer außerhalb der Region Kinzigtal | 81360 | 9,53% |
| | Gesamt | 853985 | 100,00% |
| | Other | 243238* | 18,18%* |

* in Bezug auf alle Events (KH-Events+Arztevents)

**Tabelle VII: Marktanteile der vertragsärztlichen Versorgung (nur Herzinsuffizienz)**

| | | Events | |
|---|---|---|---|
| | | Anzahl | Anzahl der Spalten (%) |
| Vertragsärztliche Leistungserbringer | PLP | 9151 | 47,73% |
| | GK | 8824 | 46,02% |
| | Leistungserbringer außerhalb der Region Kinzigtal | 1199 | 6,25% |
| | Gesamt | 19174 | 100,00% |
| | Other | 5538* | 15,70%* |

\* in Bezug auf alle durch Herzinsuffizienzerkrankte verursachte Events (KH-Events+Arztevents)

## C.4 Tabellen zu Abbildung 20: Marktanteile der stationären Versorgung

**Tabelle VIII:Marktanteile der stationären Versorgung (gesamt)**

| | | Events | |
|---|---|---|---|
| | | Anzahl | Anzahl der Spalten (%) |
| Krankenhaus (Pseudo-Nr.) | Krankenhaus 4 | 32123 | 21,70% |
| | Krankenhaus 6 | 30208 | 20,41% |
| | Krankenhaus 3 | 23872 | 16,13% |
| | Krankenhaus 9 | 5090 | 3,44% |
| | Krankenhaus 2 | 23019 | 15,55% |
| | Krankenhaus 10 | 10255 | 6,93% |
| | Krankenhaus 5 | 7282 | 4,92% |
| | Leistungserbringer außerhalb der Region Kinzigtal | 16153 | 10,91% |
| | Gesamt | 148002 | 100,00% |
| | Other | 243238* | 18,18%* |

\* in Bezug auf alle Events (KH-Events+Arztevents)

**Tabelle IX: Marktanteile der stationären Versorgung (nur Herzinsuffizienz)**

| | | Events | |
|---|---|---|---|
| | | Anzahl | Anzahl der Spalten (%) |
| Krankenhaus (Pseudo-Nr.) | Krankenhaus 4 | 1254 | 13,11% |
| | Krankenhaus 6 | 2182 | 22,82% |
| | Krankenhaus 3 | 1527 | 15,97% |
| | Krankenhaus 9 | 1083 | 11,32% |
| | Krankenhaus 2 | 2110 | 22,06% |
| | Krankenhaus 10 | 230 | 2,41% |
| | Krankenhaus 5 | 330 | 3,45% |
| | Leistungserbringer außerhalb der Region Kinzigtal | 847 | 8,86% |
| | Gesamt | 9563 | 100,00% |
| | Other | 5538* | 15,70%* |

\* in Bezug auf alle durch Herzinsuffizienzerkrankte verursachte Events (KH-Events+Arztevents)

## C.5 Tabelle zu Abbildung 21: Aufteilung der Versicherungsarten der AOK-Versicherten im Kinzigtal

**Tabelle X: Aufteilung der Versicherungsarten der AOK-Versicherten im Kinzigtal**

| | | Events | |
|---|---|---|---|
| | | Anzahl | Anzahl der Spalten (%) |
| Versicherungsart | KV-Pflichtige, sofern nicht andere VA zutreffend | 11822 | 39,52% |
| | Familienangehörige | 8117 | 27,13% |
| | Rentenbezieher (Para. 5 Abs. 1 Nr. 11 u. 12 SGB V) | 7978 | 26,67% |
| | Freiwillig Versicherte | 1131 | 3,78% |
| | Sonstige | 869 | 2,90% |
| | Gesamt | 29917 | 100,00% |

## C.6 Tabellen zu Abbildung 22: Vergleich der Alters- und Geschlechtsverteilung Gesamtpopulation und Herzinsuffizienz

**Tabelle XI: Alters- und Geschlechtsverteilung Gesamtpopulation I (Häufigkeiten)**

| | | Geschlecht | | Gesamt | Gesamt | |
|---|---|---|---|---|---|---|
| | | w | m | | | |
| | | Anzahl | Anzahl | Anzahl | Anzahl der Spalten (%) | Kumulierte Prozente |
| Alter | bis 5 Jahre | 613 | 652 | 1265 | 4,2% | 4,2% |
| | bis 10 Jahre | 712 | 795 | 1507 | 5,0% | 9,3% |
| | bis 15 Jahre | 841 | 849 | 1690 | 5,6% | 14,9% |
| | bis 20 Jahre | 908 | 993 | 1901 | 6,4% | 21,3% |
| | bis 25 Jahre | 855 | 915 | 1770 | 5,9% | 27,2% |
| | bis 30 Jahre | 756 | 784 | 1540 | 5,1% | 32,3% |
| | bis 35 Jahre | 721 | 749 | 1470 | 4,9% | 37,2% |
| | bis 40 Jahre | 998 | 1075 | 2073 | 6,9% | 44,2% |
| | bis 45 Jahre | 1161 | 1230 | 2391 | 8,0% | 52,2% |
| | bis 50 Jahre | 1075 | 1074 | 2149 | 7,2% | 59,4% |
| | bis 55 Jahre | 925 | 948 | 1873 | 6,3% | 65,6% |
| | bis 60 Jahre | 836 | 814 | 1650 | 5,5% | 71,1% |
| | bis 65 Jahre | 680 | 615 | 1295 | 4,3% | 75,5% |
| | bis 70 Jahre | 1161 | 979 | 2140 | 7,2% | 82,6% |
| | bis 75 Jahre | 1014 | 802 | 1816 | 6,1% | 88,7% |
| | bis 80 Jahre | 910 | 576 | 1486 | 5,0% | 93,6% |
| | bis 85 Jahre | 749 | 300 | 1049 | 3,5% | 97,2% |
| | bis 90 Jahre | 429 | 110 | 539 | 1,8% | 99,0% |
| | bis 95 Jahre | 192 | 40 | 232 | ,8% | 99,7% |
| | bis 100 Jahre | 59 | 15 | 74 | ,2% | 100,0% |
| | 100 und älter | 7 | 0 | 7 | ,0% | 100,0% |
| | Gesamt | 15602 | 14315 | 29917 | 100% | |

**Tabelle XII: Alters- und Geschlechtsverteilung Gesamtpopulation II (Gesamtstatistiken – Alter)**

| N | Gültig | | 29917 |
|---|---|---|---|
| | Fehlend | | 0 |
| Mittelwert | | | 43,206 |
| Standardfehler des Mittelwertes | | | ,1386 |
| Median | | | 41,969 |
| Standardabweichung | | | 23,9759 |
| Varianz | | | 574,844 |
| Spannweite | | | 99,4 |
| Minimum | | | 2,2 |
| Maximum | | | 101,6 |
| Perzentile | 25 | | 21,926 |
| | 50 | | 41,969 |
| | 75 | | 62,127 |

**Tabelle XIII: Alters- und Geschlechtsverteilung Gesamtpopulation II (Explorative Analyse)**

| | Geschlecht | | | Statistik | Standard-fehler |
|---|---|---|---|---|---|
| Alter | w | Mittelwert | | 45,573 | ,1985 |
| | | 95% Konfidenzintervall des Mittelwerts | Untergrenze | 45,184 | |
| | | | Obergrenze | 45,962 | |
| | | 5% getrimmtes Mittel | | 45,569 | |
| | | Median | | 46,864 | |
| | | Varianz | | 615,047 | |
| | | Standardabweichung | | 24,8001 | |
| | | Minimum | | 2,2 | |
| | | Maximum | | 101,6 | |
| | | Spannweite | | 99,4 | |
| | | Interquartilbereich | | 45,1 | |
| | | Schiefe | | -,032 | ,020 |
| | | Kurtosis | | -1,088 | ,039 |
| | m | Mittelwert | | 40,625 | ,1903 |
| | | 95% Konfidenzintervall des Mittelwerts | Untergrenze | 40,252 | |
| | | | Obergrenze | 40,998 | |
| | | 5% getrimmtes Mittel | | 40,458 | |
| | | Median | | 41,969 | |
| | | Varianz | | 518,298 | |
| | | Standardabweichung | | 22,7662 | |
| | | Minimum | | 2,2 | |
| | | Maximum | | 96,4 | |
| | | Spannweite | | 94,2 | |
| | | Interquartilbereich | | 34,9 | |
| | | Schiefe | | ,070 | ,020 |
| | | Kurtosis | | -1,009 | ,041 |

**Tabelle XIV: Alters- und Geschlechtsverteilung Herzinsuffizienz I (Häufigkeiten)**

| | | Geschlecht | | | | |
| | | w | m | Gesamt | Gesamt | Gesamt |
| | | Anzahl | Anzahl | Anzahl | Anzahl der Spalten (%) | Kumulierte Prozente |
|---|---|---|---|---|---|---|
| Alter | bis 5 Jahre | 0 | 0 | 0 | ,0% | ,0% |
| | bis 10 Jahre | 0 | 0 | 0 | ,0% | ,0% |
| | bis 15 Jahre | 0 | 0 | 0 | ,0% | ,0% |
| | bis 20 Jahre | 0 | 0 | 0 | ,0% | ,0% |
| | bis 25 Jahre | 0 | 0 | 0 | ,0% | ,0% |
| | bis 30 Jahre | 0 | 0 | 0 | ,0% | ,0% |
| | bis 35 Jahre | 0 | 0 | 0 | ,0% | ,0% |
| | bis 40 Jahre | 0 | 0 | 0 | ,0% | ,0% |
| | bis 45 Jahre | 0 | 0 | 0 | ,0% | ,0% |
| | bis 50 Jahre | 0 | 2 | 2 | 1,1% | 1,1% |
| | bis 55 Jahre | 1 | 0 | 1 | ,6% | 1,7% |
| | bis 60 Jahre | 1 | 0 | 1 | ,6% | 2,3% |
| | bis 65 Jahre | 2 | 7 | 9 | 5,1% | 7,4% |
| | bis 70 Jahre | 4 | 12 | 16 | 9,1% | 16,6% |
| | bis 75 Jahre | 15 | 13 | 28 | 16,0% | 32,6% |
| | bis 80 Jahre | 25 | 13 | 38 | 21,7% | 54,3% |
| | bis 85 Jahre | 26 | 9 | 35 | 20,0% | 74,3% |
| | bis 90 Jahre | 29 | 5 | 34 | 19,4% | 93,7% |
| | bis 95 Jahre | 9 | 0 | 9 | 5,1% | 98,9% |
| | bis 100 Jahre | 2 | 0 | 2 | 1,1% | 100,0% |
| | 100 und älter | 0 | 0 | 0 | ,0% | |
| | Gesamt | 114 | 61 | 175 | 100,0% | |

**Tabelle XV: Alters- und Geschlechtsverteilung Herzinsuffizienz II (Statistiken – Alter)**

| N | Gültig | 175 |
|---|---|---|
| | Fehlend | 0 |
| Mittelwert | | 77,617 |
| Standardfehler des Mittelwertes | | ,6673 |
| Median | | 76,946 |
| Standardabweichung | | 8,8279 |
| Varianz | | 77,932 |
| Spannweite | | 49,5 |
| Minimum | | 46,9 |
| Maximum | | 96,4 |
| Perzentile | 25 | 71,807 |
| | 50 | 76,946 |
| | 75 | 86,226 |

**Tabelle XVI: Alters- und Geschlechtsverteilung Herzinsuffizienz III (Explorative Analyse)**

| Geschlecht | | | Statistik | Standard-fehler |
|---|---|---|---|---|
| Alter w | Mittelwert | | 80,253 | ,7309 |
| | 95% Konfidenzintervall des Mittelwerts | Untergrenze | 78,805 | |
| | | Obergrenze | 81,701 | |
| | 5% getrimmtes Mittel | | 80,596 | |
| | Median | | 81,795 | |
| | Varianz | | 60,900 | |
| | Standardabweichung | | 7,8038 | |
| | Minimum | | 52,0 | |
| | Maximum | | 96,4 | |
| | Spannweite | | 44,4 | |
| | Interquartilbereich | | 9,3 | |
| | Schiefe | | -,717 | ,226 |
| | Kurtosis | | 1,187 | ,449 |
| m | Mittelwert | | 72,691 | 1,0972 |
| | 95% Konfidenzintervall des Mittelwerts | Untergrenze | 70,496 | |
| | | Obergrenze | 74,886 | |
| | 5% getrimmtes Mittel | | 73,082 | |
| | Median | | 71,807 | |
| | Varianz | | 73,438 | |
| | Standardabweichung | | 8,5696 | |
| | Minimum | | 46,9 | |
| | Maximum | | 86,2 | |
| | Spannweite | | 39,4 | |
| | Interquartilbereich | | 9,9 | |
| | Schiefe | | -,676 | ,306 |
| | Kurtosis | | 1,022 | ,604 |

## C.7 Tabellen zu Abbildung 23: Vergleich der Herzinsuffizienzätiologie im Kinzigtal und im INH-Register Würzburg (Eigene Darstellung kombiniert mit Auswertungen aus Störck, Angermann, 2007, S. 15-16)

**Tabelle XVII: Allgemeine Charakterisierung der Vergleichsstichproben (Kinzigtal-INH-Register)**

| | | | Geschlecht | | Alter |
|---|---|---|---|---|---|
| | | Gesamt | w | m | Median |
| | | Anzahl | Anzahl der Zeilen (%) | Anzahl der Zeilen (%) | |
| Vergleichsstichproben | Herzinsuffizienzerkrankte im Kinzigtal | 175 | 34,86% | 65,14% | 77 |
| | INH-Register Würzburg | 1054 | 50,00% | 50,00% | 72 |

**Tabelle XVIII: Vergleich des Anteils (%) der Herzinsuffizienterkrankten mit Erkrankung xy**

| | | Anteil (%) der Herzinsuffizienzerkrankten mit Erkrankung xy | | | | | |
|---|---|---|---|---|---|---|---|
| | | Gesundes Kinzigtal | | | INH-Register Würzburg | | |
| | | | Geschlecht | | | Geschlecht | |
| | | Gesamt | m | w | Gesamt | m | w |
| Komorbiditäten | Ischämische Herzkrankheiten | 16% | 23% | 12% | 41,4% | 52% | 31% |
| | Hypertonie | 15% | 7% | 19% | 18,0% | 11% | 25% |
| | Dilative Kardiomyopathie | 2% | 5% | 1% | 14,5% | 18% | 11% |
| | Valvuläre Herzerkrankungen | 7% | 10% | 5% | 8,5% | 7% | 10% |

## C.8 Tabellen zu Abbildung 24: Vergleich der Verteilung der Inanspruchnahme auf verschiedene Leistungsbereiche

**Tabelle XIX: Vergleich der Verteilung der Inanspruchnahme auf verschiedene Leistungsbereiche (absolut)**

| | | Krankenhaus-events | AU-Events | Kur/Reha-Events | Arzneimittel-verordnungen | Arzt-leistungen | Heilmittel-leistungen | Gesamt-events |
|---|---|---|---|---|---|---|---|---|
| | | Anzahl | Anzahl | Anzahl | Anzahl | Anzahl | Anzahl | Anzahl |
| Vergleichs-gruppen | Rest-population | 3167 | 32448 | 158 | 203958 | 279687 | 43794 | 563212 |
| | Hochkosten | 8080 | 14818 | 913 | 291415 | 141272 | 61953 | 518451 |
| | HI | 250 | 249 | 16 | 9570 | 2683 | 1158 | 13926 |
| | IX | 1983 | 2677 | 271 | 52645 | 23890 | 8951 | 90417 |
| | Gesamt | 13480 | 50192 | 1358 | 557588 | 447532 | 115856 | 1186006 |

**Tabelle XX: Vergleich der Verteilung der Inanspruchnahme auf verschiedene Leistungsbereiche (%)**

| | | Krankenhaus-events | AU-Events | Kur/Reha-Events | Arzneimittel-verordnungen | Arzt-leistungen | Heilmittel-leistungen | Gesamt-events |
|---|---|---|---|---|---|---|---|---|
| | | Anzahl der Zeilen (%) | Anzahl der Zeilen (%) | Anzahl der Zeilen (%) | Anzahl der Zeilen (%) | Anzahl der Zeilen (%) | Anzahl der Zeilen (%) | Anzahl der Zeilen (%) |
| Vergleichs-gruppen | Rest-population | 1% | 6% | 0% | 36% | 50% | 8% | 100% |
| | Hochkosten | 2% | 3% | 0% | 56% | 27% | 12% | 100% |
| | HI | 2% | 2% | 0% | 69% | 19% | 8% | 100% |
| | IX | 2% | 3% | 0% | 58% | 26% | 10% | 100% |

## C.9 Tabellen zu Abbildung 25: Vergleich der relativen Kostenverteilung auf verschiedene Leistungsbereiche

**Tabelle XXI: Vergleich der relativen Kostenverteilung auf verschiedene Leistungsbereiche (absolut)**

| | | Krankenhaus-kosten | AU-Kosten | Kur/Reha-Kosten | Arzneimittel-kosten | Arztkosten | Heilmittel-kosten | Gesamt-kosten |
|---|---|---|---|---|---|---|---|---|
| | | Summe in € | Summe in € | Summe in € | Summe in € | Summe in € | Summe in € | Summe in € |
| Vergleichs-gruppen | Rest-population | 4121808 | 518748 | 259933 | 5518677 | 14671503 | 4785217 | 29875886 |
| | Hochkosten | 22273543 | 4357133 | 2074835 | 12800806 | 10980663 | 9175296 | 61662277 |
| | HI | 618923 | 8919 | 29343 | 330544 | 230066 | 185688 | 1403483 |
| | IX | 4254550 | 237105 | 555845 | 1949422 | 1720051 | 1231201 | 9948173 |
| | Gesamt | 31268823 | 5121906 | 2919956 | 20599449 | 27602283 | 15377403 | 102889819 |

**Tabelle XXII: Vergleich der relativen Kostenverteilung auf verschiedene Leistungsbereiche (%)**

| | | Krankenhaus-events | AU-Events | Kur/Reha-Events | Arzneimittel-verordnungen | Arzt-leistungen | Heilmittel-leistungen | Gesamt-events |
|---|---|---|---|---|---|---|---|---|
| | | Anzahl der Zeilen (%) | Anzahl der Zeilen (%) | Anzahl der Zeilen (%) | Anzahl der Zeilen (%) | Anzahl der Zeilen (%) | Anzahl der Zeilen (%) | Anzahl der Zeilen (%) |
| Vergleichs-gruppen | Rest-population | 14% | 2% | 1% | 18% | 49% | 16% | 100% |
| | Hochkosten | 36% | 7% | 3% | 21% | 18% | 15% | 100% |
| | HI | 44% | 1% | 2% | 24% | 16% | 13% | 100% |
| | IX | 43% | 2% | 6% | 20% | 17% | 12% | 100% |

## C.10 Tabelle zu Abbildung 26: Vergleich der absoluten Kostenverteilung pro Versicherten auf verschiedene Leistungsbereiche

**Tabelle XXIII: Vergleich der absoluten Kostenverteilung pro Versicherten auf verschiedene Leistungsbereiche**

| | | Krankenhaus | AU | Kur/Reha | Arzneimittel | Arzt | Heilmittel | Gesamt |
|---|---|---|---|---|---|---|---|---|
| | | Kosten/Versicherten in € | Kosten/Versicherten in € | Kosten/Versicherten in € | Kosten/Versicherten in € | Kosten/Versicherten in € | Kosten/Versicherten in € | Kosten/Versicherten in € |
| Vergleichs-gruppen | Rest-population | 174 | 22 | 11 | 233 | 620 | 202 | 1253 |
| | Hochkosten | 4297 | 841 | 400 | 2470 | 2119 | 1770 | 11803 |
| | HI | 5678 | 82 | 269 | 3033 | 2111 | 1704 | 12760 |
| | IX | 4368 | 243 | 571 | 2001 | 1766 | 1264 | 10114 |
| | Gesamt | 1045 | 171 | 98 | 689 | 923 | 514 | 3411 |

## C.11 Tabelle zu Abbildung 27: Vergleich der absoluten Kostenverteilung pro Versicherten auf verschiedene Leistungsbereiche (Referenzgruppe HI im Vergleich zu HI)

**Tabelle XXIV: Vergleich der absoluten Kostenverteilung pro Versicherten auf verschiedene Leistungsbereiche (Referenzgruppe HI im Vergleich zu HI)**

| | | Krankenhaus | AU | Kur/Reha | Arzneimittel | Arzt | Heilmittel | Gesamt |
|---|---|---|---|---|---|---|---|---|
| | | Kosten/Versicherten in € | Kosten/Versicherten in € | Kosten/Versicherten in € | Kosten/Versicherten in € | Kosten/Versicherten in € | Kosten/Versicherten in € | Kosten/Versicherten in € |
| Vergleichs-gruppen | Referenz-gruppe HI | 2777 | 68 | 355 | 1953 | 1737 | 1355 | 8157 |
| | HI | 5678 | 82 | 269 | 3033 | 2111 | 1704 | 12760 |
| Differenz der 2 Gruppen (HI-Gruppe – Referenz-gruppe HI) | | 2901 | 14 | -86 | 1079 | 373 | 348 | 4602 |

## C.12 Tabellen zu Abbildung 28: Vergleich der Krankenhausverweildauern 2003-2005 je Fall (n=13.480)

### C.12.1 Explorative Analyse der Krankenhausverweildauern für den Zeitraum 2003-2005

Tabelle XXV: Explorative Analyse der Krankenhausverweildauern für den Zeitraum 2003-2005 (Verarbeitete Fälle)

|  | Vergleichs-gruppen | Fälle | | | | | |
|---|---|---|---|---|---|---|---|
|  |  | Gültig | | Fehlend | | Gesamt | |
|  |  | N | Prozent | N | Prozent | N | Prozent |
| KH-VERWEILDAUER | Restpopulation | 3167 | ,5% | 572777 | 99,5% | 575944 | 100,0% |
|  | Hochnutzer | 8080 | 1,5% | 519006 | 98,5% | 527086 | 100,0% |
|  | IX | 1983 | 2,1% | 90449 | 97,9% | 92432 | 100,0% |
|  | HI | 250 | 1,8% | 13865 | 98,2% | 14115 | 100,0% |

Tabelle XXVI: Explorative Analyse der Krankenhausverweildauern für den Zeitraum 2003-2005 (Deskriptive Statistik)

|  | Vergleichs-gruppen |  | | Statistik | Stan-dardfeh-ler |
|---|---|---|---|---|---|
| KH-VERWEILDAUER | Restpopulation | Mittelwert |  | 6,2434 | ,17806 |
|  |  | 95% Konfidenzintervall des Mittelwerts | Untergrenze | 5,8943 |  |
|  |  |  | Obergrenze | 6,5926 |  |
|  |  | 5% getrimmtes Mittel |  | 4,7872 |  |
|  |  | Median |  | 4,0000 |  |
|  |  | Varianz |  | 100,408 |  |
|  |  | Standardabweichung |  | 10,02040 |  |
|  |  | Minimum |  | 1,00 |  |
|  |  | Maximum |  | 126 |  |
|  |  | Spannweite |  | 125,00 |  |
|  |  | Interquartilbereich |  | 5,00 |  |
|  |  | Schiefe |  | 6,996 | ,044 |
|  |  | Kurtosis |  | 61,067 | ,087 |
|  | Hochnutzer | Mittelwert |  | 11,6297 | ,15500 |
|  |  | 95% Konfidenzintervall des Mittelwerts | Untergrenze | 11,3259 |  |
|  |  |  | Obergrenze | 11,9335 |  |
|  |  | 5% getrimmtes Mittel |  | 9,6155 |  |
|  |  | Median |  | 8,0000 |  |
|  |  | Varianz |  | 194,122 |  |
|  |  | Standardabweichung |  | 13,93275 |  |
|  |  | Minimum |  | 1,00 |  |
|  |  | Maximum |  | 259 |  |

| | | | |
|---|---|---|---|
| | Spannweite | 258,00 | |
| | Interquartilbereich | 10,00 | |
| | Schiefe | 4,976 | ,027 |
| | Kurtosis | 41,822 | ,054 |
| IX | Mittelwert | 8,6909 | ,20617 |
| | 95% Konfidenzintervall des Mittelwerts    Untergrenze | 8,2865 | |
| | Obergrenze | 9,0952 | |
| | 5% getrimmtes Mittel | 7,6143 | |
| | Median | 6,0000 | |
| | Varianz | 84,290 | |
| | Standardabweichung | 9,18098 | |
| | Minimum | 1,00 | |
| | Maximum | 180 | |
| | Spannweite | 179,00 | |
| | Interquartilbereich | 8,00 | |
| | Schiefe | 6,395 | ,055 |
| | Kurtosis | 85,457 | ,110 |
| HI | Mittelwert | 11,1480 | ,43850 |
| | 95% Konfidenzintervall des Mittelwerts    Untergrenze | 10,2844 | |
| | Obergrenze | 12,0116 | |
| | 5% getrimmtes Mittel | 10,6200 | |
| | Median | 10,0000 | |
| | Varianz | 48,070 | |
| | Standardabweichung | 6,93328 | |
| | Minimum | 2,00 | |
| | Maximum | 62,0 | |
| | Spannweite | 60,00 | |
| | Interquartilbereich | 8,00 | |
| | Schiefe | 2,166 | ,154 |
| | Kurtosis | 11,610 | ,307 |

## C.12.2 Explorative Analyse der Krankenhausverweildauern für das Jahr 2003

Tabelle XXVII: Explorative Analyse der Krankenhausverweildauern für das Jahr 2003 (Verarbeitete Fälle)

| | Vergleichs-gruppen | Fälle | | | | | |
|---|---|---|---|---|---|---|---|
| | | Gültig | | Fehlend | | Gesamt | |
| | | N | Prozent | N | Prozent | N | Prozent |
| KH-VERWEILDAUER | Restpopulation | 1101 | ,6% | 192363 | 99,4% | 193464 | 100,0% |
| | Hochnutzer | 2704 | 1,5% | 183729 | 98,5% | 186433 | 100,0% |
| | IX | 631 | 2,0% | 31392 | 98,0% | 32023 | 100,0% |
| | HI | 67 | 1,4% | 4868 | 98,6% | 4935 | 100,0% |

**Tabelle XXVIII: Explorative Analyse der Krankenhausverweildauern für das Jahr 2003 (Deskriptive Statistik)**

| | Vergleichs-gruppen | | | Statistik | Stan-dardfeh-ler |
|---|---|---|---|---|---|
| KH-VERWEILDAUER | Restpopulation | Mittelwert | | 5,3933 | ,22737 |
| | | 95% Konfidenzintervall des Mittelwerts | Untergrenze | 4,9471 | |
| | | | Obergrenze | 5,8394 | |
| | | 5% getrimmtes Mittel | | 4,4376 | |
| | | Median | | 4,0000 | |
| | | Varianz | | 56,921 | |
| | | Standardabweichung | | 7,54458 | |
| | | Minimum | | 1,00 | |
| | | Maximum | | 110 | |
| | | Spannweite | | 109,00 | |
| | | Interquartilbereich | | 4,00 | |
| | | Schiefe | | 8,573 | ,074 |
| | | Kurtosis | | 102,284 | ,147 |
| | Hochnutzer | Mittelwert | | 11,6949 | ,26028 |
| | | 95% Konfidenzintervall des Mittelwerts | Untergrenze | 11,1845 | |
| | | | Obergrenze | 12,2053 | |
| | | 5% getrimmtes Mittel | | 9,7380 | |
| | | Median | | 8,0000 | |
| | | Varianz | | 183,185 | |
| | | Standardabweichung | | 13,53459 | |
| | | Minimum | | 1,00 | |
| | | Maximum | | 162 | |
| | | Spannweite | | 161,00 | |
| | | Interquartilbereich | | 11,00 | |
| | | Schiefe | | 4,158 | ,047 |
| | | Kurtosis | | 25,645 | ,094 |
| | IX | Mittelwert | | 8,5246 | ,39204 |
| | | 95% Konfidenzintervall des Mittelwerts | Untergrenze | 7,7547 | |
| | | | Obergrenze | 9,2944 | |
| | | 5% getrimmtes Mittel | | 7,4720 | |
| | | Median | | 6,0000 | |
| | | Varianz | | 96,980 | |
| | | Standardabweichung | | 9,84784 | |
| | | Minimum | | 1,00 | |
| | | Maximum | | 180 | |
| | | Spannweite | | 179,00 | |
| | | Interquartilbereich | | 8,00 | |
| | | Schiefe | | 9,317 | ,097 |
| | | Kurtosis | | 148,051 | ,194 |
| | HI | Mittelwert | | 11,8358 | 1,02338 |

| | | |
|---|---|---|
| 95% Konfidenzintervall des Mittelwerts | Untergrenze | 9,7926 | |
| | Obergrenze | 13,8791 | |
| 5% getrimmtes Mittel | | 11,0166 | |
| Median | | 11,0000 | |
| Varianz | | 70,170 | |
| Standardabweichung | | 8,37673 | |
| Minimum | | 2,00 | |
| Maximum | | 62,0 | |
| Spannweite | | 60,00 | |
| Interquartilbereich | | 9,00 | |
| Schiefe | | 3,441 | ,293 |
| Kurtosis | | 19,081 | ,578 |

## C.12.3 Explorative Analyse der Krankenhausverweildauern für das Jahr 2004

**Tabelle XXIX: Explorative Analyse der Krankenhausverweildauern für das Jahr 2004 (Verarbeitete Fälle)**

| | Vergleichs-gruppen | Fälle | | | | | |
|---|---|---|---|---|---|---|---|
| | | Gültig | | Fehlend | | Gesamt | |
| | | N | Prozent | N | Prozent | N | Prozent |
| KH-VERWEILDAUER | Restpopulation | 995 | ,5% | 184552 | 99,5% | 185547 | 100,0% |
| | Hochnutzer | 2772 | 1,7% | 164123 | 98,3% | 166895 | 100,0% |
| | IX | 679 | 2,3% | 28281 | 97,7% | 28960 | 100,0% |
| | HI | 73 | 1,7% | 4295 | 98,3% | 4368 | 100,0% |

**Tabelle XXX: Explorative Analyse der Krankenhausverweildauern für das Jahr 2004 (Deskriptive Statistik)**

| | Vergleichs-gruppen | | | Statistik | Stan-dardfeh-ler |
|---|---|---|---|---|---|
| KH-VERWEILDAUER | Restpopulation | Mittelwert | | 6,6050 | ,38622 |
| | | 95% Konfidenzintervall des Mittelwerts | Untergrenze | 5,8471 | |
| | | | Obergrenze | 7,3629 | |
| | | 5% getrimmtes Mittel | | 4,7085 | |
| | | Median | | 4,0000 | |
| | | Varianz | | 148,418 | |
| | | Standardabweichung | | 12,18270 | |
| | | Minimum | | 1,00 | |
| | | Maximum | | 123 | |
| | | Spannweite | | 122,00 | |
| | | Interquartilbereich | | 5,00 | |
| | | Schiefe | | 6,554 | ,078 |
| | | Kurtosis | | 49,080 | ,155 |
| | Hochnutzer | Mittelwert | | 11,7489 | ,28735 |

| | | | | |
|---|---|---|---|---|
| | 95% Konfidenzintervall des Mittelwerts | Untergrenze | 11,1855 | |
| | | Obergrenze | 12,3124 | |
| | 5% getrimmtes Mittel | | 9,5329 | |
| | Median | | 8,0000 | |
| | Varianz | | 228,883 | |
| | Standardabweichung | | 15,12889 | |
| | Minimum | | 1,00 | |
| | Maximum | | 259 | |
| | Spannweite | | 258,00 | |
| | Interquartilbereich | | 10,00 | |
| | Schiefe | | 5,722 | ,046 |
| | Kurtosis | | 55,102 | ,093 |
| IX | Mittelwert | | 8,3726 | ,31133 |
| | 95% Konfidenzintervall des Mittelwerts | Untergrenze | 7,7613 | |
| | | Obergrenze | 8,9839 | |
| | 5% getrimmtes Mittel | | 7,3788 | |
| | Median | | 6,0000 | |
| | Varianz | | 65,812 | |
| | Standardabweichung | | 8,11248 | |
| | Minimum | | 1,00 | |
| | Maximum | | 84,0 | |
| | Spannweite | | 83,00 | |
| | Interquartilbereich | | 8,00 | |
| | Schiefe | | 3,705 | ,094 |
| | Kurtosis | | 23,565 | ,187 |
| HI | Mittelwert | | 10,3562 | ,80414 |
| | 95% Konfidenzintervall des Mittelwerts | Untergrenze | 8,7531 | |
| | | Obergrenze | 11,9592 | |
| | 5% getrimmtes Mittel | | 9,7778 | |
| | Median | | 9,0000 | |
| | Varianz | | 47,205 | |
| | Standardabweichung | | 6,87057 | |
| | Minimum | | 2,00 | |
| | Maximum | | 32,0 | |
| | Spannweite | | 30,00 | |
| | Interquartilbereich | | 9,50 | |
| | Schiefe | | 1,092 | ,281 |
| | Kurtosis | | 1,309 | ,555 |

## C.12.4 Explorative Analyse der Krankenhausverweildauern für das Jahr 2005

**Tabelle XXXI: Explorative Analyse der Krankenhausverweildauern für das Jahr 2005 (Verarbeitete Fälle)**

| | Vergleichs-gruppen | Fälle | | | | | |
|---|---|---|---|---|---|---|---|
| | | Gültig | | Fehlend | | Gesamt | |
| | | N | Prozent | N | Prozent | N | Prozent |
| KH-VERWEILDAUER | Restpopulation | 1071 | ,5% | 195862 | 99,5% | 196933 | 100,0% |
| | Hochnutzer | 2604 | 1,5% | 171154 | 98,5% | 173758 | 100,0% |
| | IX | 673 | 2,1% | 30776 | 97,9% | 31449 | 100,0% |
| | HI | 110 | 2,3% | 4702 | 97,7% | 4812 | 100,0% |

**Tabelle XXXII: Explorative Analyse der Krankenhausverweildauern für das Jahr 2005 (Deskriptive Statistik)**

| | Vergleichs-gruppen | | | Statistik | Stan-dardfeh-ler |
|---|---|---|---|---|---|
| KH-VERWEILDAUER | Restpopulation | Mittelwert | | 6,7815 | ,30488 |
| | | 95% Konfidenzintervall des Mittelwerts | Untergrenze | 6,1833 | |
| | | | Obergrenze | 7,3797 | |
| | | 5% getrimmtes Mittel | | 5,2422 | |
| | | Median | | 4,0000 | |
| | | Varianz | | 99,548 | |
| | | Standardabweichung | | 9,97740 | |
| | | Minimum | | 1,00 | |
| | | Maximum | | 126 | |
| | | Spannweite | | 125,00 | |
| | | Interquartilbereich | | 5,00 | |
| | | Schiefe | | 5,941 | ,075 |
| | | Kurtosis | | 46,014 | ,149 |
| | Hochnutzer | Mittelwert | | 11,4351 | ,25443 |
| | | 95% Konfidenzintervall des Mittelwerts | Untergrenze | 10,9362 | |
| | | | Obergrenze | 11,9340 | |
| | | 5% getrimmtes Mittel | | 9,5781 | |
| | | Median | | 8,0000 | |
| | | Varianz | | 168,565 | |
| | | Standardabweichung | | 12,98325 | |
| | | Minimum | | 1,00 | |
| | | Maximum | | 158 | |
| | | Spannweite | | 157,00 | |
| | | Interquartilbereich | | 10,00 | |
| | | Schiefe | | 4,553 | ,048 |
| | | Kurtosis | | 32,408 | ,096 |
| | IX | Mittelwert | | 9,1679 | ,36758 |

| | | | | |
|---|---|---|---|---|
| | 95% Konfidenzintervall des Mittelwerts | Untergrenze | 8,4462 | |
| | | Obergrenze | 9,8896 | |
| | 5% getrimmtes Mittel | | 8,0025 | |
| | Median | | 7,0000 | |
| | Varianz | | 90,932 | |
| | Standardabweichung | | 9,53581 | |
| | Minimum | | 1,00 | |
| | Maximum | | 133 | |
| | Spannweite | | 132,00 | |
| | Interquartilbereich | | 8,00 | |
| | Schiefe | | 4,922 | ,094 |
| | Kurtosis | | 47,432 | ,188 |
| HI | Mittelwert | | 11,2545 | ,56746 |
| | 95% Konfidenzintervall des Mittelwerts | Untergrenze | 10,1299 | |
| | | Obergrenze | 12,3792 | |
| | 5% getrimmtes Mittel | | 10,9444 | |
| | Median | | 10,0000 | |
| | Varianz | | 35,421 | |
| | Standardabweichung | | 5,95154 | |
| | Minimum | | 2,00 | |
| | Maximum | | 36,0 | |
| | Spannweite | | 34,00 | |
| | Interquartilbereich | | 8,00 | |
| | Schiefe | | ,944 | ,230 |
| | Kurtosis | | 2,051 | ,457 |

## C.13 Tabelle zu Abbildung 29: Verteilung der Kosten von Herzinsuffizienzpatienten (n=91) auf verschiedene Leistungsbereiche (Tag 0 – 299)

Tabelle XXXIII: Verteilung der Kosten von Herzinsuffizienzpatienten (n=91) auf verschiedene Leistungsbereiche (Tag 0 – 299)

| | Zeitpunkt in Tagen | Krankenhaus-kosten* Summe in € | AU-Kosten* Summe in € | Kur/Reha-Kosten* Summe in € | Arzneimittel-kosten* Summe in € | Arztkosten* Summe in € | Heilmittel-kosten* Summe in € | Gesamt-kosten* Summe in € |
|---|---|---|---|---|---|---|---|---|
| Time-line | 0 | 306445 | 0 | 1877 | 666 | 513 | 14739 | 324239 |
| | 1 .. 9 | 74515 | 0 | 1968 | 2547 | 1870 | 5640 | 86333 |
| | 10 .. 99 | 178683 | 0 | 33484 | 36073 | 21482 | 21703 | 289449 |
| | 100 .. 199 | 72418 | 0 | 5578 | 39820 | 16813 | 30267 | 163644 |
| | 200 .. 299 | 54351 | 0 | 4411 | 37108 | 17792 | 27692 | 139499 |
| | Gesamt (0…299) | 686412 | 0 | 47318 | 116214 | 58470 | 100042 | 1003163 |
| Kosten (0…299)/ Versicherten in € | | 7543 | 0 | 520 | 1277 | 643 | 1099 | 11024 |

* Abweichend von den anderen Kostendarstellungen, mussten hier die Kosten der Ausreißer, mit Gesamtkosten von über 20.650 Euro p.a., ungekürzt eingerechnet werden, da im Panoratio-Explorer keine nachträglichen Manipulationen an den Daten möglich waren.

## C.14 Tabelle zu Abbildung 30: Diagnosenspektrum der Herzinsuffizienzpatienten (Tag 1-299; n=91)

**Tabelle XXXIV: Diagnosenspektrum der Herzinsuffizienzpatienten (Tag 1-299; n=91)**

| Diagnosen nach Identifikationsmethode II | Anzahl der Spalten (%) | Anzahl der Spalten (%) |
|---|---|---|
| 09 Krankheiten des Kreislaufsystems | | 47% |
| I50 Herzinsuffizienz | 15% | |
| Ischämische Herzkrankheiten | 7% | |
| Nichtrheumatische Aortenklappenkrankheiten | 6% | |
| Krankheiten der Arterien, Arteriolen und Kapillaren | 5% | |
| Hypertonie [Hochdruckkrankheit] | 5% | |
| Vorhofflattern und Vorhofflimmern | 2% | |
| Sonstige kardiale Arrhythmien | 2% | |
| Paroxysmale Tachykardie | 1% | |
| Nichtrheumatische Mitralklappenkrankheiten | 1% | |
| Sonstige Herzerkrankungen | 3% | |
| 19 Verletzungen, Vergiftungen und bestimmte andere Folgen äußerer Ursachen | | 12% |
| 04 Endokrine, Ernährungs- und Stoffwechselkrankheiten | | 7% |
| 14 Krankheiten des Urogenitalsystems | | 7% |
| 11 Krankheiten des Verdauungssystems | | 5% |
| 10 Krankheiten des Atmungssystems | | 3% |
| 03 Krankheiten des Blutes und der blutbildenden Organe sowie bestimmte Störungen mit Beteiligung des Immunsystems | | 3% |
| Sonstige Erkrankungen | | 16% |
| Gesamt | 47% | 100% |

## C.15 Tabellen zu Abbildung 31: Veränderungen des prozentuellen Kostenanteils an den Gesamtkosten

**Tabelle XXXV: Darstellung der Kostenentwicklungen 2003-2005 (absolut+%)**

| | | Gesamt-kosten 2003 | Gesamt-kosten 2004 | Gesamt-kosten 2005 | Gesamt-kosten 2003 | Gesamt-kosten 2004 | Gesamt-kosten 2005 |
|---|---|---|---|---|---|---|---|
| | | Summe in € | Summe in € | Summe in € | Summe als Spalten% | Summe als Spalten% | Summe als Spalten% |
| Vergleichs-gruppen | Rest-population | 8905834 | 9869677 | 10865246 | 27,5% | 28,8% | 30,6% |
| | Hochkosten | 19835414 | 20673105 | 20664772 | 61,3% | 60,4% | 58,2% |
| | HI | 3159347 | 3273750 | 3418173 | 9,8% | 9,6% | 9,6% |
| | IX | 436077 | 423365 | 531354 | 1,3% | 1,2% | 1,5% |
| | Gesamt | 32336673 | 34239896 | 35479545 | 100% | 100% | 100% |

**Tabelle XXXVI: Veränderungen des prozentuellen Kostenanteils an den Gesamtkosten 2003-2005**

| | | Veränderung des prozentuellen Anteils an den Gesamtkosten 2003-2004 (%) | Veränderung des prozentuellen Anteils an den Gesamtkosten 2004-2005 (%) | Veränderung des prozentuellen Anteils an den Gesamtkosten 2003-2005 (%) |
|---|---|---|---|---|
| Vergleichs-gruppen | Rest-population | 5% | 6% | 11% |
| | Hochkosten | -2% | -4% | -5% |
| | HI | -8% | 21% | 11% |
| | IX | -2% | 1% | -1% |

## C.16 Tabellen zu Abbildung 32: Kostenwachstum – Kosten pro Kopf Matrix der Hochnutzer

**Tabelle XXXVII: Dateninput für die Kostenwachstum – Kosten pro Kopf Matrix der Hochnutzer**

| | | Versi-cherte | Gesamtkosten | | | DxCG_RS_2005 |
|---|---|---|---|---|---|---|
| | | Anzahl | Summe in € | Summe als Spalten% | Mittelwert in € | Mittelwert |
| Diagnoseklasse20035 | 0 | 1266 | 11327222,7 | 15,9% | 8947,3 | 1,613 |
| | I | 94 | 1122787,6 | 1,6% | 11944,5 | 1,415 |
| | II | 381 | 5206064,3 | 7,3% | 13664,2 | 1,379 |
| | III | 31 | 388683,1 | ,5% | 12538,2 | 1,972 |
| | IV | 142 | 2103612,0 | 2,9% | 14814,2 | 1,464 |
| | V | 355 | 5470778,4 | 7,7% | 15410,6 | 1,406 |
| | VI | 194 | 2762993,7 | 3,9% | 14242,2 | 1,480 |
| | VII | 92 | 915899,8 | 1,3% | 9955,4 | 1,215 |
| | VIII | 39 | 339432,9 | ,5% | 8703,4 | 1,474 |
| | IX | 703 | 8917969,2 | 12,5% | 12685,6 | 1,425 |
| | X | 238 | 2602051,8 | 3,6% | 10933,0 | 1,271 |
| | XI | 500 | 5550675,0 | 7,8% | 11101,3 | 1,280 |
| | XII | 51 | 669264,9 | ,9% | 13122,8 | 1,685 |
| | XIII | 747 | 10323927,4 | 14,5% | 13820,5 | 1,557 |
| | XIV | 225 | 2327978,3 | 3,3% | 10346,6 | 1,434 |
| | XV | 70 | 596060,3 | ,8% | 8515,1 | ,813 |
| | XVI | 26 | 222400,8 | ,3% | 8553,9 | ,252 |
| | XVII | 25 | 250316,2 | ,4% | 10012,6 | ,697 |
| | XVIII | 167 | 1798103,0 | 2,5% | 10767,1 | 1,334 |
| | XIX | 504 | 6848748,1 | 9,6% | 13588,8 | 1,262 |
| | XXI | 36 | 346291,3 | ,5% | 9619,2 | 1,148 |
| | HI | 99 | 1349554,2 | 1,9% | 13631,9 | 1,689 |
| | Gesamt | 5985 | 71440815,1 | 100,0% | 11936,6 | 1,435 |

**Tabelle XXXVIII: Kostenwachstum – Kosten pro Kopf Matrix der Hochnutzer - Explorative Analyse I (Verarbeitete Fälle)**

| | | Fälle | | | | | |
|---|---|---|---|---|---|---|---|
| | Diagnose-klasse | Gültig | | Fehlend | | Gesamt | |
| | | N | Prozent | N | Prozent | N | Prozent |
| Gesamt-kosten | 0 | 1266 | 100,0% | 0 | ,0% | 1266 | 100,0% |
| | I | 94 | 100,0% | 0 | ,0% | 94 | 100,0% |
| | II | 381 | 100,0% | 0 | ,0% | 381 | 100,0% |
| | III | 31 | 100,0% | 0 | ,0% | 31 | 100,0% |
| | IV | 142 | 100,0% | 0 | ,0% | 142 | 100,0% |
| | V | 355 | 100,0% | 0 | ,0% | 355 | 100,0% |
| | VI | 193 | 99,5% | 1 | ,5% | 194 | 100,0% |
| | VII | 92 | 100,0% | 0 | ,0% | 92 | 100,0% |
| | VIII | 39 | 100,0% | 0 | ,0% | 39 | 100,0% |
| | IX | 702 | 99,9% | 1 | ,1% | 703 | 100,0% |
| | X | 238 | 100,0% | 0 | ,0% | 238 | 100,0% |

| | | | | | | | |
|---|---|---|---|---|---|---|---|
| | XI | 500 | 100,0% | 0 | ,0% | 500 | 100,0% |
| | XII | 51 | 100,0% | 0 | ,0% | 51 | 100,0% |
| | XIII | 747 | 100,0% | 0 | ,0% | 747 | 100,0% |
| | XIV | 225 | 100,0% | 0 | ,0% | 225 | 100,0% |
| | XV | 70 | 100,0% | 0 | ,0% | 70 | 100,0% |
| | XVI | 26 | 100,0% | 0 | ,0% | 26 | 100,0% |
| | XVII | 25 | 100,0% | 0 | ,0% | 25 | 100,0% |
| | XVIII | 167 | 100,0% | 0 | ,0% | 167 | 100,0% |
| | XIX | 503 | 99,8% | 1 | ,2% | 504 | 100,0% |
| | XXI | 36 | 100,0% | 0 | ,0% | 36 | 100,0% |
| | HI | 99 | 100,0% | 0 | ,0% | 99 | 100,0% |
| DxCG_RS _2005 | 0 | 1266 | 100,0% | 0 | ,0% | 1266 | 100,0% |
| | I | 94 | 100,0% | 0 | ,0% | 94 | 100,0% |
| | II | 381 | 100,0% | 0 | ,0% | 381 | 100,0% |
| | III | 31 | 100,0% | 0 | ,0% | 31 | 100,0% |
| | IV | 142 | 100,0% | 0 | ,0% | 142 | 100,0% |
| | V | 355 | 100,0% | 0 | ,0% | 355 | 100,0% |
| | VI | 193 | 99,5% | 1 | ,5% | 194 | 100,0% |
| | VII | 92 | 100,0% | 0 | ,0% | 92 | 100,0% |
| | VIII | 39 | 100,0% | 0 | ,0% | 39 | 100,0% |
| | IX | 702 | 99,9% | 1 | ,1% | 703 | 100,0% |
| | X | 238 | 100,0% | 0 | ,0% | 238 | 100,0% |
| | XI | 500 | 100,0% | 0 | ,0% | 500 | 100,0% |
| | XII | 51 | 100,0% | 0 | ,0% | 51 | 100,0% |
| | XIII | 747 | 100,0% | 0 | ,0% | 747 | 100,0% |
| | XIV | 225 | 100,0% | 0 | ,0% | 225 | 100,0% |
| | XV | 70 | 100,0% | 0 | ,0% | 70 | 100,0% |
| | XVI | 26 | 100,0% | 0 | ,0% | 26 | 100,0% |
| | XVII | 25 | 100,0% | 0 | ,0% | 25 | 100,0% |
| | XVIII | 167 | 100,0% | 0 | ,0% | 167 | 100,0% |
| | XIX | 503 | 99,8% | 1 | ,2% | 504 | 100,0% |
| | XXI | 36 | 100,0% | 0 | ,0% | 36 | 100,0% |
| | HI | 99 | 100,0% | 0 | ,0% | 99 | 100,0% |

**Tabelle XXXIX: Kostenwachstum – Kosten pro Kopf Matrix der Hochnutzer - Explorative Analyse II (Deskriptive Statistik)**

| Abhängige Variablen | Diagnose- klasse | Statistiken | | Statistiktyp | |
|---|---|---|---|---|---|
| | | | | Statistik | Standardfehler |
| Gesamt- kosten | 0 | Mittelwert | | 8947,253 | 149,3972 |
| | | 95% Konfidenzintervall des Mittelwerts | Untergrenze | 8654,160 | |
| | | | Obergrenze | 9240,347 | |
| | | 5% getrimmtes Mittel | | 8178,924 | |
| | | Median | | 7168,465 | |
| | | Varianz | | 28256521,217 | |
| | | Standardabweichung | | 5315,6863 | |

| | | | | |
|---|---|---|---|---|
| | Minimum | | 5046,6 | |
| | Maximum | | 55068,2 | |
| | Spannweite | | 50021,6 | |
| | Interquartilbereich | | 3989,2 | |
| | Schiefe | | 3,555 | ,069 |
| | Kurtosis | | 18,508 | ,137 |
| I | Mittelwert | | 11944,549 | 792,3773 |
| | 95% Konfidenzintervall des Mittelwerts | Untergrenze | 10371,045 | |
| | | Obergrenze | 13518,054 | |
| | 5% getrimmtes Mittel | | 11077,348 | |
| | Median | | 9327,020 | |
| | Varianz | | 59019010,482 | |
| | Standardabweichung | | 7682,3831 | |
| | Minimum | | 5069,4 | |
| | Maximum | | 41862,1 | |
| | Spannweite | | 36792,6 | |
| | Interquartilbereich | | 8257,5 | |
| | Schiefe | | 1,673 | ,249 |
| | Kurtosis | | 2,738 | ,493 |
| II | Mittelwert | | 13664,211 | 371,5787 |
| | 95% Konfidenzintervall des Mittelwerts | Untergrenze | 12933,603 | |
| | | Obergrenze | 14394,818 | |
| | 5% getrimmtes Mittel | | 13032,089 | |
| | Median | | 11597,990 | |
| | Varianz | | 52604937,162 | |
| | Standardabweichung | | 7252,9261 | |
| | Minimum | | 5052,1 | |
| | Maximum | | 46844,8 | |
| | Spannweite | | 41792,7 | |
| | Interquartilbereich | | 10049,4 | |
| | Schiefe | | 1,291 | ,125 |
| | Kurtosis | | 1,971 | ,249 |
| III | Mittelwert | | 12538,165 | 1267,3869 |
| | 95% Konfidenzintervall des Mittelwerts | Untergrenze | 9949,816 | |
| | | Obergrenze | 15126,515 | |
| | 5% getrimmtes Mittel | | 12110,470 | |
| | Median | | 9065,880 | |
| | Varianz | | 49794355,830 | |
| | Standardabweichung | | 7056,5116 | |
| | Minimum | | 5086,5 | |
| | Maximum | | 27938,2 | |
| | Spannweite | | 22851,7 | |
| | Interquartilbereich | | 11598,0 | |
| | Schiefe | | ,842 | ,421 |
| | Kurtosis | | -,562 | ,821 |
| IV | Mittelwert | | 14814,169 | 766,3639 |

|  |  |  |  |  |
|---|---|---|---|---|
|  | 95% Konfidenzintervall des Mittelwerts | Untergrenze | 13299,120 |  |
|  |  | Obergrenze | 16329,218 |  |
|  | 5% getrimmtes Mittel |  | 14033,911 |  |
|  | Median |  | 12259,635 |  |
|  | Varianz |  | 83398532,554 |  |
|  | Standardabweichung |  | 9132,2797 |  |
|  | Minimum |  | 5102,0 |  |
|  | Maximum |  | 44837,1 |  |
|  | Spannweite |  | 39735,1 |  |
|  | Interquartilbereich |  | 12200,2 |  |
|  | Schiefe |  | 1,112 | ,203 |
|  | Kurtosis |  | ,625 | ,404 |
| V | Mittelwert |  | 15410,643 | 458,6858 |
|  | 95% Konfidenzintervall des Mittelwerts | Untergrenze | 14508,552 |  |
|  |  | Obergrenze | 16312,735 |  |
|  | 5% getrimmtes Mittel |  | 14590,348 |  |
|  | Median |  | 13593,270 |  |
|  | Varianz |  | 74689391,096 |  |
|  | Standardabweichung |  | 8642,3024 |  |
|  | Minimum |  | 5078,1 |  |
|  | Maximum |  | 49917,1 |  |
|  | Spannweite |  | 44839,0 |  |
|  | Interquartilbereich |  | 10743,4 |  |
|  | Schiefe |  | 1,351 | ,129 |
|  | Kurtosis |  | 2,222 | ,258 |
| VI | Mittelwert |  | 14192,050 | 614,9352 |
|  | 95% Konfidenzintervall des Mittelwerts | Untergrenze | 12979,154 |  |
|  |  | Obergrenze | 15404,946 |  |
|  | 5% getrimmtes Mittel |  | 13401,331 |  |
|  | Median |  | 11681,560 |  |
|  | Varianz |  | 72982034,059 |  |
|  | Standardabweichung |  | 8542,9523 |  |
|  | Minimum |  | 5056,0 |  |
|  | Maximum |  | 49794,0 |  |
|  | Spannweite |  | 44738,0 |  |
|  | Interquartilbereich |  | 11378,6 |  |
|  | Schiefe |  | 1,300 | ,175 |
|  | Kurtosis |  | 1,674 | ,348 |
| VII | Mittelwert |  | 9955,432 | 481,7151 |
|  | 95% Konfidenzintervall des Mittelwerts | Untergrenze | 8998,565 |  |
|  |  | Obergrenze | 10912,300 |  |
|  | 5% getrimmtes Mittel |  | 9443,034 |  |
|  | Median |  | 8863,655 |  |
|  | Varianz |  | 21348548,746 |  |
|  | Standardabweichung |  | 4620,4490 |  |

| | | | | |
|---|---|---|---|---|
| | Minimum | | 5195,8 | |
| | Maximum | | 35250,6 | |
| | Spannweite | | 30054,8 | |
| | Interquartilbereich | | 4412,7 | |
| | Schiefe | | 2,480 | ,251 |
| | Kurtosis | | 9,531 | ,498 |
| VIII | Mittelwert | | 8703,408 | 604,8242 |
| | 95% Konfidenzintervall des Mittelwerts | Untergrenze | 7479,005 | |
| | | Obergrenze | 9927,810 | |
| | 5% getrimmtes Mittel | | 8265,823 | |
| | Median | | 7301,150 | |
| | Varianz | | 14266681,093 | |
| | Standardabweichung | | 3777,1260 | |
| | Minimum | | 5317,0 | |
| | Maximum | | 21358,1 | |
| | Spannweite | | 16041,1 | |
| | Interquartilbereich | | 2932,4 | |
| | Schiefe | | 1,937 | ,378 |
| | Kurtosis | | 3,282 | ,741 |
| IX | Mittelwert | | 12684,933 | 268,2041 |
| | 95% Konfidenzintervall des Mittelwerts | Untergrenze | 12158,354 | |
| | | Obergrenze | 13211,513 | |
| | 5% getrimmtes Mittel | | 11987,516 | |
| | Median | | 10743,375 | |
| | Varianz | | 50497260,598 | |
| | Standardabweichung | | 7106,1425 | |
| | Minimum | | 5057,4 | |
| | Maximum | | 50026,4 | |
| | Spannweite | | 44969,0 | |
| | Interquartilbereich | | 8452,4 | |
| | Schiefe | | 1,534 | ,092 |
| | Kurtosis | | 2,772 | ,184 |
| X | Mittelwert | | 10932,991 | 401,4675 |
| | 95% Konfidenzintervall des Mittelwerts | Untergrenze | 10142,090 | |
| | | Obergrenze | 11723,892 | |
| | 5% getrimmtes Mittel | | 10252,555 | |
| | Median | | 8801,590 | |
| | Varianz | | 38359933,059 | |
| | Standardabweichung | | 6193,5396 | |
| | Minimum | | 5046,8 | |
| | Maximum | | 40919,8 | |
| | Spannweite | | 35873,0 | |
| | Interquartilbereich | | 7027,5 | |
| | Schiefe | | 1,726 | ,158 |
| | Kurtosis | | 3,412 | ,314 |
| XI | Mittelwert | | 11101,350 | 268,7301 |

|  |  |  |  |  |
|---|---|---|---|---|
|  | 95% Konfidenzintervall des Mittelwerts | Untergrenze | 10573,368 |  |
|  |  | Obergrenze | 11629,332 |  |
|  | 5% getrimmtes Mittel |  | 10491,754 |  |
|  | Median |  | 9278,950 |  |
|  | Varianz |  | 36107945,789 |  |
|  | Standardabweichung |  | 6008,9887 |  |
|  | Minimum |  | 5063,9 |  |
|  | Maximum |  | 37243,8 |  |
|  | Spannweite |  | 32179,8 |  |
|  | Interquartilbereich |  | 6708,0 |  |
|  | Schiefe |  | 1,495 | ,109 |
|  | Kurtosis |  | 2,081 | ,218 |
| XII | Mittelwert |  | 13122,841 | 1087,4530 |
|  | 95% Konfidenzintervall des Mittelwerts | Untergrenze | 10938,628 |  |
|  |  | Obergrenze | 15307,055 |  |
|  | 5% getrimmtes Mittel |  | 12562,609 |  |
|  | Median |  | 11028,480 |  |
|  | Varianz |  | 60310252,710 |  |
|  | Standardabweichung |  | 7765,9676 |  |
|  | Minimum |  | 5067,0 |  |
|  | Maximum |  | 35223,7 |  |
|  | Spannweite |  | 30156,7 |  |
|  | Interquartilbereich |  | 12794,8 |  |
|  | Schiefe |  | ,875 | ,333 |
|  | Kurtosis |  | -,075 | ,656 |
| XIII | Mittelwert |  | 13820,519 | 261,5384 |
|  | 95% Konfidenzintervall des Mittelwerts | Untergrenze | 13307,080 |  |
|  |  | Obergrenze | 14333,958 |  |
|  | 5% getrimmtes Mittel |  | 13182,832 |  |
|  | Median |  | 12489,030 |  |
|  | Varianz |  | 51096559,956 |  |
|  | Standardabweichung |  | 7148,1858 |  |
|  | Minimum |  | 5046,7 |  |
|  | Maximum |  | 53331,8 |  |
|  | Spannweite |  | 48285,1 |  |
|  | Interquartilbereich |  | 8734,7 |  |
|  | Schiefe |  | 1,358 | ,089 |
|  | Kurtosis |  | 2,590 | ,179 |
| XIV | Mittelwert |  | 10346,570 | 440,3775 |
|  | 95% Konfidenzintervall des Mittelwerts | Untergrenze | 9478,757 |  |
|  |  | Obergrenze | 11214,383 |  |
|  | 5% getrimmtes Mittel |  | 9439,438 |  |
|  | Median |  | 7886,020 |  |
|  | Varianz |  | 43634779,028 |  |

| | | | | |
|---|---|---|---|---|
| | Standardabweichung | | 6605,6626 | |
| | Minimum | | 5051,6 | |
| | Maximum | | 49125,6 | |
| | Spannweite | | 44074,0 | |
| | Interquartilbereich | | 5495,9 | |
| | Schiefe | | 2,612 | ,162 |
| | Kurtosis | | 8,820 | ,323 |
| XV | Mittelwert | | 8515,147 | 461,3417 |
| | 95% Konfidenzintervall des Mittelwerts | Untergrenze | 7594,795 | |
| | | Obergrenze | 9435,498 | |
| | 5% getrimmtes Mittel | | 8069,883 | |
| | Median | | 7105,190 | |
| | Varianz | | 14898529,454 | |
| | Standardabweichung | | 3859,8613 | |
| | Minimum | | 5096,2 | |
| | Maximum | | 22032,8 | |
| | Spannweite | | 16936,7 | |
| | Interquartilbereich | | 5022,1 | |
| | Schiefe | | 1,624 | ,287 |
| | Kurtosis | | 2,463 | ,566 |
| XVI | Mittelwert | | 8553,877 | 642,8721 |
| | 95% Konfidenzintervall des Mittelwerts | Untergrenze | 7229,857 | |
| | | Obergrenze | 9877,897 | |
| | 5% getrimmtes Mittel | | 8257,178 | |
| | Median | | 7968,840 | |
| | Varianz | | 10745398,258 | |
| | Standardabweichung | | 3278,0174 | |
| | Minimum | | 5261,2 | |
| | Maximum | | 18086,1 | |
| | Spannweite | | 12824,9 | |
| | Interquartilbereich | | 3636,9 | |
| | Schiefe | | 1,296 | ,456 |
| | Kurtosis | | 1,505 | ,887 |
| XVII | Mittelwert | | 10012,650 | 1499,1223 |
| | 95% Konfidenzintervall des Mittelwerts | Untergrenze | 6918,613 | |
| | | Obergrenze | 13106,686 | |
| | 5% getrimmtes Mittel | | 8946,033 | |
| | Median | | 7510,460 | |
| | Varianz | | 56184192,770 | |
| | Standardabweichung | | 7495,6116 | |
| | Minimum | | 5279,4 | |
| | Maximum | | 34814,2 | |

| | | | | |
|---|---|---|---|---|
| | Spannweite | | 29534,8 | |
| | Interquartilbereich | | 4220,6 | |
| | Schiefe | | 2,530 | ,464 |
| | Kurtosis | | 6,069 | ,902 |
| XVIII | Mittelwert | | 10767,084 | 498,5885 |
| | 95% Konfidenzintervall des Mittelwerts | Untergrenze | 9782,692 | |
| | | Obergrenze | 11751,476 | |
| | 5% getrimmtes Mittel | | 9940,596 | |
| | Median | | 8451,070 | |
| | Varianz | | 41514605,743 | |
| | Standardabweichung | | 6443,1829 | |
| | Minimum | | 5071,3 | |
| | Maximum | | 36679,5 | |
| | Spannweite | | 31608,2 | |
| | Interquartilbereich | | 6308,3 | |
| | Schiefe | | 2,003 | ,188 |
| | Kurtosis | | 4,305 | ,374 |
| XIX | Mittelwert | | 13605,455 | 347,4546 |
| | 95% Konfidenzintervall des Mittelwerts | Untergrenze | 12922,811 | |
| | | Obergrenze | 14288,099 | |
| | 5% getrimmtes Mittel | | 12895,847 | |
| | Median | | 11440,560 | |
| | Varianz | | 60724524,910 | |
| | Standardabweichung | | 7792,5942 | |
| | Minimum | | 5067,1 | |
| | Maximum | | 45048,8 | |
| | Spannweite | | 39981,7 | |
| | Interquartilbereich | | 10047,8 | |
| | Schiefe | | 1,248 | ,109 |
| | Kurtosis | | 1,184 | ,217 |
| XXI | Mittelwert | | 9619,202 | 881,8855 |
| | 95% Konfidenzintervall des Mittelwerts | Untergrenze | 7828,880 | |
| | | Obergrenze | 11409,525 | |
| | 5% getrimmtes Mittel | | 8860,387 | |
| | Median | | 8547,540 | |
| | Varianz | | 27997993,919 | |
| | Standardabweichung | | 5291,3131 | |
| | Minimum | | 5057,6 | |
| | Maximum | | 33135,8 | |
| | Spannweite | | 28078,3 | |
| | Interquartilbereich | | 4311,7 | |
| | Schiefe | | 2,931 | ,393 |
| | Kurtosis | | 11,007 | ,768 |
| HI | Mittelwert | | 13631,861 | 790,6030 |
| | 95% Konfidenzintervall des Mittelwerts | Untergrenze | 12062,935 | |

| | | | | | |
|---|---|---|---|---|---|
| | | | Obergrenze | 15200,787 | |
| | | | 5% getrimmtes Mittel | 12966,521 | |
| | | | Median | 10743,330 | |
| | | | Varianz | 61880256,169 | |
| | | | Standardabweichung | 7866,4005 | |
| | | | Minimum | 5059,3 | |
| | | | Maximum | 44805,0 | |
| | | | Spannweite | 39745,7 | |
| | | | Interquartilbereich | 9568,5 | |
| | | | Schiefe | 1,315 | ,243 |
| | | | Kurtosis | 1,720 | ,481 |
| DxCG_RS_ 2005 | 0 | | Mittelwert | 1,61270 | ,052580 |
| | | 95% Konfidenzintervall des Mittelwerts | Untergrenze | 1,50954 | |
| | | | Obergrenze | 1,71585 | |
| | | | 5% getrimmtes Mittel | 1,36057 | |
| | | | Median | 1,12650 | |
| | | | Varianz | 3,500 | |
| | | | Standardabweichung | 1,870833 | |
| | | | Minimum | ,006 | |
| | | | Maximum | 21,570 | |
| | | | Spannweite | 21,564 | |
| | | | Interquartilbereich | 1,185 | |
| | | | Schiefe | 5,299 | ,069 |
| | | | Kurtosis | 43,362 | ,137 |
| | I | | Mittelwert | 1,41473 | ,139379 |
| | | 95% Konfidenzintervall des Mittelwerts | Untergrenze | 1,13795 | |
| | | | Obergrenze | 1,69151 | |
| | | | 5% getrimmtes Mittel | 1,22770 | |
| | | | Median | 1,09700 | |
| | | | Varianz | 1,826 | |
| | | | Standardabweichung | 1,351326 | |
| | | | Minimum | ,142 | |
| | | | Maximum | 7,483 | |
| | | | Spannweite | 7,341 | |
| | | | Interquartilbereich | 1,316 | |
| | | | Schiefe | 2,418 | ,249 |
| | | | Kurtosis | 7,127 | ,493 |
| | II | | Mittelwert | 1,37940 | ,078513 |
| | | 95% Konfidenzintervall des Mittelwerts | Untergrenze | 1,22503 | |
| | | | Obergrenze | 1,53377 | |
| | | | 5% getrimmtes Mittel | 1,15734 | |
| | | | Median | ,96900 | |
| | | | Varianz | 2,349 | |
| | | | Standardabweichung | 1,532503 | |
| | | | Minimum | ,012 | |

| | | | | |
|---|---|---|---|---|
| | Maximum | | 13,478 | |
| | Spannweite | | 13,466 | |
| | Interquartilbereich | | 1,035 | |
| | Schiefe | | 4,041 | ,125 |
| | Kurtosis | | 22,795 | ,249 |
| III | Mittelwert | | 1,97177 | ,477309 |
| | 95% Konfidenzintervall des Mittelwerts | Untergrenze | ,99698 | |
| | | Obergrenze | 2,94657 | |
| | 5% getrimmtes Mittel | | 1,52821 | |
| | Median | | 1,12900 | |
| | Varianz | | 7,063 | |
| | Standardabweichung | | 2,657543 | |
| | Minimum | | ,257 | |
| | Maximum | | 12,814 | |
| | Spannweite | | 12,557 | |
| | Interquartilbereich | | 1,414 | |
| | Schiefe | | 3,200 | ,421 |
| | Kurtosis | | 10,735 | ,821 |
| IV | Mittelwert | | 1,46412 | ,138554 |
| | 95% Konfidenzintervall des Mittelwerts | Untergrenze | 1,19020 | |
| | | Obergrenze | 1,73803 | |
| | 5% getrimmtes Mittel | | 1,27538 | |
| | Median | | 1,19400 | |
| | Varianz | | 2,726 | |
| | Standardabweichung | | 1,651065 | |
| | Minimum | | ,012 | |
| | Maximum | | 17,724 | |
| | Spannweite | | 17,712 | |
| | Interquartilbereich | | 1,051 | |
| | Schiefe | | 7,102 | ,203 |
| | Kurtosis | | 67,217 | ,404 |
| V | Mittelwert | | 1,40619 | ,079723 |
| | 95% Konfidenzintervall des Mittelwerts | Untergrenze | 1,24940 | |
| | | Obergrenze | 1,56298 | |
| | 5% getrimmtes Mittel | | 1,22126 | |
| | Median | | ,91000 | |
| | Varianz | | 2,256 | |
| | Standardabweichung | | 1,502103 | |
| | Minimum | | ,012 | |
| | Maximum | | 14,703 | |
| | Spannweite | | 14,691 | |
| | Interquartilbereich | | 1,392 | |
| | Schiefe | | 3,336 | ,129 |
| | Kurtosis | | 19,761 | ,258 |
| VI | Mittelwert | | 1,48026 | ,123627 |
| | 95% Konfidenzintervall des Mittelwerts | Untergrenze | 1,23642 | |

| | | | | |
|---|---|---|---|---|
| | | Obergrenze | 1,72410 | |
| | 5% getrimmtes Mittel | | 1,21337 | |
| | Median | | 1,03800 | |
| | Varianz | | 2,950 | |
| | Standardabweichung | | 1,717481 | |
| | Minimum | | ,012 | |
| | Maximum | | 13,539 | |
| | Spannweite | | 13,527 | |
| | Interquartilbereich | | ,976 | |
| | Schiefe | | 3,792 | ,175 |
| | Kurtosis | | 18,547 | ,348 |
| VII | Mittelwert | | 1,21454 | ,105048 |
| | 95% Konfidenzintervall des Mittelwerts | Untergrenze | 1,00587 | |
| | | Obergrenze | 1,42320 | |
| | 5% getrimmtes Mittel | | 1,08963 | |
| | Median | | ,92100 | |
| | Varianz | | 1,015 | |
| | Standardabweichung | | 1,007587 | |
| | Minimum | | ,038 | |
| | Maximum | | 6,666 | |
| | Spannweite | | 6,628 | |
| | Interquartilbereich | | 1,041 | |
| | Schiefe | | 2,760 | ,251 |
| | Kurtosis | | 10,795 | ,498 |
| VIII | Mittelwert | | 1,47433 | ,227162 |
| | 95% Konfidenzintervall des Mittelwerts | Untergrenze | 1,01447 | |
| | | Obergrenze | 1,93420 | |
| | 5% getrimmtes Mittel | | 1,25546 | |
| | Median | | ,93000 | |
| | Varianz | | 2,012 | |
| | Standardabweichung | | 1,418623 | |
| | Minimum | | ,289 | |
| | Maximum | | 7,377 | |
| | Spannweite | | 7,088 | |
| | Interquartilbereich | | 1,248 | |
| | Schiefe | | 2,697 | ,378 |
| | Kurtosis | | 8,460 | ,741 |
| IX | Mittelwert | | 1,42454 | ,056458 |
| | 95% Konfidenzintervall des Mittelwerts | Untergrenze | 1,31369 | |
| | | Obergrenze | 1,53538 | |
| | 5% getrimmtes Mittel | | 1,21863 | |
| | Median | | 1,08750 | |
| | Varianz | | 2,238 | |
| | Standardabweichung | | 1,495882 | |
| | Minimum | | ,017 | |

| | | | | |
|---|---|---|---|---|
| | Maximum | | 19,898 | |
| | Spannweite | | 19,881 | |
| | Interquartilbereich | | ,849 | |
| | Schiefe | | 5,182 | ,092 |
| | Kurtosis | | 43,436 | ,184 |
| X | Mittelwert | | 1,27108 | ,077333 |
| | 95% Konfidenzintervall des Mittelwerts | Untergrenze | 1,11873 | |
| | | Obergrenze | 1,42343 | |
| | 5% getrimmtes Mittel | | 1,13034 | |
| | Median | | ,94150 | |
| | Varianz | | 1,423 | |
| | Standardabweichung | | 1,193034 | |
| | Minimum | | ,008 | |
| | Maximum | | 9,956 | |
| | Spannweite | | 9,948 | |
| | Interquartilbereich | | 1,237 | |
| | Schiefe | | 2,695 | ,158 |
| | Kurtosis | | 12,735 | ,314 |
| XI | Mittelwert | | 1,28031 | ,053922 |
| | 95% Konfidenzintervall des Mittelwerts | Untergrenze | 1,17437 | |
| | | Obergrenze | 1,38625 | |
| | 5% getrimmtes Mittel | | 1,11841 | |
| | Median | | ,98050 | |
| | Varianz | | 1,454 | |
| | Standardabweichung | | 1,205739 | |
| | Minimum | | ,066 | |
| | Maximum | | 10,853 | |
| | Spannweite | | 10,787 | |
| | Interquartilbereich | | ,931 | |
| | Schiefe | | 3,511 | ,109 |
| | Kurtosis | | 17,930 | ,218 |
| XII | Mittelwert | | 1,68534 | ,497548 |
| | 95% Konfidenzintervall des Mittelwerts | Untergrenze | ,68599 | |
| | | Obergrenze | 2,68470 | |
| | 5% getrimmtes Mittel | | 1,09471 | |
| | Median | | ,95000 | |
| | Varianz | | 12,625 | |
| | Standardabweichung | | 3,553206 | |
| | Minimum | | ,034 | |
| | Maximum | | 24,715 | |
| | Spannweite | | 24,681 | |
| | Interquartilbereich | | 1,034 | |
| | Schiefe | | 5,795 | ,333 |
| | Kurtosis | | 36,898 | ,656 |
| XIII | Mittelwert | | 1,55669 | ,069933 |
| | 95% Konfidenzintervall des Mittelwerts | Untergrenze | 1,41940 | |

| | | | | |
|---|---|---|---|---|
| | | Obergrenze | 1,69398 | |
| | 5% getrimmtes Mittel | | 1,27346 | |
| | Median | | 1,00600 | |
| | Varianz | | 3,653 | |
| | Standardabweichung | | 1,911355 | |
| | Minimum | | ,019 | |
| | Maximum | | 21,571 | |
| | Spannweite | | 21,552 | |
| | Interquartilbereich | | 1,083 | |
| | Schiefe | | 4,846 | ,089 |
| | Kurtosis | | 35,883 | ,179 |
| XIV | Mittelwert | | 1,43421 | ,100371 |
| | 95% Konfidenzintervall des Mittelwerts | Untergrenze | 1,23641 | |
| | | Obergrenze | 1,63200 | |
| | 5% getrimmtes Mittel | | 1,22245 | |
| | Median | | ,94600 | |
| | Varianz | | 2,267 | |
| | Standardabweichung | | 1,505569 | |
| | Minimum | | ,119 | |
| | Maximum | | 11,432 | |
| | Spannweite | | 11,313 | |
| | Interquartilbereich | | ,990 | |
| | Schiefe | | 3,180 | ,162 |
| | Kurtosis | | 13,333 | ,323 |
| XV | Mittelwert | | ,81266 | ,065021 |
| | 95% Konfidenzintervall des Mittelwerts | Untergrenze | ,68294 | |
| | | Obergrenze | ,94237 | |
| | 5% getrimmtes Mittel | | ,74271 | |
| | Median | | ,59100 | |
| | Varianz | | ,296 | |
| | Standardabweichung | | ,544009 | |
| | Minimum | | ,269 | |
| | Maximum | | 2,945 | |
| | Spannweite | | 2,676 | |
| | Interquartilbereich | | ,517 | |
| | Schiefe | | 2,265 | ,287 |
| | Kurtosis | | 5,665 | ,566 |
| XVI | Mittelwert | | ,25231 | ,008271 |
| | 95% Konfidenzintervall des Mittelwerts | Untergrenze | ,23527 | |
| | | Obergrenze | ,26934 | |
| | 5% getrimmtes Mittel | | ,25340 | |
| | Median | | ,28500 | |
| | Varianz | | ,002 | |
| | Standardabweichung | | ,042172 | |
| | Minimum | | ,200 | |
| | Maximum | | ,285 | |

| | | | | |
|---|---|---|---|---|
| | Spannweite | | ,085 | |
| | Interquartilbereich | | ,085 | |
| | Schiefe | | -,504 | ,456 |
| | Kurtosis | | -1,899 | ,887 |
| XVII | Mittelwert | | ,69684 | ,273238 |
| | 95% Konfidenzintervall des Mittelwerts | Untergrenze | ,13290 | |
| | | Obergrenze | 1,26078 | |
| | 5% getrimmtes Mittel | | ,46884 | |
| | Median | | ,20000 | |
| | Varianz | | 1,866 | |
| | Standardabweichung | | 1,366190 | |
| | Minimum | | ,142 | |
| | Maximum | | 5,540 | |
| | Spannweite | | 5,398 | |
| | Interquartilbereich | | ,176 | |
| | Schiefe | | 3,064 | ,464 |
| | Kurtosis | | 8,706 | ,902 |
| XVIII | Mittelwert | | 1,33363 | ,099565 |
| | 95% Konfidenzintervall des Mittelwerts | Untergrenze | 1,13705 | |
| | | Obergrenze | 1,53021 | |
| | 5% getrimmtes Mittel | | 1,16217 | |
| | Median | | 1,02900 | |
| | Varianz | | 1,656 | |
| | Standardabweichung | | 1,286669 | |
| | Minimum | | ,144 | |
| | Maximum | | 11,411 | |
| | Spannweite | | 11,267 | |
| | Interquartilbereich | | ,897 | |
| | Schiefe | | 4,162 | ,188 |
| | Kurtosis | | 25,274 | ,374 |
| XIX | Mittelwert | | 1,26174 | ,068637 |
| | 95% Konfidenzintervall des Mittelwerts | Untergrenze | 1,12689 | |
| | | Obergrenze | 1,39659 | |
| | 5% getrimmtes Mittel | | 1,05106 | |
| | Median | | ,80400 | |
| | Varianz | | 2,370 | |
| | Standardabweichung | | 1,539363 | |
| | Minimum | | ,031 | |
| | Maximum | | 19,646 | |
| | Spannweite | | 19,615 | |
| | Interquartilbereich | | 1,047 | |

| | | | | |
|---|---|---|---|---|
| | Schiefe | | 5,082 | ,109 |
| | Kurtosis | | 44,771 | ,217 |
| XXI | Mittelwert | | 1,14783 | ,158586 |
| | 95% Konfidenzintervall des Mittelwerts | Untergrenze | ,82589 | |
| | | Obergrenze | 1,46978 | |
| | 5% getrimmtes Mittel | | 1,03499 | |
| | Median | | ,89950 | |
| | Varianz | | ,905 | |
| | Standardabweichung | | ,951517 | |
| | Minimum | | ,144 | |
| | Maximum | | 4,328 | |
| | Spannweite | | 4,184 | |
| | Interquartilbereich | | 1,065 | |
| | Schiefe | | 1,849 | ,393 |
| | Kurtosis | | 4,036 | ,768 |
| HI | Mittelwert | | 1,68949 | ,158539 |
| | 95% Konfidenzintervall des Mittelwerts | Untergrenze | 1,37488 | |
| | | Obergrenze | 2,00411 | |
| | 5% getrimmtes Mittel | | 1,44994 | |
| | Median | | 1,35600 | |
| | Varianz | | 2,488 | |
| | Standardabweichung | | 1,577441 | |
| | Minimum | | ,080 | |
| | Maximum | | 10,700 | |
| | Spannweite | | 10,620 | |
| | Interquartilbereich | | ,830 | |
| | Schiefe | | 3,562 | ,243 |
| | Kurtosis | | 15,636 | ,481 |

## C.17 Tabelle zu Abbildung 34: Überprüfung leitlinienkonforme Arzneimittelverordnung (ACE-Hemmer)

Tabelle XL: Überprüfung leitlinienkonforme Arzneimittelverordnung (ACE-Hemmer)

| Arzt-Code | Anzahl der therapierten HI-Versicherten | Anteil (%) mit ACE-Hemmern |
|---|---|---|
| PLP 2 | 5 | 0% |
| LP 1 | 8 | 0% |
| LP 2 | 7 | 14% |
| LP 3 | 6 | 17% |
| PLP 8 | 9 | 22% |
| PLP 5 | 7 | 29% |
| LP 4 | 6 | 33% |
| LP 6 | 8 | 38% |
| PLP 12 | 5 | 40% |
| LP 9 | 10 | 50% |
| PLP 11 | 7 | 57% |
| LP 8 | 7 | 57% |
| PLP 15 | 7 | 71% |

| | | | |
|---|---|---|---|
| Durchschnitt LP | | 7,43 | 29,8% |
| Durchschnitt PLP | | 6,67 | 36,6% |

## C.18 Tabellen zu Abbildung 35: Krankenhausverweildauer nach Leistungserbringern bei Herzinsuffizienzfällen (ICD 10: I50, I11.0-, I13.0-, I13.2-/ n= 206)

### C.18.1 Explorative Analyse der Krankenhausverweildauern für den Zeitraum 2003-2005

Tabelle XLI: Krankenhausverweildauer nach Leistungserbringern bei Herzinsuffizienzfällen 2003-2005 – Explorative Analyse I (Verarbeitete Fälle)

| Erbringer | | Fälle | | | | | |
|---|---|---|---|---|---|---|---|
| | | Gültig | | Fehlend | | Gesamt | |
| | | N | Prozent | N | Prozent | N | Prozent |
| KH-VERWEILDAUER | Krankenhaus 11 | 2 | 100,0% | 0 | ,0% | 2 | 100,0% |
| | Krankenhaus 1 | 3 | 100,0% | 0 | ,0% | 3 | 100,0% |
| | Krankenhaus 2 | 78 | 100,0% | 0 | ,0% | 78 | 100,0% |
| | Krankenhaus 3 | 22 | 100,0% | 0 | ,0% | 22 | 100,0% |
| | Krankenhaus 4 | 17 | 100,0% | 0 | ,0% | 17 | 100,0% |
| | Krankenhaus 5 | 9 | 100,0% | 0 | ,0% | 9 | 100,0% |
| | Krankenhaus 6 | 102 | 100,0% | 0 | ,0% | 102 | 100,0% |
| | Krankenhaus 7 | 4 | 100,0% | 0 | ,0% | 4 | 100,0% |
| | Krankenhaus 8 | 1 | 100,0% | 0 | ,0% | 1 | 100,0% |
| | Krankenhaus 12 | 1 | 100,0% | 0 | ,0% | 1 | 100,0% |
| | Krankenhaus 9 | 6 | 100,0% | 0 | ,0% | 6 | 100,0% |

Tabelle XLII: Krankenhausverweildauer nach Leistungserbringern bei Herzinsuffizienzfällen 2003-2005 – Explorative Analyse II (Deskriptive Statistik)[a, b, c]

| Erbringer | | | | Statistik | Standardfehler |
|---|---|---|---|---|---|
| KH-VERWEILDAUER | Krankenhaus 11 | Mittelwert | | 12,50 | 3,500 |
| | | 95% Konfidenzintervall des Mittelwerts | Untergrenze | -31,97 | |
| | | | Obergrenze | 56,97 | |
| | | 5% getrimmtes Mittel | | . | |
| | | Median | | 12,50 | |
| | | Varianz | | 24,500 | |
| | | Standardabweichung | | 4,950 | |
| | | Minimum | | 9 | |
| | | Maximum | | 16 | |
| | | Spannweite | | 7 | |
| | | Interquartilbereich | | . | |
| | | Schiefe | | . | . |
| | | Kurtosis | | . | . |

| | | | | |
|---|---|---|---|---|
| Krankenhaus 1 | Mittelwert | | 10,33 | 1,856 |
| | 95% Konfidenzintervall des Mittelwerts | Untergrenze | 2,35 | |
| | | Obergrenze | 18,32 | |
| | 5% getrimmtes Mittel | | . | |
| | Median | | 9,00 | |
| | Varianz | | 10,333 | |
| | Standardabweichung | | 3,215 | |
| | Minimum | | 8 | |
| | Maximum | | 14 | |
| | Spannweite | | 6 | |
| | Interquartilbereich | | . | |
| | Schiefe | | 1,545 | 1,225 |
| | Kurtosis | | . | . |
| Krankenhaus 2 | Mittelwert | | 14,27 | ,907 |
| | 95% Konfidenzintervall des Mittelwerts | Untergrenze | 12,46 | |
| | | Obergrenze | 16,08 | |
| | 5% getrimmtes Mittel | | 13,40 | |
| | Median | | 13,00 | |
| | Varianz | | 64,225 | |
| | Standardabweichung | | 8,014 | |
| | Minimum | | 1 | |
| | Maximum | | 62 | |
| | Spannweite | | 61 | |
| | Interquartilbereich | | 8 | |
| | Schiefe | | 3,140 | ,272 |
| | Kurtosis | | 16,005 | ,538 |
| Krankenhaus 3 | Mittelwert | | 8,14 | 1,425 |
| | 95% Konfidenzintervall des Mittelwerts | Untergrenze | 5,17 | |
| | | Obergrenze | 11,10 | |
| | 5% getrimmtes Mittel | | 7,33 | |
| | Median | | 7,00 | |
| | Varianz | | 44,695 | |
| | Standardabweichung | | 6,685 | |
| | Minimum | | 2 | |
| | Maximum | | 30 | |
| | Spannweite | | 28 | |
| | Interquartilbereich | | 8 | |
| | Schiefe | | 1,805 | ,491 |
| | Kurtosis | | 4,471 | ,953 |
| Krankenhaus 4 | Mittelwert | | 11,00 | 1,323 |
| | 95% Konfidenzintervall des Mittelwerts | Untergrenze | 8,20 | |
| | | Obergrenze | 13,80 | |
| | 5% getrimmtes Mittel | | 10,78 | |

| | | | | |
|---|---|---|---|---|
| | Median | | 9,00 | |
| | Varianz | | 29,750 | |
| | Standardabweichung | | 5,454 | |
| | Minimum | | 4 | |
| | Maximum | | 22 | |
| | Spannweite | | 18 | |
| | Interquartilbereich | | 10 | |
| | Schiefe | | ,600 | ,550 |
| | Kurtosis | | -,846 | 1,063 |
| Krankenhaus 5 | Mittelwert | | 8,89 | ,716 |
| | 95% Konfidenzintervall des Mittelwerts | Untergrenze | 7,24 | |
| | | Obergrenze | 10,54 | |
| | 5% getrimmtes Mittel | | 8,99 | |
| | Median | | 9,00 | |
| | Varianz | | 4,611 | |
| | Standardabweichung | | 2,147 | |
| | Minimum | | 5 | |
| | Maximum | | 11 | |
| | Spannweite | | 6 | |
| | Interquartilbereich | | 4 | |
| | Schiefe | | -,693 | ,717 |
| | Kurtosis | | -,599 | 1,400 |
| Krankenhaus 6 | Mittelwert | | 12,00 | ,536 |
| | 95% Konfidenzintervall des Mittelwerts | Untergrenze | 10,94 | |
| | | Obergrenze | 13,06 | |
| | 5% getrimmtes Mittel | | 11,53 | |
| | Median | | 10,00 | |
| | Varianz | | 29,287 | |
| | Standardabweichung | | 5,412 | |
| | Minimum | | 4 | |
| | Maximum | | 32 | |
| | Spannweite | | 28 | |
| | Interquartilbereich | | 6 | |
| | Schiefe | | 1,517 | ,239 |
| | Kurtosis | | 2,924 | ,474 |
| Krankenhaus 7 | Mittelwert | | 13,25 | 2,358 |
| | 95% Konfidenzintervall des Mittelwerts | Untergrenze | 5,74 | |
| | | Obergrenze | 20,76 | |
| | 5% getrimmtes Mittel | | 13,11 | |
| | Median | | 12,00 | |
| | Varianz | | 22,250 | |
| | Standardabweichung | | 4,717 | |
| | Minimum | | 9 | |
| | Maximum | | 20 | |
| | Spannweite | | 11 | |

| | | | | |
|---|---|---|---|---|
| | Interquartilbereich | | 8 | |
| | Schiefe | | 1,441 | 1,014 |
| | Kurtosis | | 2,707 | 2,619 |
| Krankenhaus 9 | Mittelwert | | 5,00 | 1,211 |
| | 95% Konfidenzintervall des Mittelwerts | Untergrenze | 1,89 | |
| | | Obergrenze | 8,11 | |
| | 5% getrimmtes Mittel | | 5,00 | |
| | Median | | 5,00 | |
| | Varianz | | 8,800 | |
| | Standardabweichung | | 2,966 | |
| | Minimum | | 2 | |
| | Maximum | | 8 | |
| | Spannweite | | 6 | |
| | Interquartilbereich | | 6 | |
| | Schiefe | | ,000 | ,845 |
| | Kurtosis | | -3,032 | 1,741 |

a Es gibt keine gültigen Fälle für KHVERWEILDAUER, wenn Erbringer = Krankenhaus 13. Für dieses Niveau können keine Statistiken berechnet werden.
b KHVERWEILDAUER ist bei Erbringer = Krankenhaus 8 konstant (6 Tage) und wurde weggelassen.
c KHVERWEILDAUER ist bei Erbringer = Krankenhaus 12 konstant (16 Tage) und wurde weggelassen.

## C.18.2    Explorative Analyse der Krankenhausverweildauern für das Jahr 2003

**Tabelle XLIII: Krankenhausverweildauer nach Leistungserbringern bei Herzinsuffizienzfällen 2003 – Explorative Analyse I (Verarbeitete Fälle)**

| | Erbringer | Fälle | | | | | |
|---|---|---|---|---|---|---|---|
| | | Gültig | | Fehlend | | Gesamt | |
| | | N | Prozent | N | Prozent | N | Prozent |
| KH-VERWEILDAUER | Krankenhaus 11 | 2 | 100,0% | 0 | ,0% | 2 | 100,0% |
| | Krankenhaus 2 | 22 | 100,0% | 0 | ,0% | 22 | 100,0% |
| | Krankenhaus 3 | 4 | 100,0% | 0 | ,0% | 4 | 100,0% |
| | Krankenhaus 4 | 5 | 100,0% | 0 | ,0% | 5 | 100,0% |
| | Krankenhaus 5 | 1 | 100,0% | 0 | ,0% | 1 | 100,0% |
| | Krankenhaus 6 | 34 | 100,0% | 0 | ,0% | 34 | 100,0% |
| | Krankenhaus 7 | 1 | 100,0% | 0 | ,0% | 1 | 100,0% |
| | Krankenhaus 9 | 3 | 100,0% | 0 | ,0% | 3 | 100,0% |

**Tabelle XLIV: Krankenhausverweildauer nach Leistungserbringern bei Herzinsuffizienzfällen 2003 – Explorative Analyse II (Deskriptive Statistik)** [a, b, c]

| | Erbringer | | | Statistik | Stan-dardfeh-ler |
|---|---|---|---|---|---|
| KH-VERWEILDAUER | Krankenhaus 11 | Mittelwert | | 12,50 | 3,500 |
| | | 95% Konfidenzintervall des Mittelwerts | Untergrenze | -31,97 | |
| | | | Obergrenze | 56,97 | |
| | | 5% getrimmtes Mittel | | . | |
| | | Median | | 12,50 | |
| | | Varianz | | 24,500 | |
| | | Standardabweichung | | 4,950 | |
| | | Minimum | | 9 | |
| | | Maximum | | 16 | |
| | | Spannweite | | 7 | |
| | | Interquartilbereich | | . | |
| | | Schiefe | | . | . |
| | | Kurtosis | | . | . |
| | Krankenhaus 2 | Mittelwert | | 13,91 | 2,404 |
| | | 95% Konfidenzintervall des Mittelwerts | Untergrenze | 8,91 | |
| | | | Obergrenze | 18,91 | |
| | | 5% getrimmtes Mittel | | 11,93 | |
| | | Median | | 11,00 | |
| | | Varianz | | 127,134 | |
| | | Standardabweichung | | 11,275 | |
| | | Minimum | | 5 | |
| | | Maximum | | 62 | |
| | | Spannweite | | 57 | |
| | | Interquartilbereich | | 5 | |
| | | Schiefe | | 4,012 | ,491 |
| | | Kurtosis | | 17,551 | ,953 |
| | Krankenhaus 3 | Mittelwert | | 9,50 | 2,872 |
| | | 95% Konfidenzintervall des Mittelwerts | Untergrenze | ,36 | |
| | | | Obergrenze | 18,64 | |
| | | 5% getrimmtes Mittel | | 9,44 | |
| | | Median | | 9,00 | |
| | | Varianz | | 33,000 | |
| | | Standardabweichung | | 5,745 | |
| | | Minimum | | 3 | |
| | | Maximum | | 17 | |
| | | Spannweite | | 14 | |
| | | Interquartilbereich | | 11 | |
| | | Schiefe | | ,517 | 1,014 |
| | | Kurtosis | | 1,649 | 2,619 |
| | Krankenhaus 4 | Mittelwert | | 10,60 | 2,713 |

|  |  |  |  |  |
|---|---|---|---|---|
|  | 95% Konfidenzintervall des Mittelwerts | Untergrenze | 3,07 |  |
|  |  | Obergrenze | 18,13 |  |
|  | 5% getrimmtes Mittel |  | 10,56 |  |
|  | Median |  | 8,00 |  |
|  | Varianz |  | 36,800 |  |
|  | Standardabweichung |  | 6,066 |  |
|  | Minimum |  | 4 |  |
|  | Maximum |  | 18 |  |
|  | Spannweite |  | 14 |  |
|  | Interquartilbereich |  | 12 |  |
|  | Schiefe |  | ,394 | ,913 |
|  | Kurtosis |  | -2,499 | 2,000 |
| Krankenhaus 6 | Mittelwert |  | 12,82 | ,925 |
|  | 95% Konfidenzintervall des Mittelwerts | Untergrenze | 10,94 |  |
|  |  | Obergrenze | 14,71 |  |
|  | 5% getrimmtes Mittel |  | 12,40 |  |
|  | Median |  | 12,00 |  |
|  | Varianz |  | 29,119 |  |
|  | Standardabweichung |  | 5,396 |  |
|  | Minimum |  | 5 |  |
|  | Maximum |  | 32 |  |
|  | Spannweite |  | 27 |  |
|  | Interquartilbereich |  | 7 |  |
|  | Schiefe |  | 1,458 | ,403 |
|  | Kurtosis |  | 3,365 | ,788 |
| Krankenhaus 9 | Mittelwert |  | 6,00 | 1,528 |
|  | 95% Konfidenzintervall des Mittelwerts | Untergrenze | -,57 |  |
|  |  | Obergrenze | 12,57 |  |
|  | 5% getrimmtes Mittel |  | . |  |
|  | Median |  | 7,00 |  |
|  | Varianz |  | 7,000 |  |
|  | Standardabweichung |  | 2,646 |  |
|  | Minimum |  | 3 |  |
|  | Maximum |  | 8 |  |
|  | Spannweite |  | 5 |  |
|  | Interquartilbereich |  | . |  |
|  | Schiefe |  | -1,458 | 1,225 |
|  | Kurtosis |  | . | . |

a  Es gibt keine gültigen Fälle für KHVERWEILDAUER, wenn Erbringer = Krankenhaus 13. Für dieses Niveau können keine Statistiken berechnet werden.
b  KHVERWEILDAUER ist bei Erbringer = Krankenhaus 5 konstant (10 Tage) und wurde weggelassen.
c  KHVERWEILDAUER ist bei Erbringer = Krankenhaus 7 konstant (12 Tage)und wurde weggelassen.

## C.18.3    Explorative Analyse der Krankenhausverweildauern für das Jahr 2004

**Tabelle XLV: Krankenhausverweildauer nach Leistungserbringern bei Herzinsuffizienzfällen 2004 – Explorative Analyse I (Verarbeitete Fälle)**

| Erbringer | | Fälle | | | | | |
|---|---|---|---|---|---|---|---|
| | | Gültig | | Fehlend | | Gesamt | |
| | | N | Prozent | N | Prozent | N | Prozent |
| KH-VERWEILDAUER | Krankenhaus 2 | 28 | 100,0% | 0 | ,0% | 28 | 100,0% |
| | Krankenhaus 3 | 12 | 100,0% | 0 | ,0% | 12 | 100,0% |
| | Krankenhaus 4 | 6 | 100,0% | 0 | ,0% | 6 | 100,0% |
| | Krankenhaus 5 | 2 | 100,0% | 0 | ,0% | 2 | 100,0% |
| | Krankenhaus 6 | 27 | 100,0% | 0 | ,0% | 27 | 100,0% |
| | Krankenhaus 12 | 1 | 100,0% | 0 | ,0% | 1 | 100,0% |
| | Krankenhaus 9 | 2 | 100,0% | 0 | ,0% | 2 | 100,0% |

**Tabelle XLVI: Krankenhausverweildauer nach Leistungserbringern bei Herzinsuffizienzfällen 2004 – Explorative Analyse II (Deskriptive Statistik) [a, b]**

| Erbringer | | | | Statistik | Stan-dardfeh-ler |
|---|---|---|---|---|---|
| KH-VERWEILDAUER | Krankenhaus 2 | Mittelwert | | 13,25 | 1,059 |
| | | 95% Konfidenzintervall des Mittelwerts | Untergrenze | 11,08 | |
| | | | Obergrenze | 15,42 | |
| | | 5% getrimmtes Mittel | | 12,81 | |
| | | Median | | 13,00 | |
| | | Varianz | | 31,380 | |
| | | Standardabweichung | | 5,602 | |
| | | Minimum | | 6 | |
| | | Maximum | | 31 | |
| | | Spannweite | | 25 | |
| | | Interquartilbereich | | 9 | |
| | | Schiefe | | 1,201 | ,441 |
| | | Kurtosis | | 2,224 | ,858 |
| | Krankenhaus 3 | Mittelwert | | 5,83 | 1,127 |
| | | 95% Konfidenzintervall des Mittelwerts | Untergrenze | 3,35 | |
| | | | Obergrenze | 8,31 | |
| | | 5% getrimmtes Mittel | | 5,76 | |
| | | Median | | 5,50 | |
| | | Varianz | | 15,242 | |
| | | Standardabweichung | | 3,904 | |
| | | Minimum | | 2 | |
| | | Maximum | | 11 | |
| | | Spannweite | | 9 | |

| | | | | |
|---|---|---|---|---|
| | Interquartilbereich | | 8 | |
| | Schiefe | | ,249 | ,637 |
| | Kurtosis | | -1,915 | 1,232 |
| Krankenhaus 4 | Mittelwert | | 11,83 | 2,725 |
| | 95% Konfidenzintervall des Mittelwerts | Untergrenze | 4,83 | |
| | | Obergrenze | 18,84 | |
| | 5% getrimmtes Mittel | | 11,65 | |
| | Median | | 9,50 | |
| | Varianz | | 44,567 | |
| | Standardabweichung | | 6,676 | |
| | Minimum | | 5 | |
| | Maximum | | 22 | |
| | Spannweite | | 17 | |
| | Interquartilbereich | | 13 | |
| | Schiefe | | ,831 | ,845 |
| | Kurtosis | | -,988 | 1,741 |
| Krankenhaus 5 | Mittelwert | | 10,00 | 1,000 |
| | 95% Konfidenzintervall des Mittelwerts | Untergrenze | -2,71 | |
| | | Obergrenze | 22,71 | |
| | 5% getrimmtes Mittel | | . | |
| | Median | | 10,00 | |
| | Varianz | | 2,000 | |
| | Standardabweichung | | 1,414 | |
| | Minimum | | 9 | |
| | Maximum | | 11 | |
| | Spannweite | | 2 | |
| | Interquartilbereich | | . | |
| | Schiefe | | . | . |
| | Kurtosis | | . | . |
| Krankenhaus 6 | Mittelwert | | 11,96 | 1,288 |
| | 95% Konfidenzintervall des Mittelwerts | Untergrenze | 9,32 | |
| | | Obergrenze | 14,61 | |
| | 5% getrimmtes Mittel | | 11,32 | |
| | Median | | 10,00 | |
| | Varianz | | 44,806 | |
| | Standardabweichung | | 6,694 | |
| | Minimum | | 4 | |
| | Maximum | | 32 | |
| | Spannweite | | 28 | |
| | Interquartilbereich | | 6 | |
| | Schiefe | | 1,743 | ,448 |
| | Kurtosis | | 3,076 | ,872 |
| Krankenhaus 9 | Mittelwert | | 5,00 | 3,000 |
| | 95% Konfidenzintervall des Mittelwerts | Untergrenze | -33,12 | |

| | | |
|---|---|---|
| Obergrenze | 43,12 | |
| 5% getrimmtes Mittel | . | |
| Median | 5,00 | |
| Varianz | 18,000 | |
| Standardabweichung | 4,243 | |
| Minimum | 2 | |
| Maximum | 8 | |
| Spannweite | 6 | |
| Interquartilbereich | . | |
| Schiefe | . | . |
| Kurtosis | . | . |

a  KHVERWEILDAUER ist bei Erbringer = Krankenhaus 12 (16 Tage) konstant und wurde weggelassen.
b  Es gibt keine gültigen Fälle für KHVERWEILDAUER, wenn Erbringer = 510814435. Für dieses Niveau können keine Statistiken berechnet werden.

## C.18.4  Explorative Analyse der Verweildauern für das Jahr 2005

**Tabelle  XLVII: Krankenhausverweildauer nach Leistungserbringern bei Herzinsuffizienzfällen 2005 – Explorative Analyse I (Verarbeitete Fälle)**

| Erbringer | | Fälle | | | | | |
|---|---|---|---|---|---|---|---|
| | | Gültig | | Fehlend | | Gesamt | |
| | | N | Prozent | N | Prozent | N | Prozent |
| KH-VERWEILDAUER | Krankenhaus 1 | 3 | 100,0% | 0 | ,0% | 3 | 100,0% |
| | Krankenhaus 2 | 28 | 100,0% | 0 | ,0% | 28 | 100,0% |
| | Krankenhaus 3 | 6 | 100,0% | 0 | ,0% | 6 | 100,0% |
| | Krankenhaus 4 | 6 | 100,0% | 0 | ,0% | 6 | 100,0% |
| | Krankenhaus 5 | 6 | 100,0% | 0 | ,0% | 6 | 100,0% |
| | Krankenhaus 6 | 41 | 100,0% | 0 | ,0% | 41 | 100,0% |
| | Krankenhaus 7 | 3 | 100,0% | 0 | ,0% | 3 | 100,0% |
| | Krankenhaus 8 | 1 | 100,0% | 0 | ,0% | 1 | 100,0% |
| | Krankenhaus 9 | 1 | 100,0% | 0 | ,0% | 1 | 100,0% |

**Tabelle  XLVIII: Krankenhausverweildauer nach Leistungserbringern bei Herzinsuffizienzfällen 2005– Explorative Analyse II (Deskriptive Statistik) [a, b, c]**

| Erbringer | | | | Statistik | Standardfehler |
|---|---|---|---|---|---|
| KH-VERWEILDAUER | Krankenhaus 1 | Mittelwert | | 10,33 | 1,856 |
| | | 95% Konfidenzintervall des Mittelwerts | Untergrenze | 2,35 | |
| | | | Obergrenze | 18,32 | |
| | | 5% getrimmtes Mittel | | . | |
| | | Median | | 9,00 | |
| | | Varianz | | 10,333 | |
| | | Standardabweichung | | 3,215 | |
| | | Minimum | | 8 | |

| | | | | |
|---|---|---|---|---|
| | Maximum | | 14 | |
| | Spannweite | | 6 | |
| | Interquartilbereich | | . | |
| | Schiefe | | 1,545 | 1,225 |
| | Kurtosis | | . | . |
| Krankenhaus 2 | Mittelwert | | 15,57 | 1,336 |
| | 95% Konfidenzintervall des Mittelwerts | Untergrenze | 12,83 | |
| | | Obergrenze | 18,31 | |
| | 5% getrimmtes Mittel | | 15,26 | |
| | Median | | 16,00 | |
| | Varianz | | 49,958 | |
| | Standardabweichung | | 7,068 | |
| | Minimum | | 1 | |
| | Maximum | | 36 | |
| | Spannweite | | 35 | |
| | Interquartilbereich | | 10 | |
| | Schiefe | | ,715 | ,441 |
| | Kurtosis | | 1,537 | ,858 |
| Krankenhaus 3 | Mittelwert | | 11,83 | 4,159 |
| | 95% Konfidenzintervall des Mittelwerts | Untergrenze | 1,14 | |
| | | Obergrenze | 22,52 | |
| | 5% getrimmtes Mittel | | 11,37 | |
| | Median | | 8,00 | |
| | Varianz | | 103,767 | |
| | Standardabweichung | | 10,187 | |
| | Minimum | | 2 | |
| | Maximum | | 30 | |
| | Spannweite | | 28 | |
| | Interquartilbereich | | 15 | |
| | Schiefe | | 1,376 | ,845 |
| | Kurtosis | | 1,600 | 1,741 |
| Krankenhaus 4 | Mittelwert | | 10,50 | 1,821 |
| | 95% Konfidenzintervall des Mittelwerts | Untergrenze | 5,82 | |
| | | Obergrenze | 15,18 | |
| | 5% getrimmtes Mittel | | 10,44 | |
| | Median | | 10,00 | |
| | Varianz | | 19,900 | |
| | Standardabweichung | | 4,461 | |
| | Minimum | | 5 | |
| | Maximum | | 17 | |
| | Spannweite | | 12 | |
| | Interquartilbereich | | 8 | |
| | Schiefe | | ,355 | ,845 |
| | Kurtosis | | -,938 | 1,741 |
| Krankenhaus 5 | Mittelwert | | 8,33 | ,989 |

| | | | | |
|---|---|---|---|---|
| | 95% Konfidenzintervall des Mittelwerts | Untergrenze | 5,79 | |
| | | Obergrenze | 10,88 | |
| | 5% getrimmtes Mittel | | 8,37 | |
| | Median | | 8,00 | |
| | Varianz | | 5,867 | |
| | Standardabweichung | | 2,422 | |
| | Minimum | | 5 | |
| | Maximum | | 11 | |
| | Spannweite | | 6 | |
| | Interquartilbereich | | 5 | |
| | Schiefe | | -,075 | ,845 |
| | Kurtosis | | -1,550 | 1,741 |
| Krankenhaus 6 | Mittelwert | | 11,34 | ,695 |
| | 95% Konfidenzintervall des Mittelwerts | Untergrenze | 9,94 | |
| | | Obergrenze | 12,75 | |
| | 5% getrimmtes Mittel | | 11,10 | |
| | Median | | 10,00 | |
| | Varianz | | 19,780 | |
| | Standardabweichung | | 4,448 | |
| | Minimum | | 5 | |
| | Maximum | | 24 | |
| | Spannweite | | 19 | |
| | Interquartilbereich | | 6 | |
| | Schiefe | | 1,023 | ,369 |
| | Kurtosis | | ,450 | ,724 |
| Krankenhaus 7 | Mittelwert | | 13,67 | 3,283 |
| | 95% Konfidenzintervall des Mittelwerts | Untergrenze | -,46 | |
| | | Obergrenze | 27,79 | |
| | 5% getrimmtes Mittel | | . | |
| | Median | | 12,00 | |
| | Varianz | | 32,333 | |
| | Standardabweichung | | 5,686 | |
| | Minimum | | 9 | |
| | Maximum | | 20 | |
| | Spannweite | | 11 | |
| | Interquartilbereich | | . | |
| | Schiefe | | 1,206 | 1,225 |
| | Kurtosis | | . | . |

a  KHVERWEILDAUER ist bei Erbringer = Krankenhaus 8 konstant (6 Tage) und wurde weggelassen.
b  KHVERWEILDAUER ist bei Erbringer = Krankenhaus 9 (2 Tage) konstant und wurde weggelassen.
c  Es gibt keine gültigen Fälle für KHVERWEILDAUER, wenn Erbringer = Krankenhaus 14. Für dieses Niveau können keine Statistiken berechnet werden.

## C.19 Tabellen zu Abbildung 36: IST-Portfolio Kostenwachstum / prozentueller Marktanteil (ambulanter Bereich) der Gesamtpopulation

**Tabelle XLIX: Dateninput für die Kostenwachstum / prozentueller Marktanteil Matrix der Gesamtpopulation**

| | | Versicherte | Gesamtkosten | | DxCG_RS_2005 | Prozentueller Marktanteil |
|---|---|---|---|---|---|---|
| | | Anzahl | Summe in € | Summe als Spalten% | Mittelwert | |
| Diagnoseklasse | 0 | 22142 | 32732801,0 | 32,1% | ,695 | 47% |
| | I | 239 | 1498348,3 | 1,5% | ,873 | 45% |
| | II | 479 | 5532990,4 | 5,4% | 1,241 | 50% |
| | III | 36 | 408357,3 | ,4% | 1,865 | 30% |
| | IV | 218 | 2391022,4 | 2,3% | 1,227 | 43% |
| | V | 551 | 6026821,0 | 5,9% | 1,115 | 45% |
| | VI | 294 | 3103369,3 | 3,0% | 1,259 | 50% |
| | VII | 136 | 1054103,8 | 1,0% | 1,063 | 45% |
| | VIII | 88 | 493028,3 | ,5% | 1,092 | 48% |
| | IX | 974 | 9851269,6 | 9,7% | 1,328 | 43% |
| | X | 598 | 3647453,4 | 3,6% | ,795 | 53% |
| | XI | 924 | 6880180,3 | 6,7% | 1,030 | 43% |
| | XII | 113 | 863468,7 | ,8% | ,994 | 37% |
| | XIII | 917 | 10911004,0 | 10,7% | 1,447 | 47% |
| | XIV | 452 | 2997231,7 | 2,9% | 1,085 | 45% |
| | XV | 173 | 908513,7 | ,9% | ,739 | 50% |
| | XVI | 59 | 317073,7 | ,3% | ,238 | 64% |
| | XVII | 52 | 328126,7 | ,3% | ,494 | 79% |
| | XVIII | 386 | 2394919,1 | 2,3% | ,972 | 44% |
| | XIX | 862 | 7778128,4 | 7,6% | ,956 | 46% |
| | XXI | 115 | 547107,3 | ,5% | ,783 | 42% |
| | HI | 109 | 1390795,6 | 1,4% | 1,593 | 51% |
| | Gesamt | 29917 | 102056114,2 | 100,0% | ,803 | |

**Tabelle L: Kostenwachstum / prozentueller Marktanteil Matrix der Gesamtpopulation - Explorative Analyse I (Verarbeitete Fälle)**

| Diagnoseklasse | | Fälle | | | | | |
|---|---|---|---|---|---|---|---|
| | | Gültig | | Fehlend | | Gesamt | |
| | | N | Prozent | N | Prozent | N | Prozent |
| DxCG_RS_2005 | 0 | 22125 | 99,9% | 17 | ,1% | 22142 | 100,0% |
| | I | 239 | 100,0% | 0 | ,0% | 239 | 100,0% |
| | II | 479 | 100,0% | 0 | ,0% | 479 | 100,0% |
| | III | 36 | 100,0% | 0 | ,0% | 36 | 100,0% |
| | IV | 218 | 100,0% | 0 | ,0% | 218 | 100,0% |
| | V | 551 | 100,0% | 0 | ,0% | 551 | 100,0% |
| | VI | 293 | 99,7% | 1 | ,3% | 294 | 100,0% |
| | VII | 136 | 100,0% | 0 | ,0% | 136 | 100,0% |
| | VIII | 88 | 100,0% | 0 | ,0% | 88 | 100,0% |
| | IX | 973 | 99,9% | 1 | ,1% | 974 | 100,0% |
| | X | 597 | 99,8% | 1 | ,2% | 598 | 100,0% |
| | XI | 924 | 100,0% | 0 | ,0% | 924 | 100,0% |
| | XII | 113 | 100,0% | 0 | ,0% | 113 | 100,0% |
| | XIII | 917 | 100,0% | 0 | ,0% | 917 | 100,0% |
| | XIV | 452 | 100,0% | 0 | ,0% | 452 | 100,0% |
| | XV | 173 | 100,0% | 0 | ,0% | 173 | 100,0% |
| | XVI | 59 | 100,0% | 0 | ,0% | 59 | 100,0% |
| | XVII | 52 | 100,0% | 0 | ,0% | 52 | 100,0% |
| | XVIII | 386 | 100,0% | 0 | ,0% | 386 | 100,0% |
| | XIX | 861 | 99,9% | 1 | ,1% | 862 | 100,0% |
| | XXI | 115 | 100,0% | 0 | ,0% | 115 | 100,0% |
| | HI | 109 | 100,0% | 0 | ,0% | 109 | 100,0% |

**Tabelle LI: Kostenwachstum / prozentueller Marktanteil Matrix der Gesamtpopulation - Explorative Analyse II: Deskriptive Statistik**

| Diagnoseklasse | | | | Statistik | Standard-fehler |
|---|---|---|---|---|---|
| DxCG_RS_2005 | 0 | Mittelwert | | ,69466 | ,006381 |
| | | 95% Konfidenzintervall des Mittelwerts | Untergrenze | ,68215 | |
| | | | Obergrenze | ,70717 | |
| | | 5% getrimmtes Mittel | | ,55095 | |
| | | Median | | ,44200 | |
| | | Varianz | | ,901 | |
| | | Standardabweichung | | ,949146 | |
| | | Minimum | | ,006 | |
| | | Maximum | | 21,570 | |
| | | Spannweite | | 21,564 | |
| | | Interquartilbereich | | ,474 | |
| | | Schiefe | | 6,627 | ,016 |
| | | Kurtosis | | 81,852 | ,033 |
| | I | Mittelwert | | ,87337 | ,072999 |
| | | 95% Konfidenzintervall des Mittelwerts | Untergrenze | ,72957 | |
| | | | Obergrenze | 1,01718 | |
| | | 5% getrimmtes Mittel | | ,69543 | |
| | | Median | | ,44200 | |
| | | Varianz | | 1,274 | |
| | | Standardabweichung | | 1,128533 | |
| | | Minimum | | ,142 | |
| | | Maximum | | 7,483 | |
| | | Spannweite | | 7,341 | |
| | | Interquartilbereich | | ,862 | |
| | | Schiefe | | 3,243 | ,157 |
| | | Kurtosis | | 12,852 | ,314 |
| | II | Mittelwert | | 1,24129 | ,064712 |
| | | 95% Konfidenzintervall des Mittelwerts | Untergrenze | 1,11414 | |
| | | | Obergrenze | 1,36845 | |
| | | 5% getrimmtes Mittel | | 1,03926 | |
| | | Median | | ,88300 | |
| | | Varianz | | 2,006 | |
| | | Standardabweichung | | 1,416297 | |
| | | Minimum | | ,012 | |
| | | Maximum | | 13,478 | |
| | | Spannweite | | 13,466 | |
| | | Interquartilbereich | | ,980 | |
| | | Schiefe | | 4,314 | ,112 |
| | | Kurtosis | | 26,712 | ,223 |
| | III | Mittelwert | | 1,86500 | ,413648 |
| | | 95% Konfidenzintervall des Mittelwerts | Untergrenze | 1,02525 | |
| | | | Obergrenze | 2,70475 | |
| | | 5% getrimmtes Mittel | | 1,42561 | |
| | | Median | | 1,16900 | |
| | | Varianz | | 6,160 | |
| | | Standardabweichung | | 2,481888 | |
| | | Minimum | | ,257 | |
| | | Maximum | | 12,814 | |
| | | Spannweite | | 12,557 | |
| | | Interquartilbereich | | 1,072 | |
| | | Schiefe | | 3,462 | ,393 |

|  |  |  | 12,782 | ,768 |
|---|---|---|---|---|
| IV | Mittelwert | | 1,22713 | ,095170 |
| | 95% Konfidenzintervall des Mittelwerts | Untergrenze | 1,03955 | |
| | | Obergrenze | 1,41470 | |
| | 5% getrimmtes Mittel | | 1,07572 | |
| | Median | | ,98100 | |
| | Varianz | | 1,974 | |
| | Standardabweichung | | 1,405161 | |
| | Minimum | | ,012 | |
| | Maximum | | 17,724 | |
| | Spannweite | | 17,712 | |
| | Interquartilbereich | | 1,038 | |
| | Schiefe | | 7,877 | ,165 |
| | Kurtosis | | 88,026 | ,328 |
| V | Mittelwert | | 1,11541 | ,056258 |
| | 95% Konfidenzintervall des Mittelwerts | Untergrenze | 1,00490 | |
| | | Obergrenze | 1,22591 | |
| | 5% getrimmtes Mittel | | ,94309 | |
| | Median | | ,61200 | |
| | Varianz | | 1,744 | |
| | Standardabweichung | | 1,320555 | |
| | Minimum | | ,006 | |
| | Maximum | | 14,703 | |
| | Spannweite | | 14,697 | |
| | Interquartilbereich | | 1,186 | |
| | Schiefe | | 3,734 | ,104 |
| | Kurtosis | | 24,738 | ,208 |
| VI | Mittelwert | | 1,25926 | ,089117 |
| | 95% Konfidenzintervall des Mittelwerts | Untergrenze | 1,08386 | |
| | | Obergrenze | 1,43465 | |
| | 5% getrimmtes Mittel | | 1,02256 | |
| | Median | | ,87200 | |
| | Varianz | | 2,327 | |
| | Standardabweichung | | 1,525430 | |
| | Minimum | | ,012 | |
| | Maximum | | 13,539 | |
| | Spannweite | | 13,527 | |
| | Interquartilbereich | | ,979 | |
| | Schiefe | | 4,101 | ,142 |
| | Kurtosis | | 22,681 | ,284 |
| VII | Mittelwert | | 1,06271 | ,076750 |
| | 95% Konfidenzintervall des Mittelwerts | Untergrenze | ,91092 | |
| | | Obergrenze | 1,21450 | |
| | 5% getrimmtes Mittel | | ,95391 | |
| | Median | | ,81150 | |
| | Varianz | | ,801 | |
| | Standardabweichung | | ,895047 | |
| | Minimum | | ,038 | |
| | Maximum | | 6,666 | |
| | Spannweite | | 6,628 | |
| | Interquartilbereich | | ,779 | |
| | Schiefe | | 3,023 | ,208 |
| | Kurtosis | | 13,741 | ,413 |

| | | | | |
|---|---|---|---|---|
| VIII | Mittelwert | | 1,09249 | ,122668 |
| | 95% Konfidenzintervall des Mittelwerts | Untergrenze | ,84867 | |
| | | Obergrenze | 1,33631 | |
| | 5% getrimmtes Mittel | | ,93022 | |
| | Median | | ,64200 | |
| | Varianz | | 1,324 | |
| | Standardabweichung | | 1,150731 | |
| | Minimum | | ,142 | |
| | Maximum | | 7,377 | |
| | Spannweite | | 7,235 | |
| | Interquartilbereich | | ,886 | |
| | Schiefe | | 2,996 | ,257 |
| | Kurtosis | | 11,792 | ,508 |
| IX | Mittelwert | | 1,32823 | ,049460 |
| | 95% Konfidenzintervall des Mittelwerts | Untergrenze | 1,23117 | |
| | | Obergrenze | 1,42530 | |
| | 5% getrimmtes Mittel | | 1,12016 | |
| | Median | | ,97300 | |
| | Varianz | | 2,380 | |
| | Standardabweichung | | 1,542818 | |
| | Minimum | | ,010 | |
| | Maximum | | 21,372 | |
| | Spannweite | | 21,362 | |
| | Interquartilbereich | | ,926 | |
| | Schiefe | | 5,962 | ,078 |
| | Kurtosis | | 57,509 | ,157 |
| X | Mittelwert | | ,79514 | ,040894 |
| | 95% Konfidenzintervall des Mittelwerts | Untergrenze | ,71482 | |
| | | Obergrenze | ,87545 | |
| | 5% getrimmtes Mittel | | ,65574 | |
| | Median | | ,46196 | |
| | Varianz | | ,998 | |
| | Standardabweichung | | ,999189 | |
| | Minimum | | ,008 | |
| | Maximum | | 9,956 | |
| | Spannweite | | 9,948 | |
| | Interquartilbereich | | ,779 | |
| | Schiefe | | 3,963 | ,100 |
| | Kurtosis | | 25,565 | ,200 |
| XI | Mittelwert | | 1,02964 | ,034469 |
| | 95% Konfidenzintervall des Mittelwerts | Untergrenze | ,96200 | |
| | | Obergrenze | 1,09729 | |
| | 5% getrimmtes Mittel | | ,89112 | |
| | Median | | ,73450 | |
| | Varianz | | 1,098 | |
| | Standardabweichung | | 1,047761 | |
| | Minimum | | ,024 | |
| | Maximum | | 10,853 | |
| | Spannweite | | 10,829 | |
| | Interquartilbereich | | ,813 | |
| | Schiefe | | 3,731 | ,080 |
| | Kurtosis | | 21,388 | ,161 |
| XII | Mittelwert | | ,99361 | ,231872 |

| | | | | |
|---|---|---|---|---|
| | 95% Konfidenzintervall des Mittelwerts | Untergrenze | ,53419 | |
| | | Obergrenze | 1,45304 | |
| | 5% getrimmtes Mittel | | ,65059 | |
| | Median | | ,48400 | |
| | Varianz | | 6,075 | |
| | Standardabweichung | | 2,464838 | |
| | Minimum | | ,034 | |
| | Maximum | | 24,715 | |
| | Spannweite | | 24,681 | |
| | Interquartilbereich | | ,680 | |
| | Schiefe | | 8,374 | ,227 |
| | Kurtosis | | 78,517 | ,451 |
| XIII | Mittelwert | | 1,44701 | ,059879 |
| | 95% Konfidenzintervall des Mittelwerts | Untergrenze | 1,32949 | |
| | | Obergrenze | 1,56452 | |
| | 5% getrimmtes Mittel | | 1,17444 | |
| | Median | | ,91000 | |
| | Varianz | | 3,288 | |
| | Standardabweichung | | 1,813268 | |
| | Minimum | | ,019 | |
| | Maximum | | 21,571 | |
| | Spannweite | | 21,552 | |
| | Interquartilbereich | | 1,007 | |
| | Schiefe | | 4,923 | ,081 |
| | Kurtosis | | 37,687 | ,161 |
| XIV | Mittelwert | | 1,08498 | ,057912 |
| | 95% Konfidenzintervall des Mittelwerts | Untergrenze | ,97117 | |
| | | Obergrenze | 1,19879 | |
| | 5% getrimmtes Mittel | | ,89622 | |
| | Median | | ,71900 | |
| | Varianz | | 1,516 | |
| | Standardabweichung | | 1,231236 | |
| | Minimum | | ,119 | |
| | Maximum | | 11,432 | |
| | Spannweite | | 11,313 | |
| | Interquartilbereich | | ,692 | |
| | Schiefe | | 3,839 | ,115 |
| | Kurtosis | | 20,037 | ,229 |
| XV | Mittelwert | | ,73923 | ,040300 |
| | 95% Konfidenzintervall des Mittelwerts | Untergrenze | ,65968 | |
| | | Obergrenze | ,81877 | |
| | 5% getrimmtes Mittel | | ,66208 | |
| | Median | | ,59100 | |
| | Varianz | | ,281 | |
| | Standardabweichung | | ,530067 | |
| | Minimum | | ,269 | |
| | Maximum | | 4,254 | |
| | Spannweite | | 3,985 | |
| | Interquartilbereich | | ,248 | |
| | Schiefe | | 3,296 | ,185 |
| | Kurtosis | | 14,380 | ,367 |
| XVI | Mittelwert | | ,23821 | ,007839 |
| | 95% Konfidenzintervall des Mittelwerts | Untergrenze | ,22252 | |
| | | Obergrenze | ,25390 | |

| | | | | |
|---|---|---|---|---|
| | 5% getrimmtes Mittel | | ,24490 | |
| | Median | | ,28500 | |
| | Varianz | | ,004 | |
| | Standardabweichung | | ,060211 | |
| | Minimum | | ,008 | |
| | Maximum | | ,285 | |
| | Spannweite | | ,277 | |
| | Interquartilbereich | | ,085 | |
| | Schiefe | | -1,810 | ,311 |
| | Kurtosis | | 5,071 | ,613 |
| XVII | Mittelwert | | ,49406 | ,135676 |
| | 95% Konfidenzintervall des Mittelwerts | Untergrenze | ,22168 | |
| | | Obergrenze | ,76644 | |
| | 5% getrimmtes Mittel | | ,30473 | |
| | Median | | ,28500 | |
| | Varianz | | ,957 | |
| | Standardabweichung | | ,978376 | |
| | Minimum | | ,019 | |
| | Maximum | | 5,540 | |
| | Spannweite | | 5,521 | |
| | Interquartilbereich | | ,111 | |
| | Schiefe | | 4,371 | ,330 |
| | Kurtosis | | 19,481 | ,650 |
| XVIII | Mittelwert | | ,97190 | ,054320 |
| | 95% Konfidenzintervall des Mittelwerts | Untergrenze | ,86509 | |
| | | Obergrenze | 1,07870 | |
| | 5% getrimmtes Mittel | | ,82411 | |
| | Median | | ,68250 | |
| | Varianz | | 1,139 | |
| | Standardabweichung | | 1,067221 | |
| | Minimum | | ,142 | |
| | Maximum | | 11,411 | |
| | Spannweite | | 11,269 | |
| | Interquartilbereich | | ,863 | |
| | Schiefe | | 4,327 | ,124 |
| | Kurtosis | | 29,679 | ,248 |
| XIX | Mittelwert | | ,95625 | ,044775 |
| | 95% Konfidenzintervall des Mittelwerts | Untergrenze | ,86837 | |
| | | Obergrenze | 1,04414 | |
| | 5% getrimmtes Mittel | | ,76214 | |
| | Median | | ,55000 | |
| | Varianz | | 1,726 | |
| | Standardabweichung | | 1,313830 | |
| | Minimum | | ,012 | |
| | Maximum | | 19,646 | |
| | Spannweite | | 19,634 | |
| | Interquartilbereich | | ,849 | |
| | Schiefe | | 5,519 | ,083 |
| | Kurtosis | | 54,859 | ,166 |
| XXI | Mittelwert | | ,78313 | ,070267 |
| | 95% Konfidenzintervall des Mittelwerts | Untergrenze | ,64393 | |
| | | Obergrenze | ,92233 | |
| | 5% getrimmtes Mittel | | ,67857 | |

| | | | | |
|---|---|---|---|---|
| | Median | | ,54000 | |
| | Varianz | | ,568 | |
| | Standardabweichung | | ,753535 | |
| | Minimum | | ,142 | |
| | Maximum | | 4,328 | |
| | Spannweite | | 4,186 | |
| | Interquartilbereich | | ,670 | |
| | Schiefe | | 2,494 | ,226 |
| | Kurtosis | | 7,703 | ,447 |
| HI | Mittelwert | | 1,59345 | ,147240 |
| | 95% Konfidenzintervall des Mittelwerts | Untergrenze | 1,30159 | |
| | | Obergrenze | 1,88530 | |
| | 5% getrimmtes Mittel | | 1,36582 | |
| | Median | | 1,30200 | |
| | Varianz | | 2,363 | |
| | Standardabweichung | | 1,537231 | |
| | Minimum | | ,045 | |
| | Maximum | | 10,700 | |
| | Spannweite | | 10,655 | |
| | Interquartilbereich | | ,926 | |
| | Schiefe | | 3,636 | ,231 |
| | Kurtosis | | 16,610 | ,459 |

## C.20 Tabellen zu Abbildung 37: IST-Portfolio Kostenwachstum / prozentueller Marktanteil (ambulanter Bereich) der Hochnutzer

**Tabelle LII: Dateninput für die Kostenwachstum / prozentueller Marktanteil – Matrix der Hochnutzer**

| | | Gesamtkosten | | | DxCG_RS_2005* | Prozentueller Marktanteil |
|---|---|---|---|---|---|---|
| | | Anzahl | Summe | Summe als Spalten% | Mittelwert | |
| Diagnoseklasse | 0 | 1266 | 11327222,7 | 15,9% | 1,613 | 47% |
| | I | 94 | 1122787,6 | 1,6% | 1,415 | 45% |
| | II | 381 | 5206064,3 | 7,3% | 1,379 | 50% |
| | III | 31 | 388683,1 | ,5% | 1,972 | 30% |
| | IV | 142 | 2103612,0 | 2,9% | 1,464 | 43% |
| | V | 355 | 5470778,4 | 7,7% | 1,406 | 45% |
| | VI | 194 | 2762993,7 | 3,9% | 1,480 | 50% |
| | VII | 92 | 915899,8 | 1,3% | 1,215 | 45% |
| | VIII | 39 | 339432,9 | ,5% | 1,474 | 48% |
| | IX | 703 | 8917969,2 | 12,5% | 1,425 | 43% |
| | X | 238 | 2602051,8 | 3,6% | 1,271 | 53% |
| | XI | 500 | 5550675,0 | 7,8% | 1,280 | 43% |
| | XII | 51 | 669264,9 | ,9% | 1,685 | 37% |
| | XIII | 747 | 10323927,4 | 14,5% | 1,557 | 47% |
| | XIV | 225 | 2327978,3 | 3,3% | 1,434 | 45% |
| | XV | 70 | 596060,3 | ,8% | ,813 | 50% |
| | XVI | 26 | 222400,8 | ,3% | ,252 | 64% |
| | XVII | 25 | 250316,2 | ,4% | ,697 | 79% |
| | XVIII | 167 | 1798103,0 | 2,5% | 1,334 | 44% |
| | XIX | 504 | 6848748,1 | 9,6% | 1,262 | 46% |
| | XXI | 36 | 346291,3 | ,5% | 1,148 | 42% |
| | HI | 99 | 1349554,2 | 1,9% | 1,689 | 51% |
| | Gesamt | 5985 | 71440815,1 | 100,0% | 1,435 | |

*..Eine explorative Analyse des DxCG-Riskscores findet sich bereits unter Tabelle XXXVIII und Tabelle XXXIX und wurde deshalb hier nicht nochmals vorgenommen.